조건우의 방사선방호 이야기

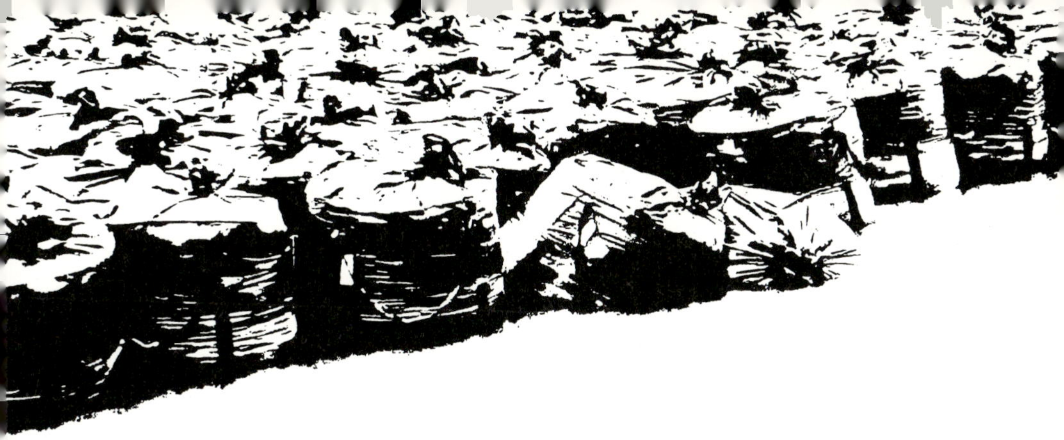

조건우의 방사선방호 이야기

조건우 지음

집문당

저자 **조건우**

서울대학교 원자핵공학과 학사 및 석사
미국 University of Cincinnati 핵공학과 박사
(전) 한국원자력안전기술원 방사선안전본부장
(전) 유엔방사선영향위원회(UNSCEAR) 한국대표
현재 한국원자력안전기술원 책임연구원
KAIST 원자력 및 양자공학과 겸임교수
국제방사선방호위원회(ICRP) 위원

조건우의 방사선방호 이야기

2020년 3월 30일 1판 1쇄

저자 | 조건우
발행인 | 임동규
발행처 | **(주)집문당**
등록 | 1971. 3. 23. 제2012-000069호
주소 | 03134 서울시 종로구 돈화문로 82, 5층
전화 | 1811-7567 팩스(02)742-4657
이메일 | sale@jipmoon.com
홈페이지 | www.jipmoon.com

ISBN 978-89-303-1855-6 03570

가격 20,000원

이 도서의 국립중앙도서관 출판시도서목록(CIP)은 e-CIP홈페이지(http://www.nl.go.kr/ecip)와 국가자료공동목록시스템(http://www.nl.go.kr/kolisnet)에서 이용하실 수 있습니다.
(CIP제어번호: CIP2020002112)

머리말

"후쿠시마 방사능 안전한가요?"
"일본으로 여행가도 되나요?"
"라돈 방사능, 폐암을 일으키나요?"
"임신부인데요. 뱃속의 내 아기는 괜찮을까요?"
"어린이는 어른보다 훨씬 더 위험한가요?"
"내부피폭은 몸에 쌓이므로, 외부피폭보다 더 위험한가요?"
"방사능은 1이라도 맞으면, 위험한가요?"

위의 질문들은 제가 운영하고 있는 블로그에서 가장 많이 받은 질문들입니다. 이와 같은 방사능 위험에 관한 상당수의 질문들은 실제로 자기가 처한 환경에서 생겨나는 고민들이었습니다. 즉 방사능 위험에 대해 조금이라도 관심을 가지는 사람은 누구나 할 수 있는 고민들이었습니다. 이러한 고민들에 대한 답글을 적으면서, 저는 일반인들이 가지고 있는 방사선에 대한 두려움과 고민이 무엇인지 깨닫게 되었습니다.

우리는 모르는 것에 대해서는 누구나 불안감과 두려움을 느낍니다. 2015년 메르스(MERS 중동호흡기증후군) 사태가 좋은 예입니다. 하지만, 우리가 위험하다고 느끼는 것에 대해 그 실체를 하나씩 하나씩 알아갈 때, 드디어 우리는 그 불안감과 두려움에서 서서히 해방될 수 있습니다. 방사능 위험도 마찬가지라고 생각합니다. 방사능은 눈으로 볼 수도 없고 냄새를 맡을 수도 없습니다. 우리 인체의 오감으로는 도대체 그 정체를 알 수가 없습니다. 따라서, 두려운 존재인 것이 분명합니다.

이것이 제가 제 블로그 "꺼누의 방사선방호 이야기"(https://blog.naver.com/radsafe)를 개설하게 된 배경입니다. 방사능이 무엇인지 그리고 우리가 방사능을 맞으면 우리 몸에 어떤 해로운 건강 영향이 어떻게 생길 수 있는지 등에 대해 제가 대학생 시절부터 지금까지 평생동안 공부하고 연구하면서 쌓아온 지식과 꾸준히 모아온 데이터와 자료들을 우리나라 모든 사람들과 공유하고 싶었습니다.

물론 생소한 과학 지식을 모든 사람들과 나누고 함께 알아가는 것이 쉬운 일은 아닙니다. 하지만, 제 블로그에 있는 글을 통해 방사능과 그 위험성의 실체를 꾸준히 그리고 정확하게 파악해서 궁극적으로 우리나라 모든 사람들이 나와 내 가족을 방사능 피해로부터 안전하게 잘 지킬 수 있게 되기를 바라는 마음이었습니다.

블로그를 운영한 지 약 2년이 지난 시점에서 블로그에 올렸던 글들과 블로그 이웃과 독자들과 주고받은 질의 응답 내용을 정리해서 이렇게 한 권의 책으로 만들어 낼 용기가 생겼던 것은 제 블로그 독자들 덕분입니다.

이 책에서는 그동안 독자들이 가장 많이 궁금해하면서 질문했던 내용을 엄선해서 소개하고 우리들의 일상생활에서 곧바로 적용할 수 있는 방사선방호 기초 지식을 알기 쉽게 풀어내 보려고 했습니다.

부족한 저의 글이 어느 한 사람에게라도 조금이나마 도움이 되었으면 하는 바람입니다. 방사능 위험의 실체를 잘 파악해서 우리 모두가 방사능 위험으로부터 안전하게 벗어날 수 있게 되기를 진심으로 바랍니다.

끝으로 오직 서가에 오래남아 두고두고 읽히는 좋은 책을 만들어 내기를 바라는 집문당 임동규 대표님과 출판사 관계자 분들, 거친 원고를 매끄럽게 편집해준 전정아 편집부장과 책의 외관을 멋지고 깔끔하게 다듬어준 임용우 디자인부장께 진심으로 감사의 인사를 드립니다. 또한 30년을 훌쩍 넘는 세월동안 언제나 묵묵히 제 옆자리를 든든하게 지켜준 아내와 멀리 미국에서 수시로 격려해준 큰아들 민형 그리고 가까이에서 여러 가지 참고 자료들을 꼼꼼히 챙겨준 막내 둘째아들 부부 민기 · 혜민에게도 감사의 마음을 전합니다.

2020년 2월, 대전 어은동에서

조 건 우

차 례

제2부 후쿠시마 방사능 팩트체크 시리즈

제3부 일본으로 여행가도 되나요?

제4부 라돈 침대는 안전한가요?

제5부 갑상선 암 치료에서 무엇을 조심해야 하나요?

제6부 임산부와 아이들에게 더 위험한가요?

제1부

후쿠시마 방사능 위험한가요? 안전한가요?

제1화

후쿠시마 쌀, 안전한가요? 과연 먹어도 되나요?

2019. 7. 20. 11:07
후쿠시마 이야기 제30탄(https://blog.naver.com/radsafe/221590518940)

요즈음 일본의 우리나라에 대한 수출규제 조치로 인해, 한일갈등이 고조되어 있는 가운데 후쿠시마 방사능이 위험하다는 내용이 SNS에 급속하게 많이 확산되고 있는 것으로 보입니다.

이 글에서는 다음 영상과 글에 대한 팩트체크를 해봅니다.

KBS 2TV "지식채집프로젝트, 베짱이"는 2019년 7월 16일에 방영한 '원전폭발 8년... 후쿠시마 안전한가?' 편에서 후쿠시마 먹을거리의 안전성에 대해 조명했습니다.

https://youtu.be/mDYQkR0Qzd0

"그런데 기준치의 몇 배에 달하는 방사능이 검출된 이 지역에서 어떻게 쌀을 재배할 수 있는 걸까요?"

이타테 마을 주민인 농부 이토 노부요시 답은 "(방사능) 수치 검사를 하면 안 나오니까", "공기 중에는 (시간당 0.6마이크로시버트 정도로) 존재하지만, 쌀에서는 방사능이 낮게 검출된다는 것이죠"였습니다.

"저기 뒤에 비닐 시트는 뭐예요?"

"저건 (방사능)오염토 모아놓은 마대자루죠."

"놀랍게도 벼가 자라는 바로 옆에는 방사능 오염토가 산처럼 쌓여 있습니다."

"산더미처럼 쌓인 방사능 오염토, 바로 그 옆에서 벼가 자라고 있다."

"여기서 자란 쌀을 먹어도 정말 안전한 걸까요?"

http://m.gobalnews.com/news/articleView.html?idxno=28113

"관련해 후쿠시마 원전 사고지의 인근마을을 취재한 KBS 2TV '지식채집프로젝트 베짱이'의 고경민 PD는 "제 눈으로 믿을 수가 없었다"고 말했다."

"고경민 PD는 18일 tbs라디오 '김어준의 뉴스공장'에 출연해 '농지 바로 옆에 오염토를 잔뜩 쌓아놓고 쌀농사를 하고 있었다'며 이같이 밝혔다."

이타테 마을 주민 이토 노부요시는 6월 27일 인터뷰에서 "의료나 항공기 피폭은 그 때뿐이지만 이타테 마을에서는 잠을 자는 동안에도 계속 죽을 때까지 피폭되고 있다"고 말했다.

고경민 PD는 "아사히 신문에서 단신으로만 읽었는데 실제 그 마을에 살고 계신 분의 입으로 직접 들었다"며 "일본 전역의 편의점에 다 가 있다고 해서 굉장히 충격적이었다"고 했다.

반면 "의심하는 분들, 생활협동조합이나 시민센터 분들은 정부의 모든 말을 신뢰할 수 없어 직접 방사능 수치를 재서 안전한 것만 먹고 있었다"고 했다.

우선 위 영상에서 "산더미처럼 쌓인 방사능 오염토, 바로 그 옆에서 벼가 자라고 있다", "여기서 자란 쌀을 먹어도 정말 안전한 걸까요?"라고 한 질문에 대한 짧은 대답은 "네, 충분히 안전합니다"입니다.

그 이유를 자세히 알아봅니다.

먼저 세슘-137에서 뿜어져 나오는 감마 방사선은 이 감마 방사선을 쏘이는 다른 물체나 인체를 방사선을 낼 수 있는 물질로 변하게 하지 못하기 때문입니다.

다른 말로 표현해 보면, 감마 방사선은 전염되지 않습니다. 다만, 감마 방사선은 자기가 가지고 있는 일정한 크기의 에너지를 대상 물체나 인체에 전달하기만 합니다. '어떤 물체나 인체가 감마 방사선을 쪼였다는 것은, 그 물체나 인체가 햇볕을 쪼였다'라는 것과 동일합니다. (제5부 제2화 참고)

그래서, 비닐시트에 담겨 있는 방사능 오염토에서 날아오는 방사성세슘 감마 방사선이 공간감마선량률을 측정할 수 있는 계측기의 측정치를 시간당 0.6마이크로시버트까지 매우 높게 올라가도록 하지만, 오염토 바로 옆에 있는 논에서 자라나는 벼의 쌀의 방사능 농도를 올라가게 하지는 않는 것입니다. 즉 쌀을 방사성물질로 만들지는 못하는 것입니다.

바로 이 점이 "그런데 기준치의 몇 배에 달하는 방사능이 검출된 이 지역에서 어떻게 쌀을 재배할 수 있는 걸까요?"와 같은 질문에 대한 답이 되는 것입니다.

2011년 후쿠시마 사고 이후, 후쿠시마현에서는 논과 주거지역에 있는 흙의 겉 표면을 약 5 내지 10센티미터 깊이로 전부 걷어내는 제염 조치를 실시했습니다. 이와 같이 겉 표면 흙을 제거하는 이유는 방사성세슘은 물에 매우 잘 녹고 또한 흙에 잘 달라붙는 성질을 가지고 있어, 약 10센티미터 정도 깊이까지의 겉흙(표토)만을 오염시키는 특성이 있기 때문입니다.

이 때, 수거한 세슘-137 방사능 오염토를 비닐 마대자루에 담아 후쿠시마현 내에 일정한 장소에 모아 현재 보관하고 있습니다. 위 영상에서 나오는 이타테 지역도 이와 같은 제염 조치를 통해 3년 전부터 벼농사가 가능해졌고, 재배되는 쌀의 방사능 농도가 현재는 거의 모든 경우에 0에 가깝게 측정되어서 일본 시중에서 유통되고 있는 것입니다.

참고로, 지난 2015년부터 후쿠시마현에서 생산되는 모든 쌀은 방사능 오염 관리 기준치인 kg당 100베크렐보다 낮게 측정되었습니다.

또한, 시간당 0.6마이크로시버트는 도쿄에서 보통 시간당 0.06마이크로시버트이고 서울에서는 보통 시간당 0.12마이크로시버트인 것과 비교해보면 각각 약 10배 또는 5배 정도 높은 수치라고 볼 수 있습니다.

한편 통계청에 따르면, 2018년 우리나라 국민은 1인당 연간 61kg의 쌀을 소비했습니다. 그러면, 만일 현재 음식물 방사능 오염 관리 기준인 1kg당 100베크렐(Bq)의 방사성세슘(Cs-137)으로 오염된 후쿠시마 쌀을 1년 동안 먹는다고 가정할 경우, 내부피폭에 의해 평생 동안(70년) 받게 될 총 방사선량은 얼마가 될까요?

Cs-137의 선량환산계수가 1.3E-05밀리시버트/베크렐이므로,

61kg/년 × 100Bq/kg × 1.3E-05mSv/Bq = 약 0.08밀리시버트가 됩

니다. 즉 0.1밀리시버트에 조금 못 미치는 선량이 됩니다.

그런데, 잘 알다시피 우리나라 사람이라면 어른이건 아이이건 누구나 자연에 있는 방사선에 의해 일 년에 약 3밀리시버트 정도를 받으면서 살고 있습니다. 따라서, 0.08밀리시버트라는 선량 값의 크기가 어느 정도 심각한 양인지 또는 사소한 양인지 쉽게 비교해서 생각해 볼 수 있습니다.

즉, 우리나라와 일본 정부는 '1kg당 100베크렐 정도로 정해서 관리하면, 방사능 피해로부터 국민을 안전하게 보호할 수 있다'라는 배경으로 음식물 방사능 오염 관리 기준치를 정해서 관리하고 있는 것입니다.

한편, "의료나 항공기 피폭은 그때뿐이지만 이타테 마을에서는 잠을 자는 동안에도 계속 죽을 때까지 피폭되고 있다"고 말했다.

이 이야기가 맞는 말일까요?

병원에 가서 받는 방사선량이나 비행기를 탔을 때 받는 방사선량이 그럴 때에만 받는 일회성인 것은 맞습니다. 하지만, 이타테 마을을 포함해서 이 지구 위에서 살고 있는 모든 사람들은 누구나 잠을 자는 동안에도 계속 죽을 때까지 방사능에 피폭하고 있습니다.

왜냐하면, 자연에 존재하는 방사선은 어느 곳에나 항상 있기 때문입니다.

자연방사선은 크게 우주방사선, 지각방사선, 음식물방사선 그리고 라돈(Rn-222) 방사능 이렇게 네 부분으로 나누어져 있습니다.

문제는 결국 자연방사선과 인공방사선으로부터 '우리가 얼마나 많은 양의 에너지를 받았느냐?'에 달려 있습니다. (제2부 제15화 참고)

마지막으로 방사능 피해를 생각할 때에 우리가 꼭 잊지 말아야 할 점은 다음과 같습니다.

1. 방사선은 에너지이다. 눈에 보이지 않는다. 물론 냄새도 없다.

2. 방사선피폭이란 에너지를 받는 것으로서 겨울철 양지바른 곳에서 햇볕을 쬐면 몸이 따뜻해지는 것과 같은 것이다.

3. 방사선은 자연에도 있고 인공적으로 만들어진 것도 있다.

4. 방사선은 어느 곳에나 다 있다. 숨을 쉬는 공기에도 들어 있고, 우리가 매일 마시는 물과 먹는 음식물에도 들어 있으며, 땅 속에도 있고, 지구 밖 우주에서도 지구 안으로 날아 들어오고 있다.

5. 이 지구 위에서는 누구나 자연에 있는 방사선에 의해 내부피폭과 외부피폭으로 방사선피폭을 하면서 살아가고 있다. 내부피폭으로 받은 방사선량과 외부피폭으로 받은 방사선량을 더한 값이 우리가 받는 총 방사선량이다.

6. 자연 방사선이건 인공 방사선이건 방사선피폭으로 받은 방사선량이 우리 몸에 미칠 수 있는 해로운 건강 영향의 정도는 우리 몸이 받은 총 방사선량의 크기에 비례한다.

7. 받은 방사선량이 100밀리시버트가 넘으면 해로운 건강 영향이 나타난다는 것이 의료과학적으로 입증되었다. 100밀리시버트 이하에서 해로운 건강 영향이 있는지에 대해서는 아직 확실하게 밝혀진 것이 없다. 연구가 계속 진행중이다.

(참고)

1. "농림축산식품부는 통계청이 28일 발표한 양곡소비량 조사 결과를 인용해 지난해 1인당 연간 쌀 소비량이 전년보다 0.8% 감소한 61kg으로 집계됐다고 이날 밝혔다. 1인당 쌀 소비량은 1980년 이후 해마다 감소세다. 1980년 132.7kg에서 1998년 100kg 이하로 떨어진 뒤 감소폭이 급격히 늘어 2배 이상 줄어든 수치다. 1990년 119.6kg과 견주면 29년 만에 절반으로 감소한 것이다."

   http://www.hani.co.kr/arti/area/area_general/880137.html

2. 아래 글은 제 블로그의 독자 중의 한 분이 올려준 내용입니다. 참고해 보시기를 바랍니다.

일본의 방사능토양 오염 상황과 관련해서 국내에서 자주 언급되는 데이터들이 있을 것입니다. 그중에 가장 대표적인 것이

https://en.minnanods.net/

위의 데이터는 minnanod project라는 일본의 시민들이 모여 운영하는 사이트에서 보여주는 건데요. 이곳에서 일본의 각종 식품의 방사선 오염과 관련해서 꾸준히 모니터링을 해오고 있습니다.

그중 쌀과 쌀 가공식품 관련해서 2017-2019년 현재까지의 모니터링한 결과입니다.

https://data.minnanods.net/mrdatafoodsearch_without_201xxxx?page=1&rows=200&clubid=mds2&mds_scatid=c%3A1010100&bq_min=&bq_max=&kakusyu=&mrdate=1&year_s=2017&month_s=1&year_e=&month_e=&mds_att5id=&food=&order_by=mrdate&order_by_desc=1

...

단순하게 계산을 한다고 해도 1년 동안 해당수치 (예를 들어 검색된 결과에서 가장 높은 수치인 4Bq/kg)를 매일 그만큼 섭취한다고 해도 평생에 걸쳐 기껏해야 18마이크로시버트 정도밖에 피폭되지 않는 수준입니다.

댓글

질문 저도 뻥사능은 싫어하지만 안 그래도 이미지가 안 좋은 후쿠시마 지역에서 굳이 저래야 하나 싶습니다. 저런다고 사람들이 좋아하지 않을텐데 말이죠. 일본에서 후쿠시마밖에 농사지을 데가 있는 것도 아니고 차라리 다른 지역으로 이주시켜서 농사를 짓던지 그런 방법은 왜 안 사용할까요? 후쿠시마를 살리기 위해 상관없는 다른 지역까지 같이 죽여버리는 참으로 이해가 안되는 행동입니다. 2019.7.20. 17:00

답글 네, 후쿠시마 원전 근처는 벼농사를 생업으로 하는 전형적인 일본 농촌 지역입니다. 그 지역 주민들은 대부분 연로하신 분들입니다. 이 분들은 자기가 평생 살아온 고향을 등지고 농사도 지을 수 없는 낯설은 도시에 가서 살고 싶은 마음은 전혀 없습니다. 우리들에게는 휴대폰이 없어서는 안 될 존재이지만, 후쿠시마 농민분들에게는 바로 고향의 논과 밭이 없어서는 안되는 것들입니다.
다음과 같은 체르노빌 할머니들에 대한 TED 강연과 유튜브 영상을 보시면 이해에 조금 도움이 되실 것으로 생각합니다. 영어 자료입니다.

홀리 모리스 (Holly Morris): 왜 체르노빌에 남아있냐구요? 집이니까요. (2013)
http://go.ted.com/CwhL2Q
The Babushkas of Chernobyl (체르노빌의 할머니들)(2015)
https://www.youtube.com/watch?v=VN7qwJgJQ5I
2019.7.20. 17:34

이웃1 제 생각이지만 일본 정부의 대처가 미흡하지 않나 싶습니다. 아무리 그래도 농업을 재개하게 한다니요. 다른 대책이 낫지 않나 싶습니다만 어떻게 생각하시는지요? 2019.7.20. 18:58

답글 몇 대씩 가업을 이어가는 것이 보통인 일본과 우리나라 사이에는 가깝지만 아주 먼 문화적 및 정서적 거리와 차이점이 있다는 것도 부인할 수는 없을 것 같습니다. 2019.7.20. 21:02

이웃2 글쎄요. 그들에게 대책이 없기 때문이라고 생각하는데요. 다른 살아갈 대안을 마련해준다면 다르겠죠. 후쿠시마를 떠나 살아도 후쿠시마 토지에 대한 세금마저도 더이상 면제받을 수가 없는데 그건 "그냥 부자 아니면 알아서 고향에 가서 살아라"가 아닌가 생각합니다. 2019.7.21. 18:51

답글 소개 조치로 대피했었던 후쿠시마 지역 주민들의 60%는 복귀하지 않기로 결정했으며, 그 가장 주요한 이유는 '의료시설이 빈약하고 원전의 안전성이 염려되기 때문'인 것으로 조사됐습니다. 그리고 후쿠시마 지역 주민들이 복귀 결정을 내릴 때에 가장 관심있어 하는 것은 역시 방사능 안전 문제인 것으로 나타났습니다. 2019.7.21. 19:16

이웃3 저는 일본에 살고 있지만 농사 재개는 도무지 이해가 안되는 부분입니다.
노인이니 생업이니 평생을 살아온 곳이니 철저하게 검사했다느니 같은 이유로 전 국민이 불안을 떠안아야 하는 건 이기적인 모습이라고밖에는 생각이 안 들고, 국민의 정을 이용하는 아베 역시 좋게 보일 수가 없네요. 오염물을 전국에 배분하는 것도 문제라고 생각합니다. 농사는 커녕 후쿠시마현을 아예 출입금지 구역으로 지정을 하고 모든 오염물을 거기에 모아놔야지.. 현을 살리겠다고 전국에 방사능물질을 뿌리는건 누구생각인지 참..
제가 살고있는 지역이 동경을 이어서 후쿠시마쌀 유통량 2위라는 정보를 접했을 때 찜찜함을 떨쳐버릴 수가 없었습니다. 물론 저는 방사능관련해서 아무런 지식이 없는 일반인이라 이런 전문가의 글은 상당히 참고가 되어 정보를 받아들일 생각은 하고 있고 검사해서 괜찮다곤 하지만 실제로 살고 있어서 그런가 더 신경쓰이네요. 2019.8.4. 09:57

답글 네, 후쿠시마현산 쌀을 먹지 않고 깨끗한 방사능 오염이 없는 쌀을 먹고 싶은 그 마음을 십분 공감합니다. 저도 물론 그런 마음입니다. 방사능을 불필요하게 받아야 할 이유가 없고, 할 수만 있다면 피해야 하는 것이 방사능이기 때문입니다.

한편 후쿠시마 원전 사고로 일본 전역에서 발생한 방사성폐기물 양 현황은 제1부 제12화 글에 나오는 표와 같습니다.
이 폐기물들은 현재 시점까지 발생한 현에서 다른 현으로 이동한 것은 없습니다. 후쿠시마 원전 사고로 인해 생긴 방사성폐기물은 그 폐기물이 발생한 현 안에서 각 현의 책임하에 보관 저장하고 있습니다. 자세한 내용은 제1부 제15화 글을 보시면 좋겠습니다. 2019.8.4. 12:46

질문 그렇게 안전하다면 이 기사에 대해서는 의견이 어떠신지요?
https://n.news.naver.com/article/055/0000747360
2019.7.25. 23:59

답글 네, 링크해주신 SBS 보도의 요지는 "후쿠시마 쌀은 50 Bq/kg 정도로 오염되어 있어, 0 Bq/kg인 우리나라 쌀과 다르다"라는 것인데요. 그럼 위험성이 얼마나 차이가 나는지 살펴보겠습니다.
위 본문에서 100 Bq/kg로 오염된 쌀을 일년동안 먹었을 때, 받을 선량이 0.08 밀리시버트이었으므로, 링크해주신 SBS 보도에서 언급한 50 Bq/kg으로 오염되었다면 0.08의 절반인 일년동안 0.04 밀리시버트 정도를 받는다고 볼 수 있습니다.
따라서, 50 Bq/kg으로 오염된 쌀을 먹는 것은 0 Bq/kg인 쌀을 먹는 것보다 분명히 방사선으로부터 에너지를 더 받게 되는 것은 사실이지만, 이 에너지를 더 많이 받는 정도의 차이가 매우 사소하므로 "거의 차이가 없는 정도이다"라고 볼 수 있겠습니다.
즉 일년에 0.04 밀리시버트는 우리가 병원에서 흉부 엑스레이 한 번 촬영할 때 받는 선량의 절반 정도에 해당하므로, 이런 정도의 매우 낮은 선량은 그 위험성을 거의 무시할 수 있을 정도라고 할 수 있습니다. 2019.7.26. 06:03

질문 네 답변 감사해요. 야마구치 타츠야를 비롯한 후쿠시마 응원 캠페인에 참여한 사람들이 하나같이 후쿠시마 농산물을 먹고 내부피폭을 당한건 어떻게 보세요? 2019.7.26. 18:54

답글 네, 타츠야씨 관련 질문에 대한 제 답글은 다음과 같습니다.
http://principlesofknowledge.kr/archives/24036#_enliple
"일본 아이돌 먹어서 응원하다 내부피폭 판정" 얘기는 아마도 위 내용을 가리키는 것 같은데요. 위 링크 글에 있는 사진에 대한 설명문이 다음과 같이 적혀 있습니다.
"저 광고에 등장한 TOKIO의 멤버 중 한 명인 야마구치 타츠야는 일본 테레비의 <더! 철완! DASH!>의 2013년 3월 11일 방송분에 출연하여 시행한 전신 스캔해서 세슘 137의 20.47 Bq/kg의 내부피폭 판정을 받았음. 방송을 본 일본인들도 충격과 공포"
내부피폭 측정이 기술적으로 올바르게 실시되어서 위와 같은 설명문이 기술적으로 사실이라고 하면, 우선 우리 몸 속에 있어서는 안되는 인공 방사성핵종인 세슘-137이 20.47 Bq/kg의 농도로 들어있는 것으로 나타났기 때문에 비정상적인 사건이라고 볼 수 있습니다. 그러면, 이러한 정도로 우리 몸이 방사능에 오염되었을 때, 얼마만큼의 방사선량 즉 방사선 에너지를 우리가 받게 되고 이로 인한 건강 영향은 어느 정도일까에 대해 알아봅니다.

만일 야마구치 타츠야의 몸무게가 70 kg이라고 하면, 이 사람의 몸 속에 그 때 당시 들어있었던 세슘-137 방사능 총량은 20.47 Bq/kg x 70 kg = 1,432.9 Bq이 됩니다. 그런데, 세슘-137의 내부피폭 선량환산계수가 1.3E-05 mSv/Bq 이므로, 야마구치 타츠야가 몸 속에 있는 1,432.9 Bq으로 인해 앞으로 70년 동안에 걸쳐 받게 될 내부피폭에 의한 총 방사선량은 1,432.9 Bq x 1.3E-05 mSv/Bq = 약 0.02 mSv가 됩니다.

한편, 우리나라 사람이라면 어른이건 아이이건 누구나 자연에 존재하는 자연방사선으로부터 1년에 평균적으로 약 3 밀리시버트의 선량을 받으면서 살고 있습니다. 이 점을 생각해 보면, 0.02 밀리시버트는 매우 작은 양의 방사선량에 해당하고, 20.47 Bq/kg의 농도로 오염된 것은 그렇게 심각한 정도의 오염은 아니라는 것을 쉽게 알 수 있습니다. 즉, 세슘-137이 20.47 Bq/kg의 농도로 오염된 것으로 인해 장래에 이 사람의 건강에 해로운 영향이 나타날 것으로는 전혀 예상되지 않습니다.

또한, 우리가 자연에서 받는 위의 3 밀리시버트의 60% 정도는 내부피폭으로 받고 있는 것입니다. 바로 라돈 피폭입니다. 물론 우리가 먹는 모든 음식물 속에 들어있는 K-40에 의한 피폭도 내부피폭입니다.

하지만, 분명한 것은 우리 몸 속에 있어서는 안되는 인공 방사성물질인 세슘-137이 들어있다면 이는 잘못된 것입니다. 따라서, 비록 예상되는 건강 위험은 없을 것이지만, 세슘-137에 의해 오염이 되었다는 사실 자체는 예상할 수 있는 정상적인 사건이 아니므로 이와 같은 일이 다시 생기지 않도록 원인 규명과 재발 방지 조치 등을 적극적으로 취해 나가야 할 것으로 봅니다. 즉, 우리는 어느 경우에도 방사선을 불필요하게 받지 않도록 최선을 다해야 할 것입니다.

2019.7.26. 21:29

질문 궁금한게 있는데.. 후쿠시마 쌀 전수조사시 방사능측정 기기에 통과시켜서 조사하는 걸 봤는데요. 그렇게 간이 측정한 값이 정확하다고 볼 수 있을까요? 엑스레이 찍듯이 굉장히 빠르게 지나가는데 그 순간의 에너지 값으로 측정한 것이 맞는지 궁금합니다. 게시해주신 동위원소 분석법은 봤습니다.

2019.8.3. 11:58

답글 네, 영상에서 볼 수 있는 쌀 방사능 측정기는 30 kg 표준 규격 쌀 포대 안에 담긴 쌀의 세슘-137 방사능을 측정하기 위한 목적으로 2011년 후쿠시마 사고 이

후에 특별히 설계하고 제작하고 성능 테스트를 거친 측정기입니다. 신뢰할 수 있는 계측 결과를 얻을 수 있습니다. 2019.8.3. 17:57

질문 세슘-137 외의 다른 원소가 유의미한 피해를 끼칠 가능성은 없습니까? 주로 세슘에 대해서만 얘기하시는데, WTO승소관련 기사에 따르면
(https://www.mk.co.kr/news/society/view/2019/05/320127/)
"도쿄전력과 일본 원자력안전위원회가 발표한 자료, 해외 학술지에 발표된 내용에서 후쿠시마 원전 부근 해양에서 측정된 세슘과 스트론튬의 비율을 확인한 결과 2013년까지 스트론튬이 오히려 더 많았다"라고 합니다. 방사성 원소가 한두 종이 아니며, 그 중 유의미한 비율을 갖는게 세슘-137외에도 존재한다면 그 원소들이 끼칠 영향에 대해서도 고려해야 하지 않나요? 방사선 계측은 모든 원소가 끼치는 영향에 대해 동시에 측정가능한 그런 원리입니까? 2019.8.7. 10:37

답글 네, 우선 세슘-137이 없다고 측정이 되면 다른 핵종도 없다고 볼 수 있습니다. 원전 사고후에 환경으로 배출되는 핵종들중 환경에 오랫동안 남아있으면서 그 농도가 가장 높은 대표적인 핵종이 세슘-137이기 때문입니다. 원전에서 생겨나는 인공방사성핵종은 사실 1,700여 가지에 이릅니다. 자세한 내용은 제2부 제9화 글을 보시면 좋겠습니다.
후쿠시마 사고 이후, '세슘:스트론튬:플루토늄'이 백만:천:일 정도의 비율로 실측되었습니다. "스트론튬이 더 많았다"고 한 위 매일경제 기사 링크에서는 그와 같은 글을 읽어볼 수 없으니 링크를 한 번 더 확인해보시면 좋겠습니다
한편, 방사선 측정에 대한 자세한 내용은 제2부 제10화와 제11화 글을 보시면 좋겠습니다. 2019.8.7. 20:04

질문 그러면 결론적으로 도쿄로 일본 여행 가서 후쿠시마 쌀, 해산물을 먹게 되더라도 안전한 건가요?? 그러니까, 암이 걸린다든가 몸에 이상이 생긴다든가 하는 확률이 엄청나게 올라가는 건지, 한국에서 지내는 거랑 비슷하다는 건지, 궁금합니다. 2019.8.15. 17:53

답글 네, 짧게 설명드리면, 일본에 1-2주 체류하면서 후쿠시마현산 식재료를 먹었고, 설혹 그 식재료들이 오염관리기준인 kg당 100 베크렐 이하 수준으로 오염되어 있다고 하더라도, 그로인해 평생동안 받을 선량이 1 밀리시버트의 1/10 내지 1/100 정도 이하일 것이므로, 암에 걸린다던가 하는 방사능 피해를 걱정할 만한 이유가 없다고 봅니다. 자연방사능 수준이 일본보다 높은 한국에서 지내는 것과 비슷하다고 볼 수 있습니다. 2019.8.15. 18:02

지금 후쿠시마 앞바다에서 잡히는 생선에는 방사능이 얼마나 들어 있나요?

2017. 12. 2. 6:51
후쿠시마 이야기 제15탄(https://blog.naver.com/radsafe/221153468707)

지난 2011년 3월 발생한 후쿠시마 원전 사고는 많은 양의 방사성물질을 후쿠시마 앞바다로 배출시켜 태평양 바다를 방사능으로 오염시켰습니다. 이 글에서는 사고가 난 이후 지금까지 후쿠시마 인근 바다에서 잡히는 생선들이 현재 얼마나 방사능에 오염이 되어 있는가를 알아봅니다.

일본 수산청은 원전 사고 발생 이후부터 지금까지 후쿠시마현과 인근현의 앞바다에서 잡은 생선에서의 방사능 농도를 분석해서 그 결과를 홈페이지에 공개하고 있습니다.

후쿠시마현 앞바다에서는 사고 직후부터 2017년 9월 26일까지 총 47,517마리 생선을 분석했고 이 중 4.4%에 해당하는 2,097마리 생선에서 관리기준인 100Bq/kg보다 높은 농도가 검출되었고 95.6%에 해당하는 45,420마리 생선에서는 100Bq/kg보다 낮은 농도가 검출되었습니다.

그리고 100Bq/kg보다 높은 생선은 2015년 4월부터는 더 이상 검출되지 않고 있습니다.

또한, 후쿠시마현을 제외한 모든 다른 현들의 앞바다에서는 사고 직후부터 2017년 9월 26일까지 총 50,678마리 생선을 분석했고 이 중 0.3%에 해당하는 177마리 생선에서 관리기준인 100Bq/kg보다 높은 농도가 검출되었고 99.7%에 해당하는 50,501마리 생선에서는 100Bq/kg보다 낮은 농도가 검출되었습니다. 그리고 100Bq/kg보다 높은 생선은 2014년 10월부터는 더 이상 검출되지 않고 있습니다.

한편, 일본 수산청은 오늘 현재까지 후쿠시마현 앞바다에서 일반인이 수산물을 채취하는 작업을 중지시키고 있습니다.

다만, 후쿠시마 원전을 중심으로 20km 바깥 바다에서 잡은 방사성세슘의 농도가 현저하게 낮은 다음 27가지 어종에 대해서는 잡은 모든 생선에 대해서 방사능 검사를 실시한 후 관리기준인 100Bq/kg 이하인 생선에 대해서는 판매와 유통을 허락하고 있습니다.

- 낙지 2종 (giant Pacific octopus, chestnut octopus)
- 게 2종 (horsehair crab, snow crab)
- 오징어 4종 (Japanese flying squid, spear squid, sword tip squid, Japanese dwarf squid)
- 쇠고둥 4종 (whelks (Buccinum isaotakii, Neptunea constricta, Neptunea intersculpta and Beringius polynematicus))
- 농어 (rosy seabass)
- 고등어 (Japanese jack mackerel)
- 가자미 4종 (rikuzen flounder, willowy flounder, flathead flounder, blackfin flounder)
- 기타 9종 (thornhead, greeneyes, hilgendorf's aucord, monkfish, roughscale sole, crimson sea bream, Pacific barrelfish, Japanese sandlance (juvenile) and whitebait)

그리고, 일본 수산청은 2015년 7월자 "오염수 누출과 수산물 안전성에 대하여"라는 한글 번역판 자료 파일도 같이 제공하고 있습니다. 이와 관련한 모든 내용은 다음 일본 수산청 홈페이지에 가면 자세히 알아볼 수 있습니다.

http://www.jfa.maff.go.jp/e/inspection/index.html

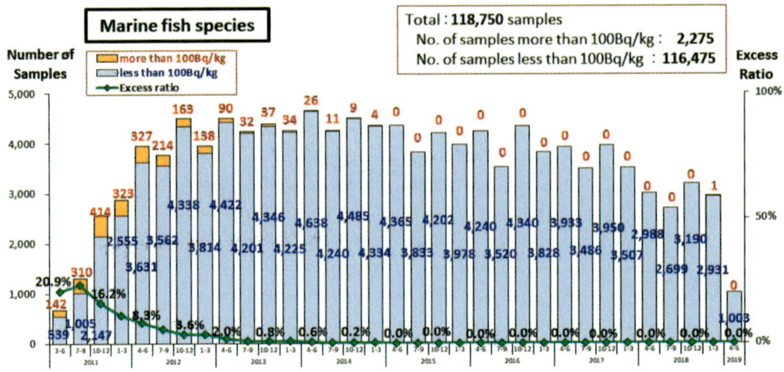

그림 1. 후쿠시마현 앞바다에서 잡은 생선에서의 방사능 분석 결과 2019년 5월 13일 자료

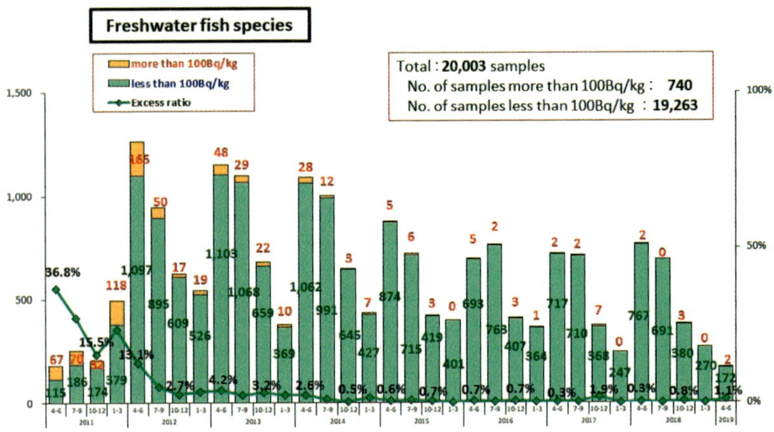

그림 2. 후쿠시마현 강에서 잡은 생선에서의 방사능 분석 결과 2019년 5월 13일 자료

댓글

질문 일본 방사능에 대해 다루는데 일본 정부가 발표한 자료를 근거로 한다는건 아무래도 신뢰성이 없네요. 2018.12.3. 21:07

답글 네, 일본 정부가 발표하는 자료에 대해 신뢰하지 못하시는 분들이 많다는 것을 잘 알고 있습니다. 하지만, 사실 우리나라 정부 또는 전문가들이 현지에 가서

조사한 자료들이 없는 상태에서는 그러한 자료들을 활용할 수 밖에 없는 형편입니다. 이 자료들을 믿고 안 믿고는 독자 여러분들의 각자의 판단에 맡기겠습니다. 2018.12.5. 05:30

이웃 네 맞습니다. 지금 일본은 밖으로 정보가 새어 나가는 걸 방지하기 위해 철저히 인터넷 통제를 한다고 해요. 일본사는 친척이 일본은 그런 점에서 공산국가 아닌 공산국가처럼 은폐와 감시가 철저하다고 하네요. 초등생들은 북한처럼 아예 세뇌시켜 독도라는 이름도 모르고 다케시마는 아예 일본 땅인줄 안답니다. 우리가 빼앗은 입장으로 배우는 거죠... 어이가 없어서 일본 정부 발표 하나도 믿을게 못되요. 그대로 발표하면 본인들 돈줄이 끊기는걸요. 2019.6.24. 18:20

답글 현재 G20 정상회의 참석차 일본을 방문중인 문대통령께서 비행기에서 우산을 쓰고 트랩을 내리는 장면을 두고 '아베의 문재인 홀대론' 즉 우리나라에 대한 주최국인 일본의 결례 논란이 거셉니다.

이와같이 한일관계는 독도 영유권, 위안부 협상, 강제징용 배상 등과 같은 역사적인 문제들과 후쿠시마산 수산물 수입금지 조치와 같은 방사능 피해 문제가 주권국가로서의 위상과 국민들의 감정과 얽혀있으며 더우기 일부 언론과 정치인들의 정략적인 소재가 되어 함부로 이야기하기에 매우 조심스럽고 어려운 문제임이 사실입니다.

하지만 방사선방호에 대해 지난 40년간 공부해온 자로서 방사능 피해에 대한 과학적인 사실과 지식을 나눔으로써, 이를 바탕으로 제 글을 읽는 모든 독자들이 불필요한 방사능 피해에 대한 걱정과 염려로부터 벗어나면서 동시에 자신과 가족을 방사능 피해로부터 안전하게 스스로 잘 보호할 수 있게 되기를 바라는 것이 제가 블로그를 운영하고 있는 궁극적인 목적입니다.

어렵겠지만, 한일관계의 문제와 과학적인 사실 자료에 근거해서 후쿠시마 원전 사고 방사능 피해를 받지 않아야 한다는 문제를 구분해서 바라볼 수 있기를 바랄뿐입니다. 2019.6.30. 13:2

"도쿄올림픽에 참가하는 선수들은 암 위험이 증가한다"고 하는데, 사실인가요?

2019. 8. 15. 13:25
후쿠시마 이야기 제34탄(https://blog.naver.com/radsafe/221617189155)

오늘은 제74주기 광복절입니다. 1945년 8월 6일과 9일에 일본 히로시마와 나가사키에 각각 떨어진 두 개의 원자폭탄의 위력에 굴복해서 일본은 결국 6일 후인 74년 전 오늘 제2차 세계대전에서 연합군에 무조건 항복을 선언했고, 우리나라는 36년간의 긴 세월 동안 그토록 원하던 자유 대한민국이 된 역사적인 날입니다.

엊그제 우리나라 언론들은 "내년 도쿄올림픽에 참가하는 선수들은 암 위험이 증가할 수 있다"라는 내용을 미국 LA 타임스 2019.8.12. 일자 보도 내용을 인용해서 보도했습니다.

불안한 도쿄올림픽…미 언론 "체류만 해도 암 위험 증가" [JTBC]
2019-08-13 20:31
http://news.jtbc.joins.com/article/article.aspx?news_id=NB11865140

"후쿠시마는 말씀드린 것처럼 오염수 문제뿐만이 아니라 여러 가지 환경 오염으로 인해서 바로 조금 전에 이야기가 나온 도쿄올림픽과도 직결이 되죠. 후쿠시마에서 경기하고, 후쿠시마 농수산물을 먹게 되는 도쿄올림픽은 방사능 위험에 휩싸여 있습니다. 선수들의 기본권 중 하나인 건강까지 위협받는다는 것입니다. **"후쿠시마에 일주일만 머문다 해도 암의 위험성은 매일 증가한다"** 미국 LA 타임스는 후쿠시마 르포기사를 내면서 이렇게 경고하기도 했습니다."

https://www.nocutnews.co.kr/news/5198424

"... LA타임스는 12일 미국 존스홉킨스대 보건학과 조너선 링크스 교수의 말을 인용해 "올림픽 기간 선수단이 원전 피해지를 1~2주일 방문하면 머무는 날짜에 비례해 발암 위험이 증가한다"고 전했다. ..."

http://www.pressian.com/news/article/?no=253181&utm_source=naver&utm_medium=search#09T0

링크스 교수는 "도쿄올림픽 기간에 후쿠시마 원전 일대 지역을 방문하는 선수단은 매일 발암 위험이 비례적으로 높아진다"고 경고했다.

이 글에서는 언론 보도에서 위와 같이 우려하고 있는 바와 같이 내년 도쿄올림픽에 참가할 국가대표선수들이 암 발생의 위험에 처하게 될 것인지가 과연 사실일까에 대해 살펴봅니다.

짧은 결론은 LA 타임스의 8월 12일자 기사 내용에서 인용하고 있는 "암 발생에 관한 기사 내용은 미국 존스 홉킨스대학의 조나단 링크스 교수의 생각이 아니고, 본인이 LA 타임스 기자와 인터뷰했던 내용이 사실과 다르게 왜곡되었다"고 링크스 박사가 직접 해명했습니다.

우선 다음은 8월 12일자 LA 타임스에서 미국 존스 홉킨스대학의 조나단 링크스 교수의 의견이라고 인용하고 있는 부분입니다.

"Reliable data on radiation risks is difficult to obtain, said Jonathan Links, a public health professor at Johns Hopkins University. And, with cosmic rays and other sources emitting natural or "background" ionizing radiation, it can be difficult to pinpoint whether an acceptable threshold for additional, low-level exposure exists at all.

In terms of athletes and coaches visiting the impacted prefectures for a week or two during the Olympics, Links said the cancer risk is proportional, growing incrementally each day."

위 영문 기사를 한글로 번역해 보면, 다음과 같습니다.

"존스 홉킨스 대학의 공중보건교수인 조나단 링크스 박사에 의하면, 방사선위험도에 대해 신뢰성 있는 데이터를 확보하기는 어렵습니다. 그리고, 우주선과 같은 다른 자연 방사선들이 있기 때문에 (후쿠시마 원전 사고 방사능과 같은 인공방사선에 의해) 추가적으로 받는 낮은 수준의 피폭에 대한 수용가능한 문턱치가 있는지 없는지를 정확하게 얘기하기가 어렵게 됩니다.

일주일 또는 2주일 동안 (도쿄)올림픽에 참가하기 위해 (후쿠시마 원전 사고 방사능에) 영향을 받은 지역을 방문하는 선수들과 코치들은 암발생 위험도가 매일 조금씩 (받은 선량에) 비례해서 증가합니다."

㈜ 위 번역에서 괄호 부분은 제가 독자들의 이해를 돕기 위해 임의로 추가해본 것입니다. 괄호 부분을 빼고 읽으시면, 영어 원문이 됩니다.

위 기사 내용에서 핵심 부분은 역시 밑줄로 그어 놓은 부분처럼, 과연 올림픽에 참가하는 국가대표선수들의 암 위험도가 "매일 조금씩 증가할 것인가?"입니다.

꺼누는 이 기사 내용의 팩트체크를 위해 링크스 교수에게 "LA 타임스 기사 내용의 사실 여부를 확인해주시면 감사하겠다"는 이메일을 보냈고, 링크스 교수는 아래 참고 1과 같은 답장 이메일을 보내오면서, LA 타임스 기사 내용은 본인이 말했던 내용을 충실히 반영하지 못했다고 지적해 왔습니다.

그럼, 링크스 교수의 답장 이메일 전문을 아래와 같이 국문으로 번역해 봅니다. 글 내용이 다소 전문적이어서 이해에 다소 어려움이 있을 것으로 예상되어 최대한 원문의 뜻을 살리면서 이해하기 쉬운 평범한 표현을 하려고 노력했음을 양지해 주시기를 바랍니다.

"오늘 아침 세 분께서는 모두 저를 인용한 LA 타임스 보도 기사 때문에 저에게 연락을 주셨습니다. 여러분들께서 상상해볼 수 있듯이 그 인용 부분은 기자의 여러 가지 질문들에 대해 제가 답한 매우 길고 자세한 답변들에서 발췌한 것으로서 복잡한 주제 내용을 지나치게

단순하게 적은 것입니다.

저선량에서의 암발생에 관한 선량 - 영향 관계에 대한 제 개인적인 의견을 설명하는 것보다는 대한의학회지(Journal of Korean Medical Sciences)에 원자력의학원 전문가들이 기고한 다음과 같이 매우 뛰어난 논문을 인용하고 싶습니다.

(https://www.ncbi.nlm.nih.gov/pmc/articles/PMC4756336/)

저는 아래와 같이 기술되어 있는 이 논문의 결론 부분을 즉, 특별히 현재 널리 적용되고 있는 '문턱없는 선형 가설(LNT) 선량 - 영향 모델'에 관한 부분을 유의해서 보시기를 원합니다.

> '요약하면, 다양한 연구 결과들이 있지만, 100밀리시버트 이하의 저선량 건강 영향에 대한 이해는 아직 여전히 불완전하고 어렵습니다. 현재 저선량에서 LNT 가설을 적용하는 것에 반해서 적응반응과 호메시스 같은 연구 결과들이 발표되고 있습니다.
>
> LNT 가설은 저선량에서 건강 증진 효과가 있다는 호메시스 모델과 고선량에서의 해로운 건강 영향에 근거해서 공중 보건에 대한 의사 결정을 최적화하기 위한 유용한 자료를 제공하고 있습니다.
>
> **그럼에도 불구하고, 저선량 건강 위험도가 과학적으로 아직 분명하게 밝혀지지 않고 있는 점을 감안할 때, LNT 가설은 저선량 영역에서 적용하는 가장 합리적인 위험도 모델이고 방사선방호와 안전 분야의 근본적인 원리로 남을 것입니다.'**

저는 공중보건교수로서 LA 타임스 기자가 질문해 온 점들에 대해 LNT 모델에 근거해서 답변했습니다. 이것이 체류기간과 위험도의 관계에 관한 기자의 질문에 제가 왜 그렇게 대답을 했었는가의 이유입니다.

하지만, 저는 동시에 다음과 같은 내용도 그 기자에게 얘기했습니다. (물론 이 내용은 기사에 실리지 않았습니다.):

절대 위험도를 고려하는 것은 매우 중요합니다. 우리 모두는 누구나 방사선에 지속적으로 피폭하고 있습니다. 땅에서 나오는 라돈 기체, 우주 엑스선 그리고 우리 몸속에 있는 자연방사능 등에 의해 피폭하고 있습니다. 예를 들면, 볼티모어에서는 이 자연방사선량이 일 년에 약 3.5밀리시버트 정도입니다. 그리고 이 자연방사선량에 의한 암 발생 위험도를 이해하기 위해서는 우리는 이렇게 매년 받는 선량을 전 생애 기간 동안 전부 누적해야 합니다.

즉 암 발생 위험도는 바로 이 전 생애 누적선량의 값에 비례합니다. 일시적으로 받는 선량보다는 누적선량에 비례합니다.

후쿠시마 환경 방사능과 같은 방사선원으로부터 추가적으로 받는 방사선량은 반드시 우리가 매년 받고 있는 이 자연방사선량과 연결지어서 고려해야 합니다. 또한, 현재 전체 미국인들의 약 40%는 매우 다양한 원인들에 의해 암에 걸리고 있고, 그리고 약 20%가 이 암으로 사망하고 있습니다. 한편, 방사선피폭으로 암사망할 확률은 1,000밀리시버트당 약 5%입니다. 따라서 20밀리시버트를 받는 경우에 0.1%가 암사망에 이를 수 있습니다. (이는 모든 미국 사람이 20밀리시버트를 받았을 경우에 20%인 자연배경 암사망 위험도가 20.1%가 된다는 것을 의미합니다.)

여기에 또한 다음과 같은 중요한 포인트가 있습니다. 저는 조금 전에 누적선량의 중요성에 대해 언급했습니다. (암사망 위험도가 비례하는) 전 생애 누적선량이란 선량률(시간당 선량)과 피폭시간의 곱입니다. 이는 후쿠시마에 하루 체류하는 어떤 사람은 후쿠시마에 일 년 동안 체류하는 사람이 받는 선량의 365분의 1을 받을 것입니다. 장기간 체류하는 사람과 일시적으로 방문하는 사람 사이의 차이도 마찬가지로 생각해볼 수 있습니다. 따라서 선량률을 이해하는 것은 매우 중요합니다. 미국의 과학 논문들이 연간 5 내지 20밀리시버트에 해당하는 조치들을 예로 들고 있는 것은 20밀리시버트를 받기 위해서는 최소한 일 년이 걸릴 것이라는 것을 의미합니다.

요약하면, 저는 실제의 공중 보건 상황에서 활용할 선량 - 영향 모델에 관해서는 다른 선택의 여지가 없다고 생각합니다. 비록 우리가 LNT 모델이 사실이라고 반드시 믿지 않는다고 할지라도, LNT 모델을 사용하지 말아야 할 충분한 증거가 아직 없기 때문에 우리는 LNT 모델을 반드시 적용해야 합니다.

하지만 비록 보수적인 LNT 모델을 적용한다고 하더라도 가장 중요한 것은 후쿠시마 지역에 일주일 또는 2주일 정도 체류할 때에 실제로 받을 선량과 이에 상응하는 암 위험도는 분명하게 20% 정도인 자연배경 암사망 위험도와 견주어서 비교하는 차원에서 생각해 보아야 합니다.

즉 후쿠시마 지역에 일주일 또는 2주일 정도 체류할 때에 추가적으로 받을 선량은 최대 1밀리시버트 정도 이하일 것입니다. (LNT 모델을 사용하더라도) 이는 매우 적은 이론적인 암사망 위험도의 증가를 의미할 뿐입니다.

따라서, LA 타임스 기사 내용에서 제가 말했다고 인용한 부분이 '후쿠시마 지역에 일주일 또는 2주일 정도 체류할 때에 암사망 위험도가 상당히 증가한다'는 것을 의미하는 것은 아닙니다."

감사합니다.

조나단 링크스 박사 (Jonathan M. Links, PhD)
교수, 공중보건, 의료, 교육, 공학 및 비지니스
부학장 겸 위험도 및 준수 주임
존스 홉킨스 대학

이상과 같이 조나단 링크스 박사의 생각을 자세히 소개해 드렸습니다.

내용이 다소 이해하기 어려운 부분들이 있으시나요? 위 글 내용 중 추가적인 자세한 보충 설명을 듣기 원하시면 댓글에 남겨주시기를 바랍니다.

그리고, LNT 모델에 대해서는 제2부 제14화 글을 참고하시면 좋겠습니다.

(참고)

1. 조나단 링크스 박사의 2019년 8월 15일자 이메일 회신

-------- 원본 이메일 --------
발신: Jon Links <jlinks1@jhu.edu>
날짜: 19/8/15 오전 2:29 (GMT+09:00)
받은 사람: 박** <p*****@sb*.co.kr>, 조** <k*****@kin*.re.kr>, 박** <c*****@gmail.com>
제목: Your inquiries to me about the LA Times article

Dear P*** S*** (Korea SB* reporter), K**** C** (KIN*), and C**** P*** (NEPC at SN*)

All three of you wrote to me this morning as a result of the LA Times article in which I was quoted. As you can imagine, that quote was taken from a very lengthy and detailed response to the reporter's questions, and as such, represents a simplistic version of a complex topic. Rather than explain my personal views on the shape of the dose-response curve for ionizing radiation and cancer at low doses, I refer you to the outstanding review article I've attached to this email, written by scientists at the Korea Institute of Radiological and Medical Sciences and published in the Journal of Korean Medical Sciences.

I draw your attention to the Conclusions section of the article, and particularly the following passage regarding the widely-used linear no-threshold (LNT) dose-response model:

In sum, despite a variety of studies, understanding of health effects of low dose radiation, especially less than 100 mSv, is still incomplete and difficult. There are emerging data such as adaptive responses and hormesis against the LNT hypothesis at low dose levels, which could provide useful information to optimize decision making for public health based on the hormetic model where there exist protective effects at low doses and harmful effects at higher doses (135,136). Nevertheless, given the lack of scientific knowledge about health risk of low dose radiation, the LNT approach is the most reasonable risk model at low dose levels and is likely to remain fundamental tenet in terms of radiation protection and safety. As a public health professor, my responses to questions such as the LA

Times reporter asked are guided by the LNT model. That is why I answered his question about the relation of risk to length-of-stay the way I did. However, I also told him the following (which of course was not part of the article):

It's important to put the absolute risk into perspective. All of us are exposed to ionizing radiation in an ongoing way, from radon arising from soil, from cosmic x-rays, and from the radioactivity that naturally occurs in our bodies, among other sources. In Baltimore, for example, this amounts to roughly 350 mrem (3.5 mSv) of radiation dose each year. And, to understand cancer risk from this background dose, we must aggregate the annual doses over our lifetimes. Said another way, the cancer risk is proportional to the cumulative dose the person has received in their lifetime. More on this in a moment.

Any additional radiation dose resulting from exposure to other sources, such as environmental radioactivity from Fukushima, must be contextualized with this ongoing "background" exposure and resulting annual dose. Furthermore, the risk of getting cancer (from any source and for any reason) is ~40% for all Americans, and the risk of dying from cancer is ~20%. For reference, the ionizing radiation fatal cancer risk is ~0.005%/100 mrem (~5%/Sv). That means the 20 mSv limit translates to a fatal cancer risk of 0.1% (meaning, a total of 20.1% instead of the 20% baseline fatal cancer risk we all have as Americans anyway).

There's another important point here. A moment ago, I mentioned the importance of cumulative dose. The lifetime cumulative dose (on which cancer risk depends) is simply the product of dose rate (dose per time) and exposure time. This means that a person at Fukushima for one day will receive (all else being equal) 1/365th the dose of a person at Fukushima for one year. The same thinking holds for long-term residents versus visitors. So, understanding the dose rate is critical. The Scientific American article cites measures of 5-20 mSv per year, meaning it would take a minimum of one year of residence to reach the 20 mSv dose limit.

In summary, I think that we have no choice about which dose-response model to use in practical public health situations – we must use the LNT model, even if we don't necessarily believe it represents the ultimate truth, because there isn't yet enough evidence to overturn its use. However, what's most important is that, even with the conservative LNT model, the actual doses and corresponding risks of a one- or two-week stay around Fukushima must be explicitly stated, and must be put in the context of the pre-existing risk baseline. In this regard, a one- or two-week stay would add under 1 mSv at most, which would translate (even using the LNT model) into a very small theoretical increase in fatal cancer risk. So, the statements in the article attributed to me were not meant to imply there is a significant risk here.

Regards,

Jonathan M. Links, PhD
Professor, Public Health, Medicine, Education, Engineering, and Business
Vice Provost and Chief Risk and Compliance Officer
Johns Hopkins University

댓글

질문 숀버니 그린피스 원자력 전문가가 오염수 방출 위험을 경고했는데 어떻게 생각하시나요?
https://www.sisajournal.com/news/articleView.html?idxno=189659
2019.8.15. 20:56

답글 네, 후쿠시마 오염수 방류 가능성과 그 위험성에 대해서는 제1부 제19화 글을 보시면 좋겠습니다. 2019.8.15. 21:10

질문 https://www.youtube.com/watch?v=zdURZrv576s
그린피스에서 지속적으로 위험성을 경고하고 있는데 일반인인 저로써는 무엇이 맞는 것인지 알기가 어렵습니다. 숀버니와 저분도 원자력 전문가라는데 정말 전문가인지부터 궁금하네요. 2019.8.15. 21:24

답글 네, 숀 버니는 영국 런던대학교 킹스칼리지에서 전략연구 석사를 취득하고 그린피스 인터내셔널 소속으로 20년 넘게 일본에서 활동하면서 후쿠시마 원전 조사 리더 등 동아시아 핵 정책, 핵연료 주기, 그리고 원전 안전 분야 등 원자력 분야 환경 운동을 꾸준히 해온 경력을 가지고 있고 지난 2014년 5월부터 그린피스 독일 소속 원자력전문가로서 계속 후쿠시마 원전 사고 방사능과 관련한 일을 담당하고 있는 것으로 보입니다. 2019.8.15. 22:11

질문 저는 후쿠시마 원전 인접 지대만 아니면 안전하다고 생각하거든요.

얼추 40킬로 정도만 넘어서면 넉넉하게 안전하지 않을까 나름 생각하고 있습니다. 그런데 일본의 방사능 수치가 조작이 아닌, 측정방법 자체의 문제를 제기하는 글을 읽어보며 좀 의구심이 듭니다. 현재 일본이 방사능을 측정하는 방법을 검증할 기관도 방법도 없는 상황에서 일본 정부의 수치를 그대로 믿는 것이 합리적일까요? 2019.8.15. 22:40

이웃 https://realtime.safecast.org/

유저들의 실시간 측정수치 공유. 아니.... 우리나라도 개인적으로 미세먼지 측정기 사서 측정하고, 라돈아이 사서 라돈 수치 측정하고 다 허용되듯이 일본도 개인이 측정기 사서 측정 가능합니다. 페이스북 등 SNS에서도 수시로 올라오구요. 북한이나 중국이 아니고서야 정부 수치 조작, 통제는 불가능해요. 일본에 얼마나 많은 외국인들이 살고 있다고 생각하세요? 그리고 G7인 일본이 공식 정부 통계 조작하거나 국제사회에서 용인될 수 없는 자기들식 방식으로 세계를 속여왔다는 게 밝혀지면 국제사회에서 잃을 신뢰가 얼만데 상식적으로도 말이 안 됩니다.

일본이 무슨 과학기술 1도 없는 빈민국도 아니고 애초에 님 주장은 불가능하다고 생각해요. 관련 국제기구들도 지금까지 일본의 후쿠시마 사고 관리에 대해 문제 제기한 적이 없구요. 세계 최고의 전문가들이 문제없다는데 누가.. 대체 왜.. 2019.8.16. 01:40

답글 네, 일본은 지방자치제도가 잘 정립되어 있습니다. 즉 중앙정부와 각 지방 현정부간에 역할 분담이 잘 이루어져 있습니다.

방사능 측정과 결과 공유 임무는 중앙정부의 임무가 아니고 각 지방 현정부 소관입니다. 그래서 각 현청 홈페이지에 가면 확인해 볼 수 있습니다. 후쿠시마현도 현내 곳곳에 공간감마선량률 감시기가 설치되어 있어서 방사능을 24시간 실시간 감시하고 있는데, 그 일의 담당은 후쿠시마현청이 합니다.

후쿠시마 방사능 관련, 중앙정부의 역할의 예로는 후쿠시마현청이 예산과 인력 차원에서 자체적으로 감당하기 어려운 원전 주변에 심각하게 오염된 지역의 관리와 제염 그리고 태평양 바다에서의 방사능 관리 등이 있습니다.

일본에서 방사능 측정 방법 검증 기관으로는 QST(https://www.qst.go.jp/)와 JAEA(https://www.jaea.go.jp/english/)같은 국가 공공기관들이 있고, 방사능 측정 전문 회사들도 그 기술 수준이 우리나라의 회사들보다 매우 우수하게 앞서 있습니다.

"일본 방사능 수치가 조작이다"라고 일부 네티즌들이 글을 적는 이유는 제가 보기에는 일본의 일반인이나 환경단체가 제염이 이루어지지 않은 보통 방사능 측정을 하지 않는 산과 들의 외진 곳에 가서 측정한 결과를 공유하거나 가끔 예기치않게 핫스팟이 측정되거나, 측정 결과의 불확실성(uncertainty)에 관련된 측면도 있고, 우리나라의 일반적인 국민 정서가 일본을 믿지 못하는 점이 있는 측면도 기여하고 있다고 봅니다.

마지막으로 누구나, 저도 그렇지만, '콩으로 메주를 쑨다'해도 안믿고 싶은 미운 사람이 있고, 누구나 자기가 믿고 싶고 듣고 싶은 말만 믿고 듣는 경향이 있는 것도 무시할 수 없다고 봅니다. 2019.8.16. 06:30

질문 안녕하세요. 질문이 있어서 댓글을 씁니다.

하나는 오늘 나온 기사로 "북한의 우리늄 광산 및 공장에서 나온 폐기물이 남한 지역을 오염시킬 수 있다"인데요. 진짜 큰 문제인지 궁금합니다.

(https://n.news.naver.com/article/003/0009402506)

두 번째는 아침 라디오 방송(https://news.v.daum.net/v/20190816093616360)에 나온 내용입니다. 패널로 나오신 분이 체르노빌 사태는 오염수 문제가 없었다, 후쿠시마는 토양 오염이 11만 베크렐씩 검출된다, 메사추세츠에 있는 우주해양연구원에서 2017년 낸 보고서에 따르면 후쿠시마 근처보다 100km 떨어진 곳에서 10배 많은 방사능 물질이 검출된다(이유는 모래가 세슘을 흡수한 뒤 다시 배출해서), 인류의 첫 해양 오염이라 예측할 수 없다 등의 내용입니다. 이 내용들이 전부 사실인지요. 그리고 제가 알기론 태평양의 경우 냉전시기 열강들의 핵실험으로 이미 방사능 문제가 있는걸로 알고 있는데 이것도 맞는 이야기인가요? 2019.8.16. 11:27

답글 네, 님께서 올려주신 첫 번째 링크 기사에서 인용하고 있는 38 NORTH의 2018년 11월 2일자 문서에 의하면, 강화도 근처 서해 바다로 흘러나오는 예성강 상류 지점에 해당하는 황해도 평산리에 있는 우라늄 원광 정련시설이 2016년부터 지금까지 지속적으로 가동되고 있고, 아래 링크 자료의 그림 6에서 "2016년부터 2018년 사이에 폐기물처리장에서 예성강으로 배출한 방사성폐기물의 양이 중대하게 증가했다"라고 지적하고 있습니다.

https://www.38north.org/2018/11/pyongsan110218/

이외에 다른 어떤 정보나 자료가 없기 때문에, 예성강이 어느 정도 오염이 되었는지, 이 오염이 예성강이 서해바다에 합류하는 강화도 근처 하류 지점에까지 어느 정도로 퍼져서 어느 농도로 확산되었는지 등을 더 이상 구체적으로 팩트체크하는 것은 불가능하겠습니다.

두번째 링크는 모바일에서는 열리지 않았습니다. 하지만, "체르노빌의 경우에는 오염수 문제가 없었다"라는 부분은 사실이 아닙니다. 체르노빌의 경우에 우크라이나 수도인 키예프시 근처에 위치하고 있고, 원전 옆에는 프리프야트강이 흐르고 있습니다. 이 프리프야트 강을 심하게 오염시켰습니다. 다만, 오염이 우크라이나 남쪽 흑해 바다로까지 퍼져 흘러나오지도 않고 구러시아(지금 우크라이나) 영토 내에 국한되었기 때문에 후쿠시마와 달리 국제적인 문제는 되지 않았었던 것뿐입니다. 체르노빌과 후쿠시마 사고시의 주변 토양 오염의 차이에 대해서는 제2부 제4화부터 제7화까지 글을 보시면 좋겠습니다.

마지막으로 후쿠시마 해양 오염 관련, 이 내용의 논문을 PNAS에 게재한 기관은 미국의 우즈홀해양연구원(https://www.whoi.edu/)으로서 이 논문의 의미는 "지금까지 생각했었던 방식으로만 세슘-137이 해양 환경에서 확산되는 것은 아니고, 세슘-137이 바닷물을 타고 이동하다가 육지 백사장의 모래를 만나는 경우에 모래 안으로 농축해 들어가 있다가 다시 바닷물에 녹아서 바다로 흘러나올 수 있다는 새로운 이동 확산 경로가 있다는 것을 확인했다"는 데에 있습니다.

하지만, 이 논문이 다음과 같이 "이 세슘-137에 의해 누가 피폭하거나 세슘-137이 든 물을 마셨다거나 한 것은 아니므로 이 논문이 공중 건강에는 문제점을 제기하는 것은 아니다"라고 분명히 밝히고 있습니다. "세슘의 해양내 새로운 이동 경로를 밝혀냈다는 데에 이 논문의 가치가 있다"라는 것입니다.

"No one is either exposed to, or drinks, these waters, and thus public health is not of primary concern here,"

https://www.whoi.edu/oceanus/feature/radioactivity-under-the-beach/

https://www.pnas.org/content/early/2017/09/26/1708659114

질문 안녕하세요. 궁금한게 있어서요.

https://n.news.naver.com/article/055/0000753048

전에 쓰신 글을 보면 일본정부에서 100... 뭐시기 암튼 그 정도 수치를 넘으면 유통이 안되서 안전하다고 하셨는데 수입한 가공식품 통조림에서 이 정도 수치가 나올 수도 있는 건가요?

호주방송이요 https://m.blog.naver.com/hurkle97/221601751560

그렇지만 제가 영어를 못해서 저 글이 맞는지는... 제가 저 블로그 글을 신뢰한다는 건 아니구요. 영상만 보시면 됩니다. 이 뉴스 보도도 읽어 보시구요... 일단 우리 쪽 언론은 뭐 그렇게까지 신뢰할 순 없으니 혹 원본 찾아보실 수 있다면 보시고 일본을 신뢰하고 그곳에 가도 될런지 알려주세요~

https://n.news.naver.com/article/056/0010730693

외국의 더네이션이 했다는 말이나 뭐 원 기준치를 1에서 20으로 올렸다던가 하는 부분이요.. 그런 부분이 궁금해서요. 2019.8.20. 11:27

답글 네, 우선 첫번째 링크로 올려주신 보도 내용 관련, 식약처의 검사 결과에 따르면 kg당 100 베크렐을 넘었던 경우는 없었다고 합니다. 원재료에서 100 베크렐을 넘지 않았다면, 가공식품에서는 그보다 낮아질 수는 있어도 더 높아질 수는 없겠습니다.

대피했었던 주민들의 복귀 관련해서는 다음 링크 자료를 보시면 좋겠습니다.

https://www.pref.fukushima.lg.jp/site/portal-ko/ko03-08.html

그리고 현재 곳곳에 검정 비닐 포대에 담아서 보관하고 있는 오염토는 2022년까지 모두 한군데로 모아서 장기간 안전하게 보관하려는 계획을 시행하고 있습니다. 현재 곳곳의 보관 위치는 주민들의 일상생활 반경에서 다소 떨어져 있는 지점이므로 주민들에게 유의할만한 방사선 피폭은 주지 않고 있다고 할 수 있습니다.

한편 우리 몸 안에 들어온 세슘은 100일이 지나면 원래 들어왔었던 양의 절반이 몸 밖으로 빠져나갑니다. 자세한 내용은 제3부 제3화 글을 보시면 좋겠습니다.

방사능 때문에 도쿄올림픽 참가를 보이콧해야 한다는 이야기 관련해서는 독일 전문가들의 의견을 제1부 제4화 글에서 확인해 보시면 좋겠습니다.

The Nation 기사는 후쿠시마 지역은 아직 방사능 관점에서 "안전하지 않다"고 규정하고 있습니다. 그 이유로는 "공간감마선량률이 시간당 0.23 마이크로시버트가 넘으면 위험한 데, 후쿠시마 1호기에 가까이 접근하자 무려 3.77까지 올라갔기 때문이다"라고 하고 있습니다. 이와 같은 기사 내용에 대한 제 의견은 다음과 같습니다. 우선 시간당 0.23 마이크로시버트는 일본 정부가 제염의 목표치로 정해놓은 선량률입니다. 자세한 내용은 제2부 제3화 글을 보시면 좋겠습니다.

물론 사고가 난 후쿠시마 원전 근처로 접근하면 여전히 선량률이 상당히 높습니다. 하지만 이런 지역에 오랫동안 머물러 있는 사람은 없습니다. 또한 그런 지역은 일반인 접근이 통제되고 있습니다. 선량률이 높은 곳에서 체류하는 총 시간을 줄인다면 받을 총 선량을 줄일 수 있게 됩니다.

한편 일반인 연간 선량한도인 1 밀리시버트는 사고가 없는 평상시 즉 현재 우리나라와 같이 원전 시설이 정상 가동 중인 조건에서 적용하는 기준입니다.

후쿠시마 원전 사고와 같이 방사성물질이 환경으로 나와서 퍼져버린 것과 같은 비정상적인 사고가 발생한 이후 조건에서는 사고 복구 조치를 할 때에 각 국가는 연간 1 내지 20 밀리시버트 사이에서 자국의 특성을 고려해서 적절한 수준으로 보호 기준을 정해서 관리하는 것이 좋겠다는 것이 국제방사선방호위원회(ICRP)의 권고 내용입니다.

이 권고에 따라 지금 일본 정부가 사고시에 대피했었던 주민들의 복귀 결정을 내릴 때에 "20 밀리시버트 이하를 받을 것이 확실하다"는 것을 하나의 조건으로서 기준 적용을 하고 있는 것입니다. 그리고 일본 정부는 장기적으로는 후쿠시마현 지역의 방사능 수준을 연간 1 밀리시버트 이하가 되도록 하겠다는 것을 목표로 하고 있습니다.

이상을 모두 종합하면, 물론 후쿠시마현 일부 지역은 아직 여전히 높은 방사능으로 주민들의 거주가 제한되고 일상적인 생활이 매우 곤란합니다. 이런 곳에는 가급적 접근하지 않는 것이 좋습니다. 일본의 보통 일반인들이 이런 곳에 가야할 이유는 없다고 봅니다. 우리나라 사람은 더 말할 것도 없습니다.

하지만, 이와같은 후쿠시마현의 일부 지역으로만 가지 않는다면, 일본을 1-2주 여행하거나 또는 몇년씩 유학 생활을 하거나 또는 직장을 가지고 거주하면서 방사능 피해를 염려할 이유는 없습니다. 호주 60분 방송분은 영상을 본 이후에 추가로 팩트체크를 해 보겠습니다. 후쿠시마 방사능 이해에 도움이 되시길 바랍니다. 2019.8.20. 20:12

답글 호주 60분 유튜브 영상은 2018년 12월에 유튜브에 올라온 것이지만, 영상 내 여자 앵커의 멘트를 들어보면 실제 녹화와 방영은 2014년에 했던 것으로 보입니다. 내용은 후쿠시마 원전 사고 방사능 피해 관점에서 현지 후쿠시마 주민들을 대상으로 르포 취재한 것으로서 특별히 팩트체크 할만한 것은 없습니다.

다만, 인터뷰를 한 헬렌 칼디콧(Helen Caldicott) 박사는 호주 아델레이드 의과대학을 졸업한 소아과 의사로서 1970년대부터 지금까지 호주, 뉴질랜드 그리고 미국에서 방사능 피해 위험성을 알리면서 반핵활동을 적극적으로 꾸준히 해오고 있는 분으로 파악됩니다. 2019.8.20. 21:15

질문 그런데 그 오염된 흙을 멀리 놓았다고 하는데 벼농사하는데 옆에 쌓여 있고 어떤 다큐에선 일본정부가 자기집 마당에 파묻었다고 하는데 그런 이건 사실이 아닌가요? 야구랑 테니스 경기장 옆에 오염된 흙을 봉지에 넣어서 잔뜩 쌓아둔건요? 그것도 괜찮은건가요? 2019.8.20. 21:16

답글 아 네, 논 옆과 운동 경기장 근처 지역이 일상생활을 위해 주민들이 빈번하게 드나드는 곳은 아니라는 의미입니다. 일본 정부가 자기집 마당에 파묻있다고 하는 부분은 관련 링크를 올려주시면, 최선을 다해 팩트체크를 시도해 보겠습니다. 2019.8.20. 21:30

내년에 도쿄올림픽에 참가할 우리나라 국가대표선수들과 응원단, 정말로 안전할까요?

2019. 8. 16. 22:13
후쿠시마 이야기 제35탄(https://blog.naver.com/radsafe/221618761757)

이 글에서는 아래와 같은 언론 보도 내용에 대해 팩트체크를 해봅니다.

"도쿄나 그 주변에서 하는 경기들은 크게 상관이 없겠다만 야구 같은 경우는 후쿠시마 제1원전과 67km 떨어진 곳에서 한다더군요. 이 정도 거리도 본문과 마찬가지로 문제가 없을까요?? 걱정되네요." 2019.8.16. 15:23

2020도쿄올림픽, 후쿠시마서 성화 출발, 야구 · 소프트볼 경기

2019.07.18. 08:46

https://news.v.daum.net/v/20190718084603492

후쿠시마현에서는 야구와 소프트볼 경기도 개최된다. 두 종목은 아즈마(あづま)구장에서 이뤄지는데, 이곳은 후쿠시마 사고 현장과 70㎞ 떨어진 곳이다.

與문체위 간사 "도쿄올림픽 방사능 안전성 IOC에 증명 요구할 것"

2019.08.16 16:08

http://news.chosun.com/site/data/html_dir/2019/08/16/2019081601821.html

더불어민주당 신동근 의원이 16일 2020년 도쿄올림픽의 방사능 위험 문제를 국제올림픽위원회(IOC)를 통해 공론화하겠다고 밝혔다. 신 의원은 국회 문화체육관광위원회의 민주당 간사다.

신 의원은 이날 당 한일경제전예산입법지원단 1차 회의에서 "도쿄올림픽의 방사능 안전 문제와 관련, (선수단) 안전보장 문제에 대한 데이터 증명을 도쿄올림픽 조직위원회와 IOC에 요구하겠다"고 말했다.

신 의원은 "후쿠시마 오염수 방류 문제와 관련해 방사능으로부터 안전하지 않다는 얘기가 일본 시민단체에서 나오고 있고, 도쿄올림픽 조직위에서도 안전하다는 어떠한 자료도 준 적이 없다"고 했다. 그러면서 "한국 선수단의 식자재는 자체 공수해서 자체 센터에서 운영하겠다"며 "배편으로 한국에서 식자재를 가져갈 것이기 때문에 관련 검역을 간소화해달라는 요청을 하겠다"고 했다.

사실 이 문제는 우리나라 많은 분들께서 지금 걱정하고 계시고 내년에 도쿄올림픽에 참가해서 메달을 따기 위해 지난 4년 동안 밤낮으로 땀 흘리며 훈련에 열중해온 많은 우리나라 국가대표선수들에게 매우 중요한 문제라고 봅니다.

저는 이 문제에 대한 해답을 독일 정부는 어떻게 생각하고 있는지를 알아보면서 찾아보고자 합니다.

독일에는 독일 환경 · 자연보전 · 원자력안전 연방 정부 (Federal Ministry for the Environment, Nature Conservation and Nuclear Safety (BMU), https://www.bmu.de/en/) 산하에 방사선방호연방청 (The Federal Office for Radiation Protection (BfS), http://www.bfs.de/EN/home/home_node.html)이 독립적인 과학기술 전문 연방 정부 조직으로 설치되어 있습니다. 우리나라의 원자력안전위원회(https://www.nssc.go.kr/)에 해당한다고 보시면 되겠습니다.

독일 BfS는 우선 "후쿠시마 사고의 결과로 초래된 일본 환경에서의 방사능 현황"을 2019년 4월 1일자 자료에서 다음과 같이 설명하고 있습니다.

http://www.bfs.de/EN/topics/ion/accident-management/emergency/fukushima/environmental-consequences.html

이 자료를 요약하면 다음과 같습니다.

1. 후쿠시마 원전 사고는 방사성물질을 주변 환경으로 배출했습니다.
2. 방사선피폭 관점에서 아이오딘(I)과 텔루리움(Te)과 같은 단반감기 방사성핵종들은 사고 이후 수주 이내 기간 동안에 중요하고, 장기적으로는 방사성세슘(Cs-134와 Cs-137)이 중요합니다.
3. Cs-137이 어떻게 주변 환경의 땅에 퍼져 있는가를 보여주는 지도가 있습니다. 사고 이후 그동안 방사성핵종의 자연 붕괴 소멸과 일본 정부와 지자체의 제염 노력의 결과로 주민들이 받는 방사선량은 지속적으로 줄어들고 있습니다.
4. 일본 정부는 장기적으로 땅에 떨어져 있는 방사능으로부터 주민들이 받는 방사선량이 연간 1밀리시버트를 넘지 않도록 하려고 합니다.

이어지는 분문에서의 설명은 다음과 같습니다.

후쿠시마 원전 사고로 인해 주변 환경으로 배출된 방사성물질중 주민 방사선 피폭을 일으키는 주요한 핵종에는 세 가지가 있습니다. 이들은 아이오딘(I)과 텔루리움(Te) 그리고 세슘(Cs-134와 Cs-137)입니다.

사고가 난 지 약 8개월 후인 2011년 11월 초에 헬리콥터를 타고 지표면에서의 Cs-137 오염 정도를 측정하고, 오염 지도를 만들었습니다. 이 지도에서 Cs-137이 단위 제곱미터당 백만 베크렐로 오염된 지역에서 거주하는 경우 첫 일 년 동안에는 약 13밀리시버트를 그리고 2년 차 일 년 동안에는 6밀리시버트를 그리고 3년 차 일 년 동안에는 4밀리시버트 정도를 받습니다.

2011년 3월에 후쿠시마 원전 주변 40km 반경 거리 안에 거주하던 약 16만 명이 살던 곳을 떠나 원전으로부터 먼 곳으로 이주했습니다.

일본 정부는 음식물 섭취를 통한 내부피폭선량을 관리하기 위해 식재료 중의 Cs-134와 Cs-137 방사능 농도가 kg당 100베크렐을 넘지 않도록 관리하고 있습니다. 후쿠시마현산 농수산물의 방사능이 이 농도를 초과하면 시중에서 유통되지 않도록 하고 있습니다.

현재 일본에서는 약 500가지 종류가 넘는 농수산물에 대한 수십만 번의 방사능 측정이 이루어졌고, 2011년 사고 당시에는 전체 농수산물의 약 1%가 kg당 100베크렐을 초과했지만, 현재는 이 기준을 초과하는 농수산물은 매우 드물게 나타납니다.

이와 같은 측정 결과를 바탕으로 세계보건기구(WHO)는 후쿠시마현 주민들이 후쿠시마현산 농수산물을 섭취할 때 받을 내부피폭선량은 사고 이후 첫해 일 년 동안에는 1밀리시버트 이하, 그리고 2년 차 일 년 동안에는 0.1밀리시버트 이하가 되는 것으로 평가했습니다.

참고로 독일 국민들은 식품 속에 들어 있는 자연 방사선핵종에 의해 평균적으로 일 년에 0.3밀리시버트 정도의 내부피폭선량을 받고 있습니다.

다음으로, 독일 BfS는 "후쿠시마현산 식재료들은 먹기에 안전하다"라는 2017년 7월 14일사 자료에서 다음과 같이 설명하고 있습니다.

http://www.bfs.de/SharedDocs/Stellungnahmen/BfS/EN/2017/0714-food-fukushima.html

사슴과 멧돼지 고기를 제외하고, 후쿠시마 지역에서 나오는 식재료는 안전하다고 볼 수 있습니다. 이는 BfS 전문가들이 직접 평가한 결과에 근거한 것입니다.

유럽연합은 사고 직후 즉 약 6년 전에 후쿠시마 지역에서 수입하는 식재료들에 대해 취했었던 수입 제한 조치를 조만간 완화할 수도 있다고 발표했습니다. 이러한 수입 제한 완화 조치에 해당하는 식재료에는 쌀과 쌀로 만든 식품과 게와 새우와 같은 갑각류 등이 포함됩니다.

일본 정부는 후쿠시마 사고가 난 지 약 6년이 지난 현재 시점에서 다양한 종류의 식재료에서의 방사능을 측정한 결과 농산물의 방사능 오염이 상당히 낮아진 것을 확인했습니다.

예를 들면, 후쿠시마현에서 생산되는 쌀은 모두 전량 방사능 측정을 하고 있습니다. 일 년에 약 천만 내지 천백만 포대입니다. (한 포대는 30킬로그램입니다) 2015년부터는 엄격한 안전기준을 초과하는 방사능이 측정된 것은 한 포대도 없었습니다. (안전기준은 kg당 100베크렐입니다.)

시료를 채취해서 방사능 측정을 하고 있는 다른 종류의 식재료들에서도 오염이 없거나 또는 안전기준을 초과한 경우는 극히 드물었습니다. 사슴과 멧돼지 고기에서는 방사능이 높게 측정되고 있습니다.

2016년에 일본 정부는 총 31,845개의 식재료 시료에 대한 방사능 측정을 실시했고, 이 중 290개 시료가 안전기준을 초과했습니다. 이 290개 중 280개 시료는 야생동물 고기였습니다. 255개 시료가 멧돼지 고기였습니다.

지금 후쿠시마 식재료 방사능 오염의 상황은 1986년 체르노빌 사고 이후에 독일과 동부 유럽에서의 식재료 오염 경험과 유사합니다. 즉 농산물의 오염은 사고 이후 시간이 경과함에 따라 빠르게 낮아졌고, 사슴과 멧돼지 고기 그리고 버섯류의 방사능 오염은 오랜 기간 동안 계속되고 있습니다.

독일의 남부 지방에서 채취한 사슴과 멧돼지 고기 그리고 버섯에서는 체르노빌 사고 때에 온 세슘 방사능이 최대 kg당 수천 베크렐이 지금도 여전히 측정되고 있습니다.

마지막으로, 독일 BfS는 "일본으로 여행을 가면 어느 정도 방사능에 피폭하나요? 특히 후쿠시마현산 식재료들을 먹어서 받을 내부피폭선량은 얼마나 되나요?"라는 2018년 11월 26일자 자료에서 다음과 같이 설명하고 있습니다.

http://www.bfs.de/SharedDocs/FAQs/BfS/EN/ion/fukushima-radiation-protection-jpn/travelling-to-japan.html

후쿠시마 사고로 원전 북서방향 지역이 방사능에 심각하게 오염되었습니다. 특히 후쿠시마현 지역이 영향을 많이 받았습니다. "귀환곤란지역"에서는 지금도 Cs-137의 농도가 상당히 높습니다.

그동안 표토 흙을 걷어내고 지붕과 도로 표면을 고압수로 쏘는 적극적인 제염 작업 등을 통해 방사능 수준이 현저히 낮아졌습니다. 하지만, 원전 북서방향 30 킬로미터 이내 지역은 아직도 여전히 방사능 수준이 높아서 출입을 통제하고 있습니다.

장기적으로 일본 정부는 후쿠시마 원전 사고 방사능에 의한 피폭량을 연간 1밀리시버트 이하로 낮추려고 합니다. 연간 1밀리시버트는 자연방사능에 의해 외부피폭하는 선량에 해당합니다.

후쿠시마현에 4주 동안 체류하는 경우, 방사능 오염이 상대적으로 높은 동부 지역을 여행하는 사람은 0.4밀리시버트 이하를 받고, 상대적으로 덜 오염이 된 후쿠시마현의 서부와 남부 지역을 여행하는 사람은 0.1밀리시버트 이하를 받습니다. 후쿠시마시는 후쿠시마 원전 북서 방향으로 약 60 킬로미터 정도 떨어져 있으므로, 상대적으로 덜 오염된 지역에 해당합니다.

후쿠시마현에 인접한 현들을 한 달 동안 여행하는 사람은 최대 0.2밀리시버트를 받을 수 있고, 대부분은 0.1밀리시버트 이하를 받습니다.

일본의 모든 다른 지역을 한 달 동안 여행하는 사람은 0.1밀리시버트 이하를 받는 경우도 있겠지만, 대부분은 0.01밀리시버트 이하를 받습니다.

식재료 방사능은 일본에서는 아주 낮은 농도인 kg당 100베크렐 이하로 관리하고 있습니다. 식재료에 대한 종합적인 방사능 측정 결과, 후쿠시마 지역에서 생산되는 대부분의 농산물들은 오염이 없거나 또는 아주 낮게 오염이 되어있는 것으로 나타났습니다. 따라서, 후쿠시마 지역을 4주 동안 여행하는 사람은 음식물 섭취로 인해 0.1밀리시버트보다 훨씬 낮은 내부피폭선량을 받습니다.

음식물을 섭취해서 8만 베크렐의 Cs-137이 몸 안으로 들어오면 약 1밀리시버트 내부피폭선량을 받습니다. Cs-137이 kg당 100베크렐로 오염된 쌀밥 500 그램을 먹으면, 약 0.0006밀리시버트 내부피폭선량을 받습니다.

독일에서는 음식물을 섭취하는 경우 자연에 있는 칼륨-40 방사능에 의해 연간 약 0.3밀리시버트 내부피폭선량을 받고 있습니다.

이상 후쿠시마 지역을 여행할 때에 받을 방사선량에 대해 독일 정부가 평가한 결과를 살펴보았습니다.

내년 도쿄올림픽에서 야구와 소프트볼 경기가 개최될 장소인 아즈마(あづま)구장은 위에서 언급한 '후쿠시마현의 서부와 남부 지역'에 속한다고 할 수 있습니다.

따라서, 독일 정부가 평가한 결과를 활용하면, 이곳에서 2주를 체류하는 경우에 외부피폭으로 0.05밀리시버트를 그리고 내부피폭으로 또 0.05밀리시버트를 받아서 총 0.1밀리시버트 정도를 받는다고 볼 수 있습니다.

우리나라와 독일 사람들은 누구나 자연에 있는 방사능에 의해 외부피폭과 내부피폭을 합쳐서 일 년에 평균적으로 약 3밀리시버트를 받으면서 살고 있습니다. 평균적으로 3밀리시버트이고, 지역과 생활습관에 따라 최대 5밀리시버트 이상을 받을 수도 있습니다.

일본에서의 후쿠시마 방사능 오염 실태의 지금 현재 상황을 정확하게 이해하는 데에 도움이 되시면 좋겠습니다.

댓글

질문 너무나도 귀중한 포스트 항상 감사드립니다. 도쿄 올림픽 방사능 관련 문제 제기를 정부에서는 대일 압박 카드 중 중요하게 꼽고 있는 것 같은데, 청와대에 방사능 관련 전문가는 없는 것인지 궁금합니다. 오히려 스포츠를 정치적으로 이용한다는 비판만 받고 국제 사회의 동의도 얻지 못해 외교적으로 더욱 고립되는 것은 아닌지 우려가 됩니다. 유럽의 맹주라고 할 수 있는 독일도, 미국도 후쿠시마 관련 문제 제기에 동참할 것으로 보이지는 않기 때문입니다. 국민 여론이야 도쿄 올림픽 보이콧을 찬성하는 쪽이 압도적이지만, 정부는 팩트를 제대로 알고 다른 대응 방안을 더욱 모색했으면 하는 마음입니다...
2019.8.17. 03:21

답글 네, 그렇습니다. 과거사 정리를 제대로 하지 않고 있는 일본이 근본적으로 잘못이지만, 이에 대한 대응 카드로 우리가 올림픽 방사능 보이콧을 꺼내든 것은 방사선방호 전문가로서 정말로 안타깝습니다.
하루속히 일본의 태도 변화로 한일 과거사 문제가 해결되고, 우리 국민들은 후쿠시마 방사능 위험성에 대한 지나친 우려에서 벗어나고 방사능 피해에 대한 공포감을 조성하는 사회적 분위기가 안정되기를 희망합니다.
2019.8.17. 05:57

질문 자강님, 평상시 궁금하게 생각하고 있었던 점 한가지 문의드립니다. 원전 주변 주민들의 선량은 워낙 낮기 때문에 크게 고민하지 않았는데, 100 mSv라는 저선량의 의미가 년간인지, 아니면 평생 누적선량인지를 명확히 하고 싶은데, 이를 명확히 구분한 문서를 찾을 수가 없습니다. 자강님의 의견과 이에 대한 공식적인 문서가 있으면 공유해주시면 감사하겠습니다.
종사자 선량한도 기준으로 보면 년간 100 mSv가 맞는 거 같기도 하고, 인과확률 계산에서는 또 다른 기준을 적용하고 있는 거 같고, 그렇다면 이도 저도 아닌 1회성 피폭이라고 생각해야 하나 하는 생각을 하다가 문의드립니다. 감사합니다. 2019.8.18. 13:55

답글 "Biological mechanisms of radiation actions at low doses"(UNSCEAR, 2012) para. 4에 "저선량은 100 밀리시버트 이하로 정의한다. 이 정의는 ICRP와 BEIR VII과 일치한다"로 되어있습니다.
이렇게 저선량을 100 밀리시버트 이하로 정의할 때, 이 선량은 1회성으로 받는 경우를 의미한다고 볼 수 있습니다. 왜냐하면, 현재 우리가 알고 있고 사용하고 있는 선량-영향 관계는 히로시마와 나가사키 원폭생존자들을 대상으로 한 역학 연구 결과를 바탕으로 하고 있기 때문입니다.

이 역학 조사에서 100 밀리시버트 이상을 받았을 경우에는 암 발생이 나타나는 것이 확인되었지만, 100 밀리시버트 이하에서는 암 발생을 확인할 수 없었기 때문입니다. 즉 100 밀리시버트라는 선량이 방사선 피폭으로 암이 생기는지 아닌지의 경계 선량값인 것으로 밝혀졌기 때문입니다.

한편 방사선은 같은 선량값일 때, 1회에 받는 경우가 1년 또는 5년이라는 일정 기간 동안에 걸쳐 나누어서 누적해 받을 경우보다 영향이 크게 나타난다고 할 수 있습니다.

https://www.unscear.org/unscear/en/publications/2012_WP.html

질문 감사합니다. 그렇다면 100 mSv의 기준은 연간이나 생애 누적으로 구분하는 것은 틀린 것이군요. 근데 1회성을 적용하면, 100 mSv를 1년에 5차례 노출해도 1차례 노출된 영향과 동일한 것으로 봐도 되는지, 또는 LSS 연구에서 1회성이지만, 이후 노출이 없었다면 생애 누적선량으로 봐야 하는지에 대한 의문이 있습니다. 자꾸 여쭤봐서 죄송합니다. 2019.8.18. 19:26

답글 1) 어느 일년 기간동안 20 밀리시버트씩 5회를 피폭해서 어느 일년에 100 밀리시버트를 피폭한 경우

2) 1회 100 밀리시버트를 피폭한 경우

3) 5년간 누적해서 총 100 밀리시버트를 받은 경우

위 세 가지 경우에는 영향의 크기가 같다고 봅니다.

3)에서 왜 5년으로 보는가는 우리 신체의 스스로 복구 기능을 고려한 것입니다. 즉 우리 신체가 일시적으로 받은 손상은 일정 시간이 지나면 그 손상을 스스로 즉 자연 치료하는 능력이 있기 때문입니다. 2019.8.18. 19:33

질문 아~~ 알고 있는 내용이긴 한데 설명을 계속 듣다보니 머리 속에서 정리가 되기 시작합니다. 그렇다면 암 위험도 증가가 관측되지 않았던 100 mSv 미만의 의미는 1년 단위가 아닌, 1회성 또는 누적의 의미라고 표현해야겠군요.

제가 좀 혼동되고 있는 부분은 종사자가 법적 선량한도인 5년간 100 밀리시버트의 방사선량을 받았다고 가정하고, 향후 5년간 100 밀리시버트의 방사선 노출이 추가적으로 발생되어 10년간 누적선량이 200 mSv가 발생되었는데, 이후 그 종사자가 암이 발생하였을 경우, 100 mSv를 초과했기 때문에 암 발생 원인이 방사선일 가능성이 높다는 표현이 맞는지에 대한 의문이 있어서 100 mSv를 1년 단위로 봐야할 지 누적으로 봐야할 지에 대한 고민이 있었습니다. 자세한 답변 감사드립니다.^^ 2019.8.19. 07:36

답글 네, 그런데 종사자 선량한도는 기본적으로 암 사망 위험이 나타나지 않는 선량 영역에서, 암 발생 위험도를 방사선 피폭이 없는 다른 직업들에서의 산업재해 위험도의 크기와 견줄만한 크기의 위험도가 되는 수준으로 관리하기 위한 것이 근본 목적입니다.

그러한 종사자들에게서 실제로 암이 발생했느냐 안했느냐에 대한 조사 연구

는 상당수 진행되었고, 또 지금 진행 중인 것은 INWORKS 역학 연구가 있습니다. 구글링해 보시면 많은 중간결과 자료들을 보실 수 있습니다.
2019.8.19. 07:42

질문 자강님. https://news.v.daum.net/v/20190821134215133
바쁘신 와중에 시간이 되신다면 김종회 의원이 발표한 내용에 대해 팩트체크 부탁드립니다. 제가 기존에 알고 있는 바에 따르면 후쿠시마 인근 해역이라고 해도 다른 바다에 비해 방사성동위원소의 양이 유의미할 정도로 높지 않았던 것 같고, 설사 몇 배 이상 높다고 해도 약 2년간 128만톤의 바닷물이 선박 평형수로 한국 영해로 옮겨진 것은 평형수가 배출된 인근 바닷물의 총량에 비해 매우 적은 양이므로 우리나라 영해 해수에 대한 영향도 거의 없다고 보여집니다. 이런 제 개인적인 생각과는 달리 우리 바다가 전부 오염되었다며 앞으로 동해에서 잡히는 수산물도 먹지 말아야겠다는 사람들이 대부분인 상황입니다. 어느 쪽이 맞는 건지 검증 부탁드립니다. 2019.8.22. 02:27

답글 네, 올려주신 링크 기사를 잘 읽어 보시면 128만톤중 후쿠시마 근처 바다에서 가져온 평형수는 약 7천톤 정도입니다. 어제 저녁 SBS 등 주요 방송 관련 뉴스 보도에서 해수부가 밝혔듯이 우리나라 정부는 우리나라 근해 해수가 혹시 후쿠시마 원전 사고 방사능으로 영향을 받을까봐 사고 직후부터 지금까지 지속적으로 해수 방사능을 측정해서 감시하고 있습니다. 해수와 평형수 방사능 농도 감시를 수행해오고 있습니다.
한편 현재 일본의 동쪽 바다의 해수에는 후쿠시마 원전 사고 방사능이 거의 들어 있지 않습니다. 없다고 볼 수 있을 정도입니다. 2011년 사고 이후부터 지금까지 그 해역에 흐른 쿠로시오 해류를 따라 후쿠시마 방사능이 모두 태평양 바다 미국 서부해안 쪽으로 빠져나간 상태입니다.
또한 우리나라 바다에 지금까지 후쿠시마 사고 영향은 전혀 없습니다. 앞으로도 영향은 없을 것으로 예상합니다. 걱정할 이유가 전혀 없습니다. 해수 방사능을 불안해하실 필요가 없습니다. 이점은 우리나라 정부를 믿으셔도 좋습니다. 우리나라 바다는 안전합니다. 김의원의 주장이 제2의 수산물 방사능 파동으로 이어지지 않기만을 바랍니다.
우리나라 한반도 주변 3면 바다 26군데 지점에서의 방사능 농도는 아래 글 맨 아래에 있는 그림에서와 같이 한국원자력안전기술원(http://www.kins.re.kr/main.do)에서 매 분기별로 계속 측정하고 있습니다. 이 측정 자료를 통해 우리나라 해수 방사능 오염 유무를 확인하고 있습니다. 그리고 앱스토아에서 eRAD를 찾아서 설치해 보시기를 바랍니다. "해양방사능조사"를 클릭해 보시면 해수중 방사능 농도를 확인해 보실 수 있습니다. 제1부 제17화 자료도 참고로 보시면 좋겠습니다. 2019.8.22. 06:03

질문 안녕하세요. 페북을 통해 들어와 박사님 글들을 차례차례 보고 있는 대학생입니다. 방사능에 대해 알지 못했던 것, 오해하고 있었던 것들을 이렇게 과학적인 근거만을 가지고 설명해주시고 팩트체크해주셔서 정말 감사합니다. 저는 일반인이고 이공계열쪽도 아니라 완벽히 이해하진 못하겠지만 무엇을 기준으로 판단해야할지 많은 도움이 되었습니다.

그리고 박사님께서 댓글의 질문에 하나하나 성실하게 답변해주시고 수준이하의 댓글에까지도 정중하게 대응하시는 모습을 보고 진정성을 느꼈고 감동을 받았습니다. 박사님같은 전문가분들이 계셔서 대한민국의 각 분야가 지금까지 지탱되어 오고 있다는 것을 깨닫습니다.

요즘 일본과의 외교문제로 정부와 언론에서 방사능 이슈를 대응카드로 꺼낸 것 같은데, 그 과정에서 반일감정에 의거해 정보들이 왜곡되고 사실이 묻히는 것 같아 안타깝습니다... 블로그 글을 읽어보니 언론에서 방사능방호 비전문가의 의견을 앞세워 보도하기도 하는 것 같던데 왜 전문가를 신뢰하지 않는건지 정말 모르겠습니다... 요즘(사실 예전부터 그랬지만 유독 요즘에) 반일감정에 피해보는 분야가 대체 몇 개인지... ㅠㅠ

사실 이런 상황이 해결되려면 과거사문제 해결이 시급할텐데 역사분야도 비전문가가 오히려 득세하고 그분야 전문가, 학자들이 연구한건 잘 언급되지도 않는 상황이라... 또 대세인 의견에 조금만 다른 의견을 제시하면 친일파, 토착왜구로 몰아가니... 이런상황이 너무 슬퍼지기만 합니다. 우리사회가 감정 내려놓고 이성적으로 판단하는 사회가 되었으면 좋겠습니다. 그런 사회에서 박사님과 같은 전문가들이 걱정없이 연구할 수 있었으면 좋겠어요.

+ 박사님이 다신 댓글을 쭉 보다보니 블로그 글을 책으로 내신다는 얘길 들었는데 혹시 책 나오면 블로그에도 알려주세요. 꼭 사서 읽어보고 싶습니다!

2019.8.25. 04:56

답글 네, 질문자님의 좋은 생각 좋은 글 고맙습니다. 힘이 납니다. 저는 모든 것이 우리나라 대한민국이 더 나은 미래를 향해 더 나은 사회로 진보해 가는 과정에서 겪고 있는 진통이라고 봅니다. 저는 우리 민족의 슬기로움과 뛰어남과 끈질김을 믿습니다. 우리들은 분명히 현재의 모든 어려움을 극복해 나갈 것이며, 궁극적으로 우리의 후손들은 더 행복하고 정직한 나라에서 그리고 세계속에서 리더십을 발휘하는 나라에서 더 자랑스럽게 살게될 것으로 봅니다.

21세기 오늘 대한민국은 역사상 유례없는 가장 풍요로운 경제 번영을 누리고 있지만, 동시에 "분단된 조국"과 "과거사 정리"라는 반드시 풀어내야 할 역사적 과제와 "가치관 정립"이라는 숙제도 안고 있다고 봅니다. 36년간의 식민지배와 곧바로 이어진 3년간의 전쟁의 피폐함과 굶주림 가운데 지난 60년동안 우리들에게 급격하게 몰려온 자본주의와 자유민주주의 물결속에서 부정부패와 정경유착으로 황금만능주의, 개인이기주의, 집단이기주의라는 부작용을 지금 우리들은 우리들만의 방식으로 소화시키면서 우리들만의 새로운 시스템을 만들어 가고 있다고 봅니다. 문제는 풀어야 하는 것이 아니라 저절로 사라져야 한다고 봅니다. 우리 각자가 자기의 위치에서 본분과 역할을 충실히 수행하는 것이 우리 사회가 지금 안고있는 문제들이 저절로 사라지게하는 길이 아닌가 합니다. 같이 힘과 지혜를 모아 보십시다. 고맙습니다. 2019.8.25. 08:46

질문 https://mnews.joins.com/article/23566167
갑자기 이런 뉴스가 나오네요. 2019.8.30. 10:40

답글 네, 식품의약품안전처 홈페이지(https://www.mfds.go.kr/index.do)에 게시된 아래 자료를 보시면, 2011년 후쿠시마 사고 이후 총 21만여건 75만톤의 가공제품에 대한 방사능 검사가 이루어졌고, 전체의 약 0.02 내지 0.1 %에 해당하는 총 191건 132톤의 가공제품에서 kg당 100 베크렐보다 낮은 미량의 세슘 방사능이 검출되어 일본으로 반송조치된 것을 알 수 있습니다. 이는 기준치 이하라도 방사능이 검출되면 스트론튬 등 기타 핵종에 대한 검사증명서를 추가 제출토록 우리나라가 요구하고 있기 때문입니다. 후쿠시마 방사능 식품이 우리나라로 들어오지 못하도록 우리나라 정부가 엄격하게 잘 관리하고 있는 것으로 봅니다.
https://www.mfds.go.kr/brd/m_100/list.do
2019.8.30. 22:27

후쿠시마 원전 멜트스루, 어떻게 이해해야 할까요? (1)

2017. 9. 16. 15:29
후쿠시마 이야기 제6탄(https://blog.naver.com/radsafe/221098247900)

일본 저팬타임즈와 미국 AP통신은 지난 2017년 7월 19일에 그리고 영국 인디펜던트지와 가디언지는 7월 23일에 각각 후쿠시마 원전 3호기 멜트스루(melt through)에 대해 보도했습니다.

후쿠시마 원전 3호기의 용융된 핵연료가 원자로압력용기(reactor pressure vessel)를 뚫고 내려가서 용암과 같은 바위 형상으로 층층이 약 1미터 정도 높이로 격납용기(primary containment vessel) 내 지지대 구조물(pedestal) 위에 쌓여 있는 것으로 보이는 동영상을 보도한 것입니다. 격납용기 내부는 현재 약 6미터 정도 높이의 물로 채워져 있습니다.

https://youtu.be/msUv5R3-Xsg

용융된 핵연료 덩어리 주변에는 부서진 핵연료 제어봉 등과 같은 원자로 부품들과 핵연료 파편들이 함께 뒤엉켜 있는 모습이었습니다.

위 영상은 지지대 구조물에 가까이 접근한 "Little Sunfish"라는 별명을 가진 로봇이 수중에서 2011년 3월 사고 발생 이후 최초로 용융된 핵연료 덩어리를 촬영하는 데에 성공한 것입니다.

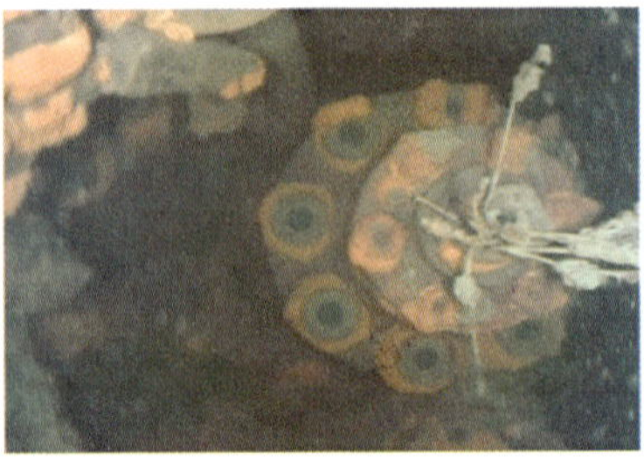

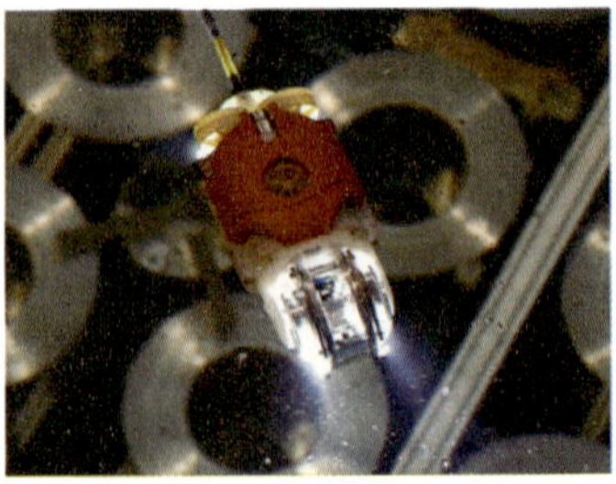

이러한 동영상은 앞으로 수십 년 동안 용융된 노심 핵연료를 제거하고 해체하는 작업을 수행할 때에 중요한 자료로 활용될 예정입니다.

한편, 역시 원자로압력용기 안의 핵연료가 녹았을 것으로 여겨지는 원전 1호기와 2호기에도 2017년 1월과 2월에 각각 다른 모습의 로봇을 투입했었지만 예상보다 매우 높은 방사선 준위와 원자로심 손상의 정도와 형태가 달라서 용융된 핵연료 덩어리를 촬영하지는 못했고 2017년 2월에 일부 내부 사진을 찍었던 바는 있었습니다.

즉, 일본 니케이 신문은 지난 2017년 2월 3일 후쿠시마 원전 2호기의 용융된 원자로심이 원자로압력용기를 뚫고 내려가서 격납용기에 쌓이면서 생긴 것으로 보이는 원자로압력용기에 생긴 약 1평방미터 크기의 구멍이 보이는 사진을 보도했습니다.

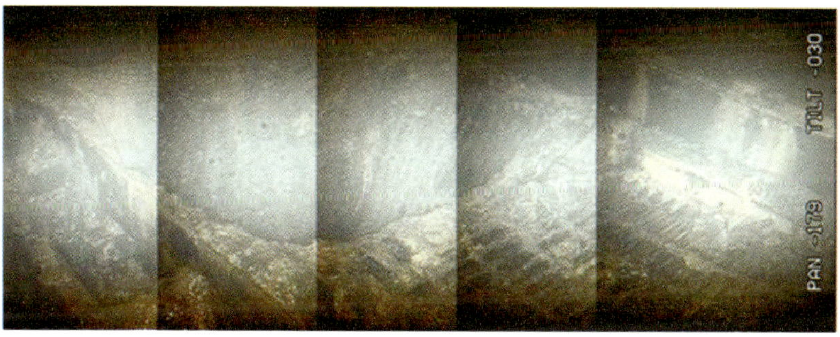

용융된 핵연료가 격납건물로 흘러 내려가면서 생긴 것으로 보이는 구멍이 있는
후쿠시마 원전 2호기 원자로압력용기 하부 모습 사진

이 근처 격납용기에서는 시간당 530시버트 그리고 원자로압력용기 근처에서는 시간당 73시버트 정도의 방사선량률 준위가 측정되었습니다.

한편, 동경전력은 2016년에 실시한 뮤온단층촬영검사 결과를 바탕으로 지금까지는 용융된 핵연료가 대부분 원자로압력용기 안에 쌓여 있을 것으로 생각하고 있었으나, 이 사진을 통해 용융된 핵연료가 원자로압력용기를 뚫고 내려가 격납용기 바닥으로 떨어진 현상인 멜트스루가 일어났을 가능성을 배제하지 못하게 되었습니다.

이와 같은 금년 2월과 7월에 각각 언론 보도 기사에 나오는 내용 중에 매우 높은 온도에서 원자로압력용기 안에 들어 있었던 핵연료가 액체 상태로 녹는 것을 코아 멜트(core melt)라고 부르고, 액체 상태로 녹은 즉 용융된 핵연료 덩어리가 원자로압력용기 하부 바닥을 뚫고 원자로압력용기 밖으로 나간 것을 멜트스루(melt through)라고 합니다.

그럼, 다음 제6화 글에서 이와 같은 멜트스루 현상을 우리가 어떻게 이해해야 하는가를 본격적으로 알아봅니다.

(참고)

1. 일본 저팬타임즈 2017년 7월 19일자 보도
   https://www.japantimes.co.jp/news/2017/07/19/national/tepco-sends-new-type-robot-fukushima-no-1-reactor-search-fuel-debris/#.Wby_e7JJaUn
2. 미국 AP통신 2017년 7월 19일자 보도
   https://apnews.com/f226a7a28f4a4e23bfffa3069ac0b437
3. 영국 인디펜던트지 2017년 7월 23일자 보도
   http://www.independent.co.uk/news/world/asia/fukushima-underwater-robot-melted-nuclear-fuel-reactor-japan-a7855356.html
4. 영국 가디언지 2017년 7월 23일자 보도
   https://www.theguardian.com/environment/2017/jul/23/fukushima-images-show-massive-deposits-thought-to-be-melted-nuclear-fuel

후쿠시마 원전 멜트스루, 어떻게 이해해야 할까요? (2)

2017. 9. 17. 6:20
후쿠시마 이야기 제7탄(https://blog.naver.com/radsafe/221098335630)

앞 제5화 글에서는 2017년 2월과 7월의 언론 보도를 통해, 매우 높은 온도에서 원자로압력용기 안에 들어 있었던 핵연료가 액체 상태로 녹은 것은 코아 멜트(core melt) 그리고 액체 상태로 녹은, 즉 용융된 핵연료 덩어리가 원자로압력용기 하부 바닥을 뚫고 원자로압력용기 밖으로 나간 것은 멜트스루(melt through)라는 것을 알아보았습니다.

그럼, 이 글에서는 이와 같은 멜트스루 현상을 우리가 어떻게 이해해야 하는가를 지금부터 본격적으로 알아봅니다.

먼저 앞 제5화 글에서 알아본 멜트스루에 관한 언론 보도 기사에 달린 일부 네티즌들의 반응을 살펴봅니다.

> 후쿠시마(Fukushima) 원전이 결국 멜트 뚜루(Melt through) 판정이 났다고 한다.
> 우리 원전은 안전할까? 원전은 냉각수 계통에 문제만 일으키면 자동으로 핵폭탄이 된다. 우리는 심각하게 고민을 해야 할거 같다.

멜트스루가 일어나면 원전이 핵폭탄이 되는 것으로 생각하는 것으로 보입니다. 과연 그럴까요?

> [속보] 일본 원전 2호기 멜트쓰루, 일본 도쿄쪽 사람들 바로 귀국 요망
> 초강력 방사능 유출 ㄷㄷ 즉사할 수 있다고 함. 일본 언론 초비상입니다.
> 이런 사례가 한번도 없었기 때문에 누구도 그 결과를 알 수 없죠... 그냥 아무일 없고 후쿠시마에서만 방사능 누출될 수 있는거구... 아니면 핵연료봉이 지각에 영향을 줘서 전 지구적 재앙이 생길지 아무도 모르는 거죠....

멜트스루가 일어난 것이 확인되었으니, 도쿄에 있는 한국사람들 모두 귀국해야 할까요? 곧바로 방사능에 맞아 사망할까요? 땅 속 깊이까지 핵연료가 녹아들어간 것일까요?

> 일본여행 당분간 삼가세요~ 멜트쓰루 확정..
>
> 요즘 해외여행 얘기하시는 분들 주변에 많은데 일본여행은 삼가시고 말리셔야 돼요!
>
> 일본 방사능 사고 위험이 악화된 상태예요... 멜트다운 멜트쓰루 저도 이번에 알았는데 후쿠시마 원전사고 이후에 일본이 현상황은 멜트다운이라고 했어요. 멜트다운은 방사능을 담은 용기는 이상없지만 안에서 방사능이 녹아내려 외부에 영향을 끼치는 상황이에요.
>
> 그런데 이번달에 상황이 멜트쓰루로 악화된 사실이 밝혀졌어요. 멜트쓰루는 방사능을 담은 용기마저 녹아내려서 구멍이 난 거예요. 즉 방사능이 직접 땅으로 스며들기 일보직전인 거죠... 이 다음은 멜트아웃.. 완전 유출이에요.
>
> 일본도 언론을 굉장히 통제하는 국가고 일본인들이 나랏일에 관심없는 사람들이라 조용한 거지 심각한 상황이에요... 일본여행은 앞으로 몇 년간은 삼가세요!!

과연, 멜트스루가 확인되었다는 것이 일본여행을 앞으로 몇 년간 하지 말아야 할 상황일까요? 이제 방사능이 직접 땅으로 스며들기 일보직전일까요?

이 모든 인터넷 글에 대한 의문을 아래의 팩트체크로 풀어봅니다.

원자력발전소에서는 원자로압력용기 안에 들어 있는 핵연료인 우라늄이 중성자를 흡수해서 핵분열하면서 에너지를 만들어내면서 동시에 핵분열생성물이라고 하는 방사능물질이 만들어집니다.

방사선을 내는 이 핵분열생성물은 금속 고체 또는 기체 상태로 존재하는데, 우라늄화합물인 핵연료를 둘러싸고 있는 핵연료피복관(cladding) 안에 갇혀 있게 됩니다.

그러나, 후쿠시마 원전 사고와 같이 원자로 온도를 정상운전 상태 온도인 섭씨 286도로 유지시켜주는 냉각수가 갑자기 없어지면 핵연료가 들어 있는 원자로의 온도가 매우 높게 올라가게 되면서, 핵연료피복관이 파손되거나 또는 녹아내리고 그리고 그 안에 금속 고체 상태로 들어 있던 방사능물질인 핵분열생성물도 녹아서 액체로 변할 수 있게 됩니다.

이 현상을 코아멜트라고 부릅니다. 코아멜트는 고체 상태로 있어야 할 금속 핵연료와 방사능물질이 매우 높은 온도에서 일부 액체 상태로 변해서 즉 녹아서 20센티미터 두께 철판인 원자로압력용기 안에 있게 되는 상태를 말합니다.

이때, 금속이 고체 상태에서 액체 상태를 지나 기체 상태로까지 변하는 온도인 비등점이 섭씨 1,000도 이하인 요오드나 세슘과 같은 금속 방사능물질들은 쉽게 기체 상태로 변하게 되고, 기체 상태가 되었기 때문에 외부 주변 환경으로 많은 양이 배출될 수 있게 되는 것입니다.

그리고, 녹아내린 핵연료 덩어리가 원자로압력용기 하부를 뚫고 내려가서 즉 원자로압력용기 밖으로 빠져 나간 것을 멜트스루라고 합니다.

후쿠시마 원자로는 비등경수로형 원전으로서 원자로압력용기 하부에는 우라늄 핵연료에서 일어나는 핵분열 현상의 속도를 적절하게 제어해주기 위한 제어봉 구동 장치들을 위한 관통부가 있어서 녹아내린 핵연료 덩어리가 원자로압력용기 하부를 비교적 쉽게 뚫고 내려갈 수 있는 구조입니다.

참고로, 우리나라 원전은 가압경수로형 원전으로서 이런 제어봉 구동 장치들을 위한 관통부가 원자로압력용기 상단에 위치하고 있고 하단에는 관통부가 없다는 것이 설계 측면에서 큰 차이점 중의 하나입니다. 따라서, 우리나라에서 멜트스루가 일어날 가능성은 일본 후쿠시마 원전보다 매우 낮다고 할 수 있습니다.

하지만, 멜트스루가 되었어도 녹아내린 핵연료 덩어리 대부분은 원자로압력용기를 둘러싸고 있는 3센티미터 두께 철판인 격납용기 안에 여전히 갇혀 있는 상태입니다. 그리고 이 격납용기와 지반인 땅 사이는 7.6미터 두께의 철근콘크리트가 있으며, 격납용기로 녹아내린 핵연료 덩어리

일부가 철근콘크리트를 약 70센티미터 정도 침투해 들어간 것으로 보고 있습니다.

그리고, 2011년 3월에 사고가 발생한 지 6년 이상이 지난 시점에서는 후쿠시마 제1원전의 네 개 원자로는 사고 당시 섭씨 1,000도 이상의 높은 온도 상태인 것이 아니고, 섭씨 30~40도 정도로 낮아져 있고, 약 6미터 높이의 냉각수 물 안에 잠겨 있는 상태입니다.

또한, 원자력발전소 특성 중의 하나인 잔열(decay heat) 발생도 사고가 난 지 6년 이상 지난 시점에서는 10MW 이하로 매우 약하게 발생하고 있어, 현재와 같이 매일 약 400톤의 냉각수를 사용해서 사고가 난 네 개의 원자로의 열을 계속해서 식혀준다면 원자로의 온도가 다시 섭씨 1,000도 이상의 고온으로 올라갈 가능성은 이제 완전히 사라졌다고 볼 수 있습니다.

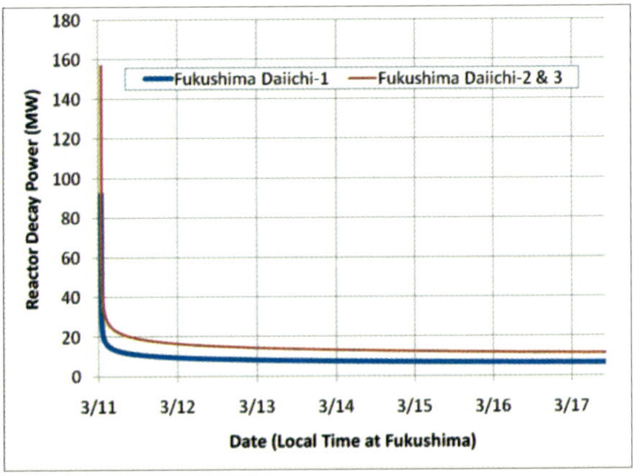

사고가 난 후쿠시마 원전 1, 2, 3호기 원자로의 붕괴열이 감소하는 모습

멜트스루가 있었다는 것이 확인되었다는 것은 2011년 3월에 발생한 후쿠시마 원전 사고가 멜트다운보다는 심각한 것이었다는 것은 분명합니다.

하지만, 후쿠시마 원전은 2011년 사고당시 녹아내린 핵연료덩어리의 일부가 원자로압력용기를 뚫고 용기 밖으로 빠져나왔지만 즉 멜트스루가 발생했었지만, 현재 이 녹아내린 핵연료 덩어리가 격납용기와 철근콘크리트 구조물 안에 갇혀져 있는 상태이고, 이 상태가 추가적으로 악화되어서 즉 녹아내린 핵연료 덩어리가 철근콘크리트를 추가적으로 더 뚫고서 땅과 직접 접촉하게 되는 상황이 될 가능성은 없다고 할 수 있겠습니다.

즉, 2011년 사고 당시 후쿠시마 원전에서 멜트스루가 일어났었던 것이 올해 로봇 영상 촬영을 통해 처음으로 확인되었지만, 이로 인해 후쿠시마 원전 상황이 현재 악화되고 있다는 것은 아니고 또한 후쿠시마 원전에서 우리 주변 환경으로 많은 양의 방사능물질이 추가로 배출되는 상황이 앞으로 발생할 거라는 것도 아니라는 얘기입니다.

다른 말로 이야기하면, 소위 '차이나신드롬'이라 불리우는 녹아내린 핵연료덩어리가 모든 원전 구조물을 다 뚫고 내려가서 땅 속 깊은 곳까지 흘러 내려가는 일은 일어나지 않았고 앞으로도 일어날 것으로 예상되지 않는다는 것입니다.

따라서, 일본 국토의 방사능 오염 상황은 2011년 3월 사고 당시 주변 환경으로 배출된 많은 양의 방사성세슘(Cs-137)에 의해 후쿠시마 원전 주변 국토의 약 6%가 아직까지 상당 수준으로 방사능오염이 되어 있는 것은 확실합니다.

하지만, 그 이후 지금까지 많은 양의 방사능물질이 환경으로 추가로 배출된 사례는 없었고 또한 앞으로도 없을 것으로 전망되고 있으며, 방사능오염 지역은 일본 정부와 지자체 그리고 일본 국민들의 제염 노력으로 점차적으로 그 면적이 줄어들고 있고 방사능오염 심각도도 시간이 지남에 따라 악화되지 않고 점차 낮아질 것으로 예상할 수 있습니다.

댓글

질문 일본은 일체경수로형이라고 여러 박사님들로부터 들었습니다. 가압경수로형이 더 안전하다고~~ 박사님의 포스팅에 벗어나는 질문이 생겼습니다. 북한에도 원전이 있나요? 북한은 수소폭탄이나 핵폭탄 만드는 수준이 높은데 왜 전기가 우리나라처럼 공급이 안 되나요? 고맙습니다, 박사님. 2017.9.17. 07:20

답글 좋은 질문입니다.

전기를 생산하는 목적으로 1960년대부터 미국과 불란서를 중심으로 한 서방세계에서 개발한 소위 상업용 원전은 경수로형이고, 냉각수로 보통 물 즉 경수를 사용하는 경수로형 원자로에는 가압경수로형과 비등경수로형이 있습니다. 가압경수로형은 약 153기압 조건에서 비등경수로형은 약 80기압 조건에서 운전합니다. 따라서, 서로 각기 장단점이 있습니다만, 수소폭발이나 멜트다운이 유발될 수 있는 후쿠시마 사고와 같은 중대사고를 방지하고 대응하는 차원에서는 후쿠시마 원전과 같은 비등경수로형보다는 우리나라가 가지고 있는 가압경수로형이 장점이 많습니다.

한편, 카나다는 1960년대에 독특하게 냉각수로 중수를 사용하는 가압중수로형 원전을 개발했습니다. 우리나라에 있는 월성원전이 이 가압중수로형 원전입니다. 가압중수로형 원전은 핵연료로 농축 과정이 필요없는 천연우라늄을 핵연료로 사용한다는 장점이 있습니다.

일체형은 하나의 압력용기 안에 원자로, 증기발생기, 가압기 및 냉각수펌프 등 모든 부품들을 다 집어 넣은 것으로서 1960년대에 원자력잠수함용으로 개발되었고, 지금은 우리나라가 전기와 담수를 생산하기 위한 목적으로 개발해서 사우디아라비아에 수출하려고 하고 있는 연구용원자로 수준인 즉 크기와 전기출력이 소형인 스마트 원자로가 이에 해당합니다. 현재 전세계적으로 일체형으로서 전기를 생산하는 상업용 원전은 없습니다.

북한에도 1970년대에 지은 원자로가 하나 있습니다. 다만, 이는 핵폭탄 원료인 플루토늄을 생산하기 위한 목적의 열출력 25 MWth 규모 소형 원자로이며, 전기를 생산하고 있지 않습니다. 그리고 약간 규모가 큰 원전을 하나 더 건설하는 프로젝트를 2000년대에 들어와서 시도했지만, 아직 완공하지 못한 것으로 파악되고 있습니다.

우리가 가지고 있는 것과 같은 전기를 생산하는 상업용 원전은 북한에는 없습니다. 지난 1990년대 후반에 북한이 핵무기 개발을 포기하는 댓가로 미국과 우리나라가 가압경수로형 원전 2기를 지어주려고 했으나, 북한이 핵무기 개발을 포기하지 않았기 때문에 이 프로젝트는 2000년대 초반에 취소, 폐기되었습니다. 북한의 핵기술 개발은 핵폭탄 제조에 초점이 맞추어져 있지, 전기 생산에 있지 않습니다. 언제 기회가 되면, 북한의 핵시설 전반에 대한 글도 제 블로그에서 한 번 다루는 것도 괜찮겠다는 생각이 드네요. 도움 되셨기를 바랍니다. 고맙습니다.

(추신) 이와 같은 내용의 님의 댓글과 제 답글은 이 블로그를 방문하는 다른 사람들과도 공유하면 좋겠다는 생각이 듭니다. 님의 댓글이 비밀댓글이 아닌 보통 댓글이었으면 좋겠습니다. ㅎㅎ 2017.9.17. 11:10

질문 일본 연예인이 후쿠시마산 농산물을 먹었다가 피폭됐다는 얘기들은 괴담일 뿐인가요?? 2017.9.20. 13:43

답글 네, 제1부 제7화 글이 문의하신 건에 대해 제가 적은 팩트체크 글입니다. 방사선피폭으로 인해 암이 발생하기 위해서는

1. 우리 인체 정상세포가 방사선으로부터 많은 양의 에너지를 받으면 이중나선형 구조를 가진 세포내 DNA 결합 구조가 끊어질 수 있습니다.

2. 한 가닥 절단 또는 두 가닥 절단 등으로 끊어진 결합이 너무 많아서 다시 원래의 정상상태로 복구가 되지 않아 정상세포가 비정상세포 즉 변형된 세포가 될 수 있습니다.

3. 이 변형세포가 원래의 정상세포가 하던 기능을 하지 못하면서 그 개체수가 많아지게 되면 바로 악성종양 즉 암이 발생하게 되는 것이고, 암 발생이 확인된 자의 대략 절반 정도가 사망에까지 이를 수 있게 됩니다.

이와 같은 과정을 거쳐서, 방사선피폭 이후 암 사망에 까지 이를 수 있으므로, 최초의 피폭 시점부터 암 발생 확인까지는 일정한 시간이 소요되게 됩니다. 이 시간을 잠복기라고 부릅니다.

예를 들면, 혈액암인 백혈병이나 소아갑상선암의 경우에는 이 잠복기가 약 4~5년, 그리고 이외의 대부분의 우리 인체 장기들에서의 암 (이를 고형암(solid cancer)라고 부릅니다)의 경우에는 잠복기가 최소 10년 이상인 것으로 확인되고 있습니다.

따라서, 후쿠시마산 농산물을 먹었다가 얼마 지나지 않아 급성백혈병으로 사망했다면, 그 급성백혈병이 방사능으로 오염된 후쿠시마산 농산물을 먹어서 생겼고, 그로 인해 사망에까지 이르렀다고는 볼 수 없다는 얘기입니다. 고맙습니다. 2017.9.20. 17:44

질문 방사선이 아무리 소량이라도 몸에 축적됩니다. 그것이 암으로 발현되는 거구요. 그리 크게 심각하지않다뇨? 지금 일본인 암환자 수가 기하급수적으로 늘어난 사실은 방사선 유출과 관련이 없다고 단정지을 수 있습니까? 추가되는 방사선? 이미 엄청난 양의 방사능 물질이 유출되었는데 그것만으로도 심각하다고 생각합니다. 체르노빌의 백배가 넘는 방사능물질이 일본 원전에서 누출

되었다고 이미 팩트체크가 다 되어 있는데, 이런 식으로 안전하다는 식의 글은 국민의 안전불감증을 부추기는 것밖에 되지 않습니다. 자신이 쓰는 글 한 글자 한 글자에 의미를 생각해주셨으면 하네요^^ 2017.12.29. 14:30

답글 네, 의견주셔서 고맙습니다. 주신 의견에 대해 제 나름대로의 답변을 드려 보겠습니다.

우선, "방사선이 아무리 소량이라도 몸에 축적됩니다"에 대한 제 견해입니다. 제2부 제12화 글에서 알아 보았듯이 반감기에는 물리적반감기와 생물학적반감기 라는 두 개념이 있습니다. 몸에 들어온 방사선에 적용되는 개념이 생물학적반감기입니다.

"사실 방사성세슘을 포함해서 어떤 물질이 우리 인체의 소화기 또는 호흡기 계통을 통해서 인체 내부로 들어온 경우, 우리 인체의 신진대사 과정을 거쳐 일부는 땀, 소변 또는 대변 등으로 지속적으로 배출되면서 동시에 일부는 인체 내부에 잔류하게 됩니다.

이 과정에서 인체 내부로 처음 들어왔던 양의 절반은 계속 몸에 남아 있고 나머지 절반이 몸 밖으로 빠져 나가는 데까지 걸리는 시간을 '생물학적 반감기'라고 부릅니다." 자세한 내용은 제2부 제12화를 보시면 좋겠습니다.

물론 몸 안에 들어온 방사능 양이 매우 많아서 아주 많은 양의 에너지를 우리 인체 세포에 전달했다면, 당연히 암이 발현될 수 있습니다. 하지만, 방사선이 전달한 에너지의 총량이 그리 많지 않은 경우에는 암을 발현했다는 의료과학적인 증거가 아직은 밝혀지지 않고 있습니다.

제2차 세계대전을 종식시킨 히로시마와 나가사키 원자폭탄에도 불구하고 비록 많은 양의 방사선피폭을 했지만 살아남은 원폭생존자들에 대한 지난 60여 년동안의 추적 역학연구 결과에 의하면, 그 양의 정도가 100 밀리시버트로 확인되고 있습니다.

다음은 현재 "일본인 암환자 수가 기하급수적으로 늘어난 사실"에 대해서는 제1부 제11화 글을 보시면 좋겠습니다. 그리고 "체르노빌의 백배가 넘는 방사능물질이 일본 원전에서 누출되었다"에 대해서는 제2부 제9화 글을 보시면 좋겠습니다.

제 글은 유엔방사선영향위원회(UNSCEAR)의 2013년 조사보고서에 근거해서 작성했습니다. "또한 이 양은 1986년 체르노빌 원전 사고 때에 배출되었던 방사성요오드와 방사성세슘 총량의 각각 10% 및 20% 정도의 양에 해당한다."

"따라서, 후쿠시마 사고로 인해 태평양으로 배출된 방사성세슘(Cs-137)의 양은 사고 이전에 원래 태평양에 있었던 방사성세슘(Cs-137)의 양의 약 1% 정도에 해당하는 것으로 볼 수 있다."

마지막으로, 제 글 내용 한 자 한 자 구체적인 내용에 대해 혹시 오류가 있어

지적해야 할 부분이 있는 경우, 저에게 다시 알려주시면 제 나름대로 더 공부하고 조사해서 사실 자료들을 제시해 드리겠습니다. 2017.12.29. 18:21

질문 이거 나 아냐? 내가 언제 여기다 댓글 썼냐 보지도 않은 글에? 나 지금 해킹 당한 거임?

꺼누님 죄송합니다. 근데 꺼누님께서 댓글 달아주신 덕에 지금 저 앞에 글 쓰신 분이 제 아이디를 해킹한 거라는 걸 알았습니다. 너무 소름이네요. 해킹한 아이디로 이런 신중한 글을 적었다니 뭔가 애매하네요;;; 하여튼 여기다 주저리해서 죄송합니다ㅠ 2017.12.30. 14:18

답글 아, 그런건가요. 놀랍네요. 글을 적은 분이 자기가 누구인가를 드러내지 않을려고 했었나 봅니다. 님께서는 패스워드를 즉시 새롭게 변경하시는 것이 좋겠습니다. 2017.12.30. 15:32

질문 감사합니다 8-8 이해해주셔서 2017.12.30. 22:01

질문 안녕하세요, 일본 후쿠시마 원전에 대해 찾아보다가 우연히 보게 되어 질문 남깁니다. 저는 대학생이고 일본으로 취업을 준비하려고 했으나, 후쿠시마 원전이 멜팅 스루 단계에 이르렀다고 해서 단념하고 다른 국가로 인턴을 온 상태입니다. 일본에 살다가 오신 교수님도 현지인들도 원전 사고 때문에 이민을 준비하고 있다고도 하셨었는데, 현재 일본은 살기에 정말 적합하지 않은 국가인가요? 2018.2.17. 08:01

답글 네, 그러시군요. 우선 원자로 멜트스루(melt-through)를 이해하기 위해서는 제1부 제5화 및 제6화 글을 보시면 좋겠습니다. 현재 사고가 난 후쿠시마 원전에서 멜트스루가 발생한 것으로 확인되고 있습니다. 다만 멜트스루가 일본이라는 나라가 사람들이 살 수 없는 지역이 되었다는 것을 의미하지는 않습니다.

그리고 후쿠시마 원전 주변 지역 즉 일본 전체 국토의 약 6%에 해당하는 지역은 방사능 오염이 된 것으로 확인되었고 현재 그 지역에서는 오염 제거 작업이 진행되고 있습니다. 자세한 내용은 제2부 제1화 글을 보시면 좋겠습니다. 하지만 이 오염된 지역을 제외한 다른 나머지 지역들은 방사능 오염 수준 관점에서는 후쿠시마 사고가 나기 이전의 상태와 동일합니다. 즉 후쿠시마 사고로 인한 방사능 오염이 없는 상태입니다. 제3부 제5화 글에 나오는 safecast에서 직접 확인해 보시면 좋겠습니다.

하지만 제가 파악하기에는 얘기하신 바대로 일본에 거주하고 있는 분들중 일부와 그리고 우리나라 사람들 중에서도 일부는 후쿠시마 원전 사고 방사능에 의한 건강 영향 피해에 대한 두려움과 공포감이 매우 강하고 높아서 말씀하신 이민 등을 고려하거나 일본을 일체 방문 또는 여행가지 않을려고 하는 경우가 있을 수도 있다고 봅니다.

그러나 방사능 오염과 방사선량률 수준 관점에서 제가 판단하는 것은 일본 전체 국토가 사람이 살 수 없는 땅이 된 것은 결코 아닙니다. 후쿠시마 원전 사고로 직접 영향을 받은 일본 국토의 약 6%에 해당하는 지역만 사람들이 거주할 수 없는 공간이 되었습니다. 2018.2.17. 12:20

질문 그렇군요. 답변 감사합니다. 그러면 한 가지만 더 여쭤보고 싶습니다. 원전사고 이후 일본 식재료의 원산지 표기법이 바뀌면서 어떤 것이 후쿠시마에서 생산된 것인지 알기가 어려워져 불안해하는 현지인들이 많다는 기사를 본 것 같은데, 이 부분은 어떻게 이해를 하면 될까요? 제가 일본을 가는 것을 가장 망설이게 된 부분이 이 부분이거든요. 2018.2.17. 22:28

답글 "원전사고 이후 일본 식재료의 원산지 표기법이 바뀌면서"라는 부분에 대해서 제가 나름대로 팩트체크한 내용을 다음과 같이 올려드립니다.

일본이 2011년 후쿠시마 사고가 난 이후에 식재료 원산지 표기에 관한 법령을 2013년에 일부 개정한 것은 사실입니다. 그런데 이 법 개정의 취지와 목적에 대한 제 일본 지인의 의견은 다음과 같습니다.

"여러 개의 법령으로 분산되어 있던 원산지 표기법을 하나의 법령으로 통합해서 원산지 표기법을 식품 제조업자와 일반인들이 쉽게 이해할 수 있도록 하기 위한 것이었습니다. 원산지 표기법을 완화해서 원산지를 알아보지 못하도록 하기 위한 것은 아니었습니다."

다음은 2013년 6월 28일에 일부 개정되고 2014년에 최종 개정된 일본에서 현재 적용중인 "식품표시법"을 일본어와 영어로 볼 수 있는 싸이트입니다.

http://www.japaneselawtranslation.go.jp/law/detail/?id=2601&vm=04&re=01

제가 현재 파악해 볼 수 있는 내용은 위와 같습니다. 이해에 도움이 되시길 바랍니다. 2019.8.12. 22:24

"후쿠시마 채소 시식한 일본 오츠카 캐스터 급성백혈병 진단" (2011.11.)
"먹거리·생활용품 불안 전방위 확산…소비자 "두렵다"" (2017.8.25.)

2017. 8. 26. 6:10
후쿠시마 이야기 제5탄(https://blog.naver.com/radsafe/221082315960)

2011년 3월 11일 후쿠시마 원전 사고가 발생한 후 약 8개월이 지난 그해 11월에 일본을 떠들썩하게 한 뉴스가 인터넷에서 떠돌기 시작했고, 우리나라에서도 빠른 속도로 퍼져 나간 적이 있었습니다.

요지는 일본 후지TV 아침 정보 프로그램에서 후쿠시마산 농산물을 응원하는 '먹고 힘내자' 코너를 진행하며 후쿠시마산 농산물을 시식해온 오츠카 노리카즈 씨가 급성 림프구 백혈병 진단을 받았다는 것입니다.

그러자, 인터넷에서는 급성 백혈병이 후쿠시마 농산물 때문인지 아직 밝혀진 바는 없지만, 다음과 같은 댓글과 함께, 급성 백혈병이 방사능에 오염된 후쿠시마산 농산물을 먹었기 때문일 것이라는 얘기가 널리 퍼졌던 것입니다.

> "혹시..." 또는 "역시...", "아 너무 안타깝다",
> "추측에 가깝지만, 그래도 저런 위험한 음식들을 방송을 위해서 계속 식사한다는 것이 참 놀랍네요", "만일 농산물 때문이라면, 목숨을 건 방송을 하신 것이네요. 대단한 시도입니다만, 오히려 원전 지역 농산물이 얼마나 위험한지를 자세히 보여주는 사례가 되었네요"

사실 당시 우리나라 이명박 대통령도 2011년 5월에 후쿠시마를 방문해 원자바오 중국 총리 그리고 간 나오토 일본 총리와 함께 이재민 임시수용시설 앞에서 후쿠시마 지역의 농산물을 함께 시식하기도 했었습니다.

이와 같은 인터넷 소식을 우리는 어떻게 이해해야 할까요?

저는 우선 과학적으로 이성적인 생각을 해 봅니다.

제2부 제13화와 제16화에서 볼 수 있듯이, 1kg당 100베크렐의 방사성 세슘(Cs-137)으로 오염된 고등어를 매일 200g씩 1년 동안 먹는다고 가정할 경우, 받게될 방사선량은 약 0.1밀리시버트가 됩니다.

따라서, 오츠카 노리카즈 씨가 후지TV 아침 프로그램을 진행하면서 후쿠시마산 농산물을 시식하면서 먹었을 총량과 그 농산물에 들어 있었을 방사능 농도 정도를 고려해보면, 그가 받았을 방사선량은 1밀리시버트의 1%에도 미치지 못하는 정도였을 것입니다.

그리고, 만일 오츠카 노리카즈 씨가 후쿠시마산 농산물을 먹고 급성 백혈병에 걸렸다면, 같이 옆에서 방송을 진행했었던 여자 앵커는 어떻게 된 것일까요?

우리들 중에 다음과 같은 생각을 가지고 있는 분들이 있을지도 모릅니다.

- 나는 지금까지 방사능에 오염된 음식을 먹어본 적이 없다.
- 나는 지금까지 평생 방사능을 전혀 받아본 적이 없다.
- 방사능은 조금만 맞아도 곧바로 암이나 백혈병같은 해로운 건강 영향이 나타난다.
- 방사능은 절대 맞으면 안 되는 것이다.

하지만, 이런 생각들은 모두 잘못되었습니다.

우리가 먹는 모든 음식은 방사능에 오염되어 있습니다. 다만 그 오염의 정도가 매우매우 낮다는 것뿐입니다.

우리는 일 년에 약 3밀리시버트 정도의 방사능을 맞고 살아가고 있으며, 단 일분 일초래도 방사능을 맞지 않으면서 숨쉬고 있는 순간은 없습니다. 왜냐하면, 사람이라면 누구나 방사능을 자기 몸에 가지고 있기 때문입니다.

그리고, 방사능은 100밀리시버트 이상을 받은 경우에 비로소 암이 발생하기 시작하고 또한 암이 방사선을 받은 직후 곧바로 발생하는 것이 아니라 짧게는 수년 보통은 20~30년 정도의 잠복기가 지난 이후에 암이 발생합니다.

그리고, 암은 많은 양의 방사능을 맞으면 생겨날 수 있지만 또한 벤젠, 포르말린, 석면 그리고 술과 햇빛 등 수많은 다른 해로운 화학물질 등에 의해서도 생겨납니다. 세계보건기구(WHO)는 그래서 이러한 물질 약 80여종을 제1군 발암물질로 분류해서 관리하고 있습니다.

다음 그림은 일본 국민들의 남녀 암발생 그래프입니다.

Estimated Number of Cancer Incidence by Site (2018)

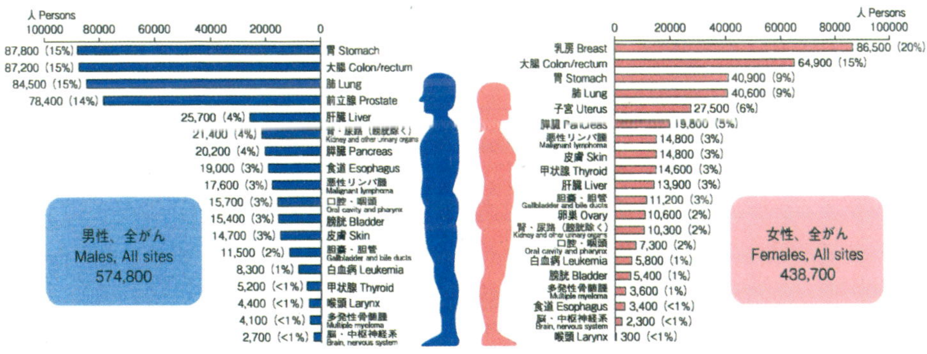

이와 같이 많은 양의 방사능 피폭이 없더라도 수많은 다른 원인들로 인해 일본 사람의 경우 전체 국민의 약 35%는 평생 사는 동안 암이 발생하고 있습니다.

분명히 내릴 수 있는 결론은 '오츠카 노리카즈씨는 후쿠시마 농산물을 시식해서 급성백혈병에 걸린 것이 아니고, 다른 원인에 의해 혈액암인 급성 백혈병에 걸린 것입니다'.

우리는 이제 더 이상 이런 루머성 소식에서 오는 '방사능에 대한 공포감'(라디오포비아)으로부터 해방되고 자유로워져야 합니다.

지금부터 약 5년 전 분유 방사성세슘(Cs-137) 오염 사건이 발생했습니다. 한동안 시끄러웠던 이 사건이 발생한 지 약 2년 후에 분유에서 방사능이 검출되었다고 문제를 제기했던 환경운동엽합은 결국 해당 분유회사에 사과를 했지만, 그 사건으로 인해 해당 분유회사는 이미 매출액 급감과 이미지 실추라는 치명적인 타격을 입은 일이 벌어졌었습니다.

그리고, 올해 초에는 서울 강남 부유층이 애용하던 외국 제조업체 A사 제품 분유에서 다시 방사성세슘 방사능이 검출되었다는 주장으로 인해 식약처가 나서야 하는 해프닝도 벌어지면서 분유에서 방사능 검출 문제는 아직도 현재 진행중입니다.

분유에서 방사성세슘(Cs-137)을 검출했다는 것은 마치 잔뜩 마른 수건에서 수분을 짜낸 것과 같은 것입니다. 즉, 측정 전처리 과정에서 방사능물질을 보다 높게 농축시키고 계측을 3,600초가 아니라 80,000초 정도로 오랫동안 하면 결국 매우 낮은 농도의 방사능이 검출될 수 있기 때문입니다.

제2부 제13화 등에서 여러 번 설명드렸지만, 분유를 포함한 이 지구상의 모든 음식물은 과거 1940~50년대 지상핵실험으로 인해 매우 작은 양이지만 이미 방사성세슘(Cs-137)으로 오염이 되어 있기 때문입니다.

즉, 오염의 정도가 얼마냐가 문제의 핵심인 것입니다. 매우 낮은 농도로 방사능이 오염되어 있는 음식물을 먹는 것은 자연식 유기농 음식물을 먹는 것입니다. 이런 정도의 방사능피폭은 매우 자연스러운 것입니다. 내 아기도, 내 아기가 먹는 분유도 예외일 수 없습니다. 왜냐하면, 내가 사랑하는 내 아기의 몸무게 1킬로그램당 매초 55개의 방사능이 내 아기의 몸에서 쏟아져 나오고 있기 때문입니다. 이 방사능은 자연에 존재하는 칼륨-40 감마 방사선입니다.

한편, 월성 원자력발전소 주변에 거주하는 분들이나 경주시에 살고 있는 분들의 소변에서 삼중수소가 검출되었다는 얘기도 같은 것입니다.

서울 강남에 있는 초등학교 학생들의 소변을 검사하면 삼중수소가 나올까요? 아니면 안 나올까요?

답은 '나온다'입니다.

하지만, 소변시료를 농축하지 않고 액체섬광계수기를 사용해서 삼중수소 방사능 농도를 측정하는 일반적인 분석법을 사용한다면 아마 안 나올 겁니다.

하지만, 방사능 측정 전문기관에서 원전과 관계없는 지역의 지하수, 빗물, 해수 시료를 분석하는 방법을 사용하면, 분명 삼중수소가 검출될 겁니다. 즉, 우선 초등학생 소변시료를 1리터 이상 많은 양을 채취해서 증류한 후 전해농축 과정을 거치면 틀림없이 비록 매우 낮은 방사능 농도이기는 하지만 삼중수소를 검출할 수 있을 겁니다. 이 전해농축이라는 과정은 보통 약 한달 정도가 걸립니다.

삼중수소는 원전에서 인공적으로 만들어져서 환경으로 배출되기도 하지만 또한 지구 밖에서 지구로 들어오는 우주선의 영향으로 자연계에서도 만들어지는 천연 방사성핵종 중의 하나이기도 하기 때문입니다.

그리고, 특수한 측정 방법을 사용해서 방사능을 측정하는 것은, 앞서 얘기했듯이 마치 바짝 마른 수건에 수분이 얼마나 들어 있는가를 알아내는 것과 같기 때문입니다.

살충제 농약 계란, 간염 바이러스 유럽산 가공육, 독성물질 치약과 물티슈와 기저귀 그리고 생리대, 발암물질이 묻어 있는 휴대폰, 가습기 살균제 등 지금 우리나라에서는 먹거리와 생활용품 안전 문제에 대한 불안감 즉 '케미포비아'가 전방위로 확산되고 있습니다.

이 중 현재 진행형인 우리나라 안심 먹거리 최대 관심사인 농약으로 오염된 달걀 건을 살펴보면, 먼저 사용이 금지된 피프로닐이나 DDT 같은 살충제 농약이 검출되어서는 안 됩니다.

하지만, 사용이 허가된 농약의 경우에는 달걀 오염의 정도 즉 "오염 농도가 잔류허용기준과 비교해서 얼마나 높으냐 또는 낮으냐"에 따라 우리 인체에 끼칠 수 있는 "해로운 건강 영향 위험도를 우리가 무시할 수 없는 수준이냐 아니면 무시해도 충분히 좋은 수준이냐"가 결정되는 것입니다.

그래서, 저는 사랑하는 내 아기를 포함해서 우리가 우리 몸을 어떻게 방사능으로부터 안전하게 보호할 수 있는가가 걱정스러울 때, 우리가 반드시 사용해야 하는 방법을 다음 표와 같이 제시하고 있는 것입니다.

모든 상황에서 가능한 한 방사선 에너지를 불필요하게 받지 않아야 하며
또한 불가피할 경우에는 가능한 한 적은 양의 방사선 에너지를 받도록
늘 신중히 경계하고 조심하는 태도를 가져야 한다. (Prudence)
http://blog.naver.com/radsafe

영역	방사선량의 범위	방사선 방호 개념	색깔로 보는 위험성
V	100 밀리시버트 이상	취할 수 있는 모든 방호 조치들을 즉각적으로 취한다. (Undesirable)	
IV	100 밀리시버트와 20 밀리시버트 사이	즉각적이고 적극적인 방호 조치들을 취한다. (Reaction)	
III	20 밀리시버트와 1 밀리시버트 사이	경계하고 필요한 방호 조치들을 적절히 취해 나간다. (Vigilance)	
II	1 밀리시버트와 0.01 밀리시버트 사이	평상시와 같은 상황으로 생각하고 지내면 되는 정도 (Quietude)	
I	0.01 밀리시버트 이하 즉 10 마이크로시버트 이하	의식하지 않고 무시해도 좋은 정도 (Negligence)	

농약에는 잔류허용기준이 적용되듯이 방사선의 경우에는 연간 1밀리시버트라는 선량한도가 기준값으로 적용됩니다. 1밀리시버트가 기준값으로 선정된 배경에는 대한민국 국민이라면 누구나 이미 연간 3밀리시버트 선량을 자연에서 받고 있으므로 1밀리시버트보다도 적은 양이 우리에게 가져다줄 건강 위험은 우리가 충분히 무시할 수 있는 수준이라는 생각

이 깔려 있는 것입니다.

하지만, 누구나 기왕이면 그리고 할 수만 있다면, 잔류허용기준이 얼마인가에 상관없이 농약 오염이 안 된 계란과 바이러스 감염 염려가 없는 가공육을 먹고 유해화학물질이 들어 있지 않은 아기 기저귀와 물티슈와 생리대를 사용하고 싶을 것입니다.

방사선도 마찬가지입니다. 할 수만 있다면 가능한 한 불필요한 피폭을 피해야 합니다. 하지만 방사선의 경우에는 전혀 피폭하지 않고 살아갈 수는 없습니다. 갓난아기든 어른이든 누구나 자연방사선에 피폭하고 있기 때문입니다.

또한 우리는 병원을 가지 않고 건강한 삶을 계속 이어 가기가 어렵기 때문에 인공방사선에도 불가피하게 피폭할 수밖에 없으나, 방사선 피폭을 피할 수 없는 상황이라면 그런 상황에서 내가 받을 위험의 크기가 얼마 정도인지 파악해보고 내가 무시할 수 있는 수준인지 또는 견딜 수 있는 수준인지 아니면 도저히 받아들일 수 없는 수준인지를 스스로 판단해보고 어떻게 행동할 것인가를 생각해보는 자세가 매우 중요합니다.

현대 문명 사회를 살아가는 우리 모두는 수많은 다양한 위험 요인들에 의해 둘러싸여 있기 때문입니다.

댓글

질문 일반인도 이해하기 쉽게 유익한 설명을 많이 남겨주시네요!
이 테마도 어지간히들 국내 탈핵 내지는 일본 전역이 사람 살 곳이 아니라는 논지의 주장을 펼적에 하나의 근거자료처럼 국내 온라인상에도 많이 돌기도 하던데요. 그밖에 뭐.... 후쿠시마가 체르노빌의 10배 이상의 규모라느니... 해산물은 쳐다보지도 말라느니 이런저런 소리 다 돌고 돌았던 부분이라 평소에 궁금증이 있었는데... 블로그 글들을 살펴보면서 보다 과학적으로 이해할 수 있게 된듯하여 감사의 말씀을 드리고 싶습니다.
사실 요새 탈핵관련해서 말이 많지만.... 아무것도 모르는 제가 봐도... 이런건 어느정도 박사님과 같이 수십년 이상의 경력과 권위를 갖춘 전문가들의 의견을 고루 수렴을 잘 해서.... 고칠게 있으면 고치고 보완할게 있으면 보완해야 할텐데...이게 그런게 전혀 아닌 듯 싶어서 내심 걱정이 있습니다. 원전기술 수출도 상당한 고부가가치를 낼 수 있는 건데 그것도 탈핵이랑 묶여서 괜히 손해보는거 아닌가 하는 우려도 있긴 하다고 그러던데요. 2017.8.26. 16:04

답글 댓글 고맙습니다. 거짓이 없는 진실한 사회에서 서로 신뢰하며 살아가는 우리나라 만드는 데, 우리 모두 힘과 지혜를 모아야겠습니다. 2017.8.26. 18:20

답글 https://twitter.com/primerain/status/903741809272041472
정의당 당원 한 분이 쓰신 글입니다. 현재 탈핵 논의를 진솔한 시각에서 바라보았습니다. 일독을 권해 드립니다. 2017.9.2. 07:42

질문 다음 달에 도쿄를 3박 4일 갈까 하는데, 음식 문제로 너무 스트레스받아 검색하다 오게 되었습니다. 후쿠시마 살리기 운동으로 후쿠시마산이 많다는데 도쿄에서 스시, 회 등 해산물을 섭취해도 진짜 괜찮은건가요? 원산지 확인은 필수인지요. 2017.12.13. 14:13

답글 네, 일본 여행을 생각하시는 분들 중에 음식물 방사능 오염 문제로 걱정하시는 분들이 많은데요. 방사능에 오염된 음식물을 먹었을 때 받을 방사선 피폭 즉 내부피폭을 어떻게 이해해야 하는 가에 대해 자세히 알아봅니다.
방사능에 오염된 식품을 우리가 먹었을 때, 그로 인해 우리 인체가 받을 방사선량 즉 방사선에너지의 크기는
1) 먹은 총 음식물의 량 (kg)과
2) 그 음식물이 방사능에 오염된 정도 (Bq/kg)
3) 그리고 그 음식물이 어떤 방사성핵종에 의해 오염이 되었느냐 즉, 방사성핵종에 따라 결정되는 내부피폭 선량환산계수 (Sv/Bq)에 의해 좌우됩니다.
그리고, 우리 인체에 나타날 해로운 건강 영향은 방사선으로부터 받은 에너지의 크기 즉 방사선량의 크기에 의해 좌우됩니다. 따라서, 방사능에 의해 오염된 정도가 낮고, 또 그 오염된 음식물을 먹은 양이 많지 않다면, 받게될 선량도 그리 크지 않게 됩니다.
예를 들면, 1 kg당 100 베크렐의 방사성세슘(Cs-137)으로 오염된 고등어를 매일 200 g씩 1년 동안 먹는다고 가정할 경우, Cs-137의 선량환산계수가 1.3E-05 밀리시버트/베크렐 이므로, 내부피폭에 의한 방사선량은
0.2 kg/일 x 365일 x 100 베크렐/kg x 1.3E-05 밀리시버트/베크렐 = 약 0.1 밀리시버트가 됩니다.
매일 200그램을 일년 즉 365일동안 계속 먹으면, 73 킬로그램이 됩니다.
0.1 밀리시버트는 일반인 선량한도 연간 1 밀리시버트의 1/10이 됩니다. 우리나라 국민들은 자연에 존재하는 방사선으로부터 1년에 평균 3 밀리시버트의

선량을 받고 있습니다. 따라서, 0.1 밀리시버트 정도의 선량 증가는 3 밀리시버트와 비교해 보았을 때, 미미한 양의 증가이므로 이 정도면 충분히 안전하다고 보고 우리나라 정부는 수입하는 수산물의 방사능농도를 100 베크렐/kg으로 관리하고 있습니다.

방사능 피폭을 한 히로시마 나가사키 원폭생존자들에 대한 역학 연구 결론은 100 mSv 이상에서는 선량-영향(발암) 관계가 있고, 암이 발생하는 정도는 방사선량 증가에 비례해서 증가한다는 것이 밝혀졌습니다.

100 mSv 이하 영역에서는 이러한 관계가 있는 가에 대한 증거가 밝혀지지 않았습니다. 즉 이런 저선량 영역은 선량-영향 관계가 있는지 없는지가 아직 밝혀지지 않고 있는 영역입니다.

따라서, 방사선량의 크기가 100 mSv를 넘는다면, 이는 방사선 위험이 고선량 영역에서 있기 때문에 선량을 낮추어야 하는 것이 맞지만, 자연방사선량 수준인 수 mSv 정도로 선량 크기가 유지된다면, 이러한 상황은 충분히 위험 관리가 되고 있다고 보는 것입니다.

한편, 국제원자력기구(IAEA)는 방사선량이 0.01 밀리시버트 이하일 경우에는 해당하는 방사능 위험도가 매우 낮으므로 0.01 밀리시버트 이하 방사선량 값은 방사선량이 아닌 것으로 보고 무시해도 좋다는 면제(exemption) 기준치로 정하고 있습니다.

이 면제기준의 의미를 다른 말로 설명해 보면, 만일 20 베크렐/kg로 오염된 고등어 200 g을 일년동안 매일이 아니고 이틀에 한번씩 먹었다면, 선량이 0.01 밀리시버트가 되고, 그로인한 암사망 위험은 무시해도 좋다는 해석이 가능합니다.

그러면, 3박4일 도쿄 여행을 하는 4일동안 먹은 총 음식물의 양을 매일 2.5 kg씩 4일동안 먹었다고 하면 총 10 kg을 먹는 것이니, 이 음식물이 만일 100 Bq/kg으로 오염되어 있었다고 가정하면, 받게 되는 선량은 0.1 x 10/73 = 0.013 밀리시버트가 됩니다. 즉 거의 무시가능한 수준의 선량입니다.

그러므로 제 생각에는 마음 편히 드시고 싶은 음식을 마음껏 드시면서 여행을 즐기고 오시는 것이 좋겠습니다. 그리고 사실 제 경험에 의하면 도쿄에 있는 대부분의 음식점들에서는 만일 후쿠시마산 식재료를 사용하는 경우에는 사용한다고 메뉴판에 표기하면서 가격을 약간 저렴하게 판매하고 있는 것을 보았습니다. 방사능 오염이 정말 걱정되신다면, 그런 메뉴 음식을 드시지 않으면 충분할 것으로 봅니다. 도움 되시길 바라면서 즐거운 여행하시길 바랍니다.

2017.12.13. 19:33

질문 감사합니다..! 상세하게 설명해주셔서 더욱 신뢰가 가네요. 걱정없이 여행 잘 다녀오겠습니다. 2017.12.13. 21:46

질문 제가 이번 겨울 때 오사카를 친구랑 가기로 했는데 음식 때문에 신경이 많이 쓰여서 제가 한 번 더 물어봅니다. 위에 음식 질문에 답변 달아주신 거 읽고 내부피폭 영향을 대충 이해하긴 했는데, 그러면 만약 음식에 위에서 제시하신 수치보다 많은 양의 방사능이 오염된 상태면 애기가 달라지나요?
2018.5.25. 17:50

답글 물론 음식이 보다 많은 양의 방사능에 오염이 되었다면, 그 오염된 음식을 먹어서 몸 안으로 들어오는 방사능의 총량이 증가하게 되므로 방사능 총량이 커지는만큼 비례해서 선량도 높아지게 됩니다. 2018.5.25. 22:45

질문 안녕하세요. 저도 참 이 사건에 대해 부풀려진 게 너무 많다고 생각했었는데요, 문득 이 논문에 대해 알게 되었습니다. 세슘 137의 신체 농도가 10~20 Bq/kg 수준의 경우에도 즉각적인 죽음을 초래하지는 않으나 병리조직학적인 세포 손상과 장기손상을 가져온다는 연구: Yu. I. Bandazhevsky. Radioactive caesium and heart (pathophisiologic aspects). Minsk.: ≪Belrad≫ 2001. - 59 pp. ISBN 985-434-080-5
여기에 대해서 어떻게 생각하시는지 여쭤보고 싶습니다. 또 30 베크렐/kg의 수준의 피폭량에는 심각한 심혈관질환을 일으킨다는 논문도 있었습니다.
또 "해당 내부피폭검사가 체르노빌에서 이루어졌는데 이게 오픈형 계측기?에서 이루어져서 체르노빌의 배경 방사선의 영향이 있을 수 있어 측정치를 정확하게 알기 힘들다"라고 말하는 분도 보았습니다. 이게 밀폐된 공간에서 해야 올바른 수치가 나온다고 하더군요.
그런데 외부피폭 측정은 그럴 수 있다고 생각하는데, 내부피폭검사도 밀폐된 공간에서 측정하면 측청치가 더 적게 나오나요? 바쁘신 와중에 시간내어 답변해주셔서 너무 감사드립니다. 2019.8.22. 22:26

답글 Yuri I. Bandazhevsky 박사는 벨라루스 소아과 의사로서 체르노빌 사고로 환경으로 배출된 세슘-137이 어린이 심장에 미치는 건강 영향에 대해 연구했고, 그 주요 결과는 다음과 같습니다.
"세슘-137을 장기간 내부피폭해서 몸 안의 농도가 kg당 30 베크렐을 초과하면 심각한 건강 피해가 우려된다. 몸 안의 농도가 kg당 10 내지 20 베크렐일 경우에는 사망에까지 이르지는 않지만, 심장근육세포의 기능에 장애를 일으켜서 신체적 또는 정신적 스트레스 상태, 산소결핍증, 극심한 체온 변화, 음주, 감염과 알려지 질환 상태 등을 적절히 대처하지 못하게 할 수 있다."
한편, 내부피폭량을 측정하는 방법은 크게 직접법과 간접법이 있습니다. 먼저 직접법이란 전신계수기라는 감마선을 측정할 수 있는 계측기를 사용해서 몸 안에 들어있는 감마 방사능을 직접 계수하는 방법입니다. 보통 침대와 같은 판형 구조와 의자 형태로 되어있습니다. 이 경우 전신계수기 주변 배경 방사능이 측정 결과에 영향을 미칠 수 있습니다. 즉 이런 전신계수기를 설치한 방의 배경 방사능 준위가 높으면 몸 안에 있는 방사능을 정밀 측정하기가 어려워지게 됩니다.

한편 어떤 방사성물질이 우리 인체의 소화기 또는 호흡기계통을 통해서 인체 내부로 들어온 경우, 우리 인체의 신진대사 과정을 거쳐 일부는 소변 또는 대변 등으로 지속적으로 배출되면서 동시에 일부는 인체 내부에 잔류하게 됩니다. 간접법이란 소변 또는 대변에 들어있는 방사능을 측정해서 몸 안에 있는 방사능을 간접적으로 평가하는 방법입니다. 이 경우에는 배경 방사능은 측정 결과에 아무런 영향을 주지 않습니다.

마지막으로 유리 반다제프스키 박사는 2001년 6월 어떤 학생의 부모로부터 뇌물을 받았다는 것으로 8년형을 선고받았고 2005년 8월까지 복역한 후 풀려났습니다. 핵전쟁방지국제의사회(IPPNW)는 벨라루스 정부가 체르노빌 방사능 위험성을 연구한 유리 반다제프스키 박사에게 증거도 없이 투옥했다고 주장했습니다. 지금은 프랑스의 체르노빌 영향 NGO인 CRIIRAD의 도움으로 프랑스에서 활동하고 있는 것으로 파악됩니다. 2019.8.30. 22:56

후쿠시마 원전 사고 사망자는?

2017. 10. 22. 22:03
후쿠시마 이야기 제8탄(https://blog.naver.com/radsafe/221122822199)

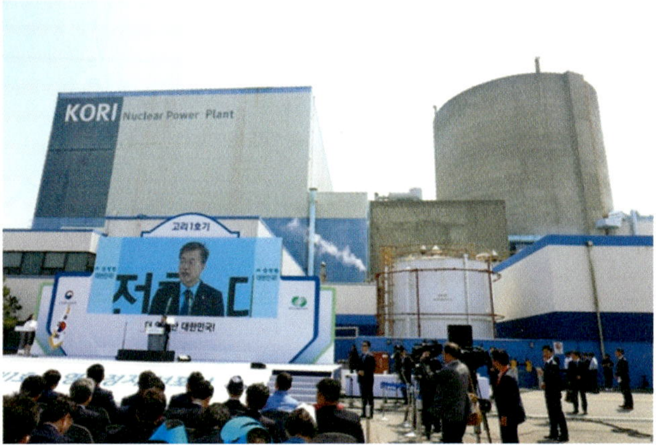

문재인 대통령이 19일 오전 부산 기장군 장안읍 해안에 있는
고리원전 고리1호기 영구정지 선포식에서 발언하고 있다.
사진=연합뉴스
원문보기: https://www.hankookilbo.com/News/Read/201706191739412291

"그러나 2011년 발생한 후쿠시마 원전 사고로 2016년 3월 현재 총 1,368명이 사망했고, 피해복구에 총 220조 원이라는 천문학적인 예산이 들 것이라고 합니다. 사고 이후 방사능 영향으로 인한 사망자나 암환자 발생 수는 파악조차 불가능한 상황입니다."

문재인 대통령의 2017년 6월 19일 부산 기장군 장안읍 한국수력원자력 고리원자력본부에서 열린 고리 1호기 영구정지 기념사 일부입니다.

이 글에서는 "2016년 3월 현재 총 1,368명이 사망했고"에 대한 부분을 팩트체크해 봅니다.

이를 위해, 일본 후쿠시마의과대학 고이치 다니가와 박사가 2017년 10월 12일 프랑스 파리에서 열린 ICRP 제4차 심포지엄에서 발표한 '후쿠시마 사고에서 얻은 경험' 발표문 내용의 일부를 다음과 같이 소개합니다.

일본은 재난이 있을 경우 발생할 수 있는 사망자와 관련, '재난관련사망'(Disaster-Related Death)이라는 용어를 다음과 같이 정의해서 사용하고 있습니다.

> '재난관련사망'이란 재난 시에 일시적 주거 이동 등 열악한 거주 환경 때문에 생겨나는 질병 또는 빈약한 의료 처치로 인해 원래 가지고 있던 질병이 악화되어 초래된 사망이다.

2011년 3월 후쿠시마 원전 사고 발생후 첫 3개월 동안 정부의 소개조치로 인해 대피했었던, 간호가 필요한 노약자들의 사망률이 사고 이전보다 약 3배가 증가했으며, 그 이후에는 약 1.5배 증가한 것으로 나타났습니다.

사고후 첫 52개월 즉 2015년 7월까지 총 3,089명의 재난관련사망자가 발생했고, 이 중 56%에 해당하는 1,704명이 후쿠시마 지역에서 발생한 재난관련사망자입니다.

2017년 3월 현재 이와테, 미야기 그리고 후쿠시마현을 포함하는 토호쿠 지역에서의 재난관련사망자는 총 3,591명이며, 이 중 60%에 해당하는 2,147명이 후쿠시마 지역에서 발생한 재난관련사망자입니다.

따라서, 문대통령 기념사에서 언급된 사망자수는 위에서 소개한 재난관련사망자수입니다. 이 숫자는 후쿠시마 원전 사고로 인해 환경으로 배출된 방사능을 피폭해서 사망한 사망자의 숫자가 아닌 것입니다.

후쿠시마 원전 사고로 인해 방사능 피폭으로 인해 사망한 자는 아직까지 한 명도 없고, 앞으로도 없을 것으로 예상되고 있습니다.

이와 관련, 자세한 내용은 제2부 제6화에서 보실 수 있습니다.

(참고)

1. 문재인 대통령 고리 1호기 영구정지 기념사 전문
   http://www.fnnews.com/news/201706190932346769
2. (주) 고이치 다니가와 박사는 2017년 10월 당시 후쿠시마의과대학 부총장이면서 후쿠시마 글로벌의료과학센터장을 맡고 있었으며, 2011년 3월 사고 당시 소개 지역에 포함되었다가 최근에 복귀 가능지역으로 분류된 토미오카현에 후쿠시마의과대학에서 2018년 4월에 개원한 후타바 의료센터 병원장으로 취임했다.

댓글

질문 상황이 심각한데 일본 정부가 쉬쉬하고 있습니다. 백만명의 인구가 줄어들었습니다. 2018.3.21. 00:50

답글 네, 제가 알기로는 일본의 총 인구수는 2010년경부터 줄어드는 하향 추세에 들어선 것으로 알고 있습니다. 후쿠시마 사고가 나기 1년전부터입니다. 저출산과 고령화가 주된 원인인 것으로 알고 있습니다.
즉 일본 인구 감소 추세는 후쿠시마 사고 방사능과는 관련이 없고 우연히 그 시점이 유사한 것으로 이해합니다. 우리나라의 경우에도 저출산 고령화 경향이 조금 더 지속되면 분명히 인구 감소 추세가 조만간 나타날 것으로 예상합니다. 2018.3.21. 07:13

후쿠시마 원전 복구 작업자가 방사선피폭으로 인한 암으로 사망했나요?

2018. 9. 8. 15:06
후쿠시마 이야기 제24탄(https://blog.naver.com/radsafe/221354944206)

"일본 후쿠시마(福島) 원자력발전소 사고 때 방사선에 노출된 근로자가 처음으로 사망했다고 AFP 통신과 일본 지지통신 등이 5일(현지시간) 보도했다.

일본 정부가 발표한 사망자는 50대 남성으로, 2011년 3월 11일 동일본 대지진으로 발생한 쓰나미가 덮치면서 폭발사고가 발생해 방사성 물질이 대거 유출된 후쿠시마 제1원전의 사고 수습현장에 투입됐다.

그는 사고 직후부터 같은 해 12월까지 9개월가량 원전 내 방사선량 측정 업무를 맡았다. 그는 당시 안면 보호 마스크와 방호복을 착용한 것으로 알려졌다.

이 남성은 1980년부터 35년간 후쿠시마 제1원전과 다른 원전에서 일한 경력이 있다. 그는 후쿠시마 원전사고 발생 5년 뒤인 2016년 2월 폐암에 걸렸다.

일본 정부는 후쿠시마 원전사고 이후 암에 걸린 근로자들에게 4건의 보상금을 지급했다고 지지통신은 전했다. 이 원전사고와 관련, 일본 정부가 피폭 근로자의 사망을 확인한 것은 이번이 처음이라고 일간 마이니치신문은 보도했다.

현재 후쿠시마 제1원전의 폐로(해체) 작업이 진행되고 있다. 일본 정부는 이 원전 주변 지역의 재건을 추진하며 방사선량 수치나 오염 제거 정도, 인프라 정비 수준 등을 평가해 피난지시를 단계적으로 해제하고 있지만 고향으로 돌아오는 주민은 적은 상황이다."

https://www.yna.co.kr/view/AKR20180906039900009

2011년 3월에 사고가 난 '후쿠시마 원전을 복구하는 작업에 참여하면서 방사선피폭을 한 작업자가 암으로 사망한 것을 일본 정부가 처음으로 인정했다'는 언론 보도가 있었습니다.

https://www.bbc.com/news/world-asia-45423575

이 글에서는 이에 대한 팩트체크를 해 봅니다.

일본 후생노동성은 1976년부터 방사선피폭을 한 작업자에 대한 보상 체계를 운용해 오고 있습니다. 이러한 보상 체계의 기본적인 목적은 방사선피폭을 한 작업자를 정부가 보호하기 위한 것입니다.

이 보상 체계에서는 방사선피폭의 결과로 암이 발생했느냐 아니면 다른 원인으로 인해 암이 발생했느냐와 같은 방사선피폭과 암 발생 사이의 인과관계는 따지지 않습니다.

다만, 방사선피폭을 한 작업자가 그동안 누적해서 받은 총 방사선량이 100밀리시버트를 넘고 또한 그로부터 5년 이후에 암이 발생했다면, 그 작업자에 대해 보상 승인 결정을 내리고 있습니다.

이번에 폐암으로 사망한 작업자는 1980년부터 2015년까지 여러 군데의 원자력발전소에서 일해 왔습니다. 그리고 2011년 3월 후쿠시마 원전 사고가 나자 후쿠시마 원전에서 방사능 감시와 제염 업무를 수행했습니다.

이 작업자가 2015년까지 36년 동안 받은 방사선량은 총 195밀리시버트였습니다. 그리고 2016년 2월에 폐암 진단을 받았으며, 그러자 이 작업자의 가족이 후생노동성에 보상 신청을 했고, 그 신청이 위에서 말씀드린 승인 기준을 만족했기 때문에 신청이 승인된 것입니다.

2011년 후쿠시마 사고가 난 이후 지금까지 일본 후생노동성은 이러한 보상 신청을 총 17건 승인했습니다. 따라서, 이번에 일본 정부가 처음으로 보상을 승인한 것은 아닙니다.

또한 후쿠시마 원전 사고 때 방사선에 피폭한 작업자가 처음으로 사망한 것을 정부가 인정한 것은 아니고, 일본 정부가 방사선피폭 보상을 승인했던 작업자가 처음으로 암으로 사망한 것입니다.

한편 이 작업자는 폐암으로 사망했고 폐암은 흡연과 매우 연관성이 높습니다. 하지만 이 작업자에 대한 보상 여부 결정을 내릴 때, 흡연 여부는 전혀 고려하지 않았습니다.

또한 위에서 언급한 일본 정부의 보상 판단 기준은 폐암과 같은 고형암에 대해 적용하는 기준이고, 만일 암이 백혈병(혈액암)이라면 일본 정부는 작업자가 일 년에 5밀리시버트 이상을 받았다면 보상 신청을 승인하고 있습니다.

이와 같이 일본 정부가 방사선피폭을 한 작업자에 대한 피폭 보상 여부를 판단할 때, 방사선피폭과 암 발생 사이의 인과관계를 따지지 않고, 직무로 받은 총 방사선량과 피폭후 암 발생 시점만을 판단 기준으로 하고 있는 데에는 아픈 역사적 배경이 있습니다.

1945년에 있었던 히로시마와 나가사키 원자폭탄 폭발에 의해 방사선피폭을 한 사람들에게 일본 정부가 피폭 피해 보상체계를 운용하면서 겪었던 여러 가지 경험으로부터 인과관계를 따지지 않는 현 보상체계를 통해 피폭한 작업자들을 정부가 보다 적극적으로 보호해주는 체계를 갖게 된 것입니다.

한편 미국과 영국 등 선진국에서는 방사선피폭으로 인해 발생한 건강영향에 대한 보상에 대한 승인 여부를 결정할 때에 방사선피폭과 암 발생 사이의 인과관계를 따져서 의사 결정을 하고 있습니다.

현재 전 세계적으로 모든 사람의 약 30~40% 정도에서 암이 발생하고 있고, 약 20~25%가 암으로 사망하고 있습니다. 또한 세계보건기구는 방사능과 함께 벤젠, 석면, 포르말린 등과 같은 화학물질을 포함한 약 80여 가지를 제1군 발암물질로 정하고 있습니다. 또한 암 발생에는 유전적 요인도 있습니다. 따라서, 방사선피폭이 아닌 이러한 다른 원인에 의해 암이 발생했다는 확실한 증거가 있는 경우에는 보상을 승인하지 않고 있습니다.

우리나라도 역시 마찬가지입니다. "방사선작업종사자 등의 업무상 질병 인정범위에 관한 규정"(원자력안전위원회고시 제2017-87호,

2017.12.26.)에서 작업자에게 발생한 암이 직무 수행 중에 받은 방사선 피폭으로 인해 발생한 것인가 아닌가의 결정은 방사선피폭과 질병과의 인과확률을 평가해서 그 결과 값에 따라 내리고 있습니다.

백혈병의 경우에는 최초로 방사선에 피폭된 후 2년이 경과하고 방사선 피폭이 종료된 후 20년이 경과되지 아니한 작업자에게 만성림프성백혈병을 제외한 백혈병이 나타나고, 방사선 피폭과 질병과의 인과확률이 33%를 초과하는 경우에는 이를 방사선 피폭에 의한 업무상질병으로 인정하고 있습니다.

폐암, 위암, 간암 등과 같은 고형암의 경우에는 최초로 방사선에 피폭된 후 5년이 경과한 작업자에게 암이 나타나고, 방사선 피폭과 질병과의 인과확률이 50%를 초과한 경우에는 이를 방사선 피폭에 의한 업무상질병으로 인정하고 있습니다.

댓글

질문 자강님... 정부 권고치인 1 mSv가 한 번에 받아도 괜찮은 수치라는거죠?
권고치인 1 mSv는 전신의 피폭된다는 의미도 있고 자연방사선 또는 3 mSv이내의 저선량 CT, 치과파노라마 CT, 머리 CT, 엑스레이같이 부분적으로 조사되는 정도는 위험이 없다라고 보거나 안찍은 사람하고 비교해도 위험비교가 무의미하다라는 거네요? 2019. 1. 13. 14:37

답글 우리 신체가 방사선에 의해 에너지를 받았을 때, 즉 방사선량을 받았을 때, 우리 몸에서 해로운 건강 영향이 나타나는 것이 의료과학적으로 그 증거가 있는 것이 나타난 경우는 한번에 즉 단기간에 100 밀리시버트 이상을 받았을 경우입니다.
또한 100 밀리시버트 이하의 선량에서는 한 번에 즉 단기간에 받는 경우와 5년 기간 동안에 누적해서 받는 경우에는 모두 그로 인해 해로운 영향이 나타난다는 증거는 없습니다. 따라서 단번에 3 내지 10 밀리시버트 정도를 받은 것 때문에 해로운 건강 영향을 걱정할 이유는 전혀 없습니다.
참고로 우리나라 사람들은 어른이건 아이이건 누구나 자연에 있는 방사선에 의해 일년에 약 3밀리시버트 정도를 받으면서 살고 있습니다.

말씀하신 1 밀리시버트는 위에서 얘기한 100 밀리시버트의 1%에 해당하는 값입니다. 정부가 이렇게 영향이 나타나는 것이 확실한 수준의 1%로 선량한도를 정한 이유는 어떠한 상황에서도 100 밀리시버트 값에 이르지 않도록 충분한 여유분을 가지기 위해서입니다. 그리고 이 1 밀리시버트 값은 병원에서 의료 행위 중에 받는 방사선량과 자연에 있는 방사선에 의해 받는 방사선량에는 적용하지 않습니다. 2019.1.13. 22:31

질문 네 고맙습니다. 좋은 저녁 보내세요^^ 어딜가도 다들 받는거니깐 걱정안해도 되고 전문의마저도 절대 걱정할 수치는 아니랍니다. 그 대신 앞으로는 될 수 있으면 불필요한 검사는 안받는게 좋겠데요... 2019.1.14. 00:08

답글 네, 그렇습니다. 방사선은 가능하다면 받지 않는 것이 좋습니다.
2019.1.15. 22:08

질문 질문드리고 싶은 점이 있습니다!
후쿠시마 현지에서 오염토 제거 작업을 하는 인부들이 정상적인 경로가 아니라 하청, 하청의 재하청 이런 식으로 고용되어 방사능 피폭에 대한 제대로 된 추적조사가 되지 않는다는 글을 읽은 적이 있는데 신빙성이 있는 이야기인가요? 이러한 작업을 하는 인부들은 건강에 악영향이 없나요??
2019.7.25. 07:04

답글 네, 그렇군요. 제 생각엔 아마도 그 이야기는 인터넷에 떠도는 '카더라'통신이 아닐까 합니다. 혹시 그런 내용으로 언론이 보도한 것이 있나요? 정규 언론이나 또는 인터넷 신문에서조차 다루어지지 않았던 이야기는 팩트체크를 하기엔 무리입니다.
그런데, 만에 하나 그런 일이 있었다고 하더라도 방사능 피폭 피해를 걱정할 이유는 없다고 봅니다. 왜냐하면 제거 작업에서 다루는 오염토의 방사능 농도가 작업자에게 피해를 일으킬 만큼 높지는 않기 때문입니다. 2019.7.25. 07:43

질문 오늘 실제 후쿠시마 제염 노동자로 근무한 일본인이 쓴 '후쿠시마 하청 노동일지'라는 책을 읽어보았습니다. 읽어본 결과 주인장님 말씀대로 후쿠시마 원전이 아닌 다른 곳에선 방사능 피폭량은 적은 편이었어요. 현장에서의 피폭량 측정 방법, 안전 관리가 주먹구구식이라고 하는데 그걸 감안해도 원전 외부의 제염 작업은 피폭 면에선 위험 수치는 아닌 것 같았습니다.
다만 하청의 재하청으로 인한 노동착취가 이루어지고 현장의 노동 환경이 극히 열악한 것은 소문이 어느 정도 사실인듯 합니다. 원전 내부에서의 작업시 외부에 비해 방사능 수치가 더 높고 위험한데도 바깥은 2차 하청이고 내부는 3차 하청이라 받는 돈이 더 적다고 하더군요. 물론 기본적으로 어느 작업인의 수기에 불과한 책이라 정확하고 객관적인 자료라기엔 무리가 있지만 어느 정도 궁금증이 해소되었습니다. 2019.7.25. 13:05

답글 아, 네, 그러시군요. 원전 내부에는 외부에 비해 방사능 수준이 훨씬 높은 곳이 많습니다. 그런 곳을 출입하는 작업자들에 대해서는 엄격하게 방사선 방호 조치를 취하고 있는 것으로 알고 있습니다.
한편 원전 내부 구역이라고 해서 모든 곳에서 방사능 수준이 다 높은 것은 아닙니다. 높은 지역이 많지만 원전 외부와 비교해서 크게 차이나게 높지 않은 지역도 같이 있습니다. 2019.7.25. 19:37

유엔방사선영향위원회의 『후쿠시마 사고 조사 백서 2017년판』 주요 내용은 무엇인가요?

2017. 12. 10. 6:10
후쿠시마 이야기 제19탄(https://blog.naver.com/radsafe/221159300022)

유엔방사선영향위원회(UNSCEAR)는 지난 2014년 4월에 2012년 10월까지 동료전문가 검토가 완료된 후 학술저널에 출간된 조사·연구 논문들(peer-reviewed papers)의 내용을 요약해서 『후쿠시마 사고 조사 2013년 보고서』를 출간했었습니다.

http://www.unscear.org/unscear/en/publications/2013_1.html

그 이후, UNSCEAR는 지속적으로 발표되는 동료전문가 검토가 완료된 조사·연구 논문들(peer-reviewed papers)의 내용을 매년 추가로 분석해서 '2013년 보고서'의 오류를 바로잡아 가고 있습니다.

이 글에서는 UNSCEAR가 2016년 말까지 발표된 논문 내용을 정리해서 출간한 『후쿠시마 사고 조사 백서 2017년판』에 담긴 주요 내용을 살펴봅니다.

http://www.unscear.org/unscear/en/publications/Fukushima_WP2017.html

먼저, 『후쿠시마 사고 조사 2013년 보고서』에 담겼던 주요 내용은 다음과 같습니다.

1. 후쿠시마 사고로 인한 피폭 방사선량은 낮았으며 이에 따른 방사선위험도 낮을 것으로 예상된다.

2. 후쿠시마 사고로 인한 방사선피폭에 의해 후쿠시마현에 거주하는 성인집단에서 암 발생이 증가할 것으로는 예상되지 않는다.

3. 그럼에도 불구하고 방사선에 상당량 피폭한 어린이들에게서 이론적으로 갑상선 암 발생이 증가할 가능성은 있다. 하지만, 후쿠시마 사고의 경우에 갑상선 선량이 체르노빌 사고의 경우보다는 매우 낮았기 때문에 후쿠시마현에서는 체르노빌 사고의 경우와 같이 방사선피폭으로 인한 어린이 갑상선 암 발생이 매우 많게 발생할 것으로는 예상되지 않는다.

4. 또한 선천적 장애와 유전적 질환도 증가할 것으로 예상되지 않으며, 사고 진압에 참여한 작업자들에게서도 암 발생 증가가 확인될 것으로는 예상되지 않는다.

5. 육상 및 해상 환경 생태계에 미치는 영향도 일시적이거나 또는 특정 지역에 한정될 것으로 예상된다.

이상과 같은 『후쿠시마 사고 조사 2013년 보고서』에 담겼던 주요 내용에 대한 『후쿠시마 사고 조사 백서 2017년판』의 검토 결론은 다음과 같습니다.

1. 『후쿠시마 사고 조사 2013년 보고서』에서 사용했던 가정과 도출했던 주요 결론이 옳았음을 다시 확인한다.
2. 어떤 논문도 『후쿠시마 사고 조사 2013년 보고서』에서 사용했던 가정과 도출했던 주요 결론 내용에 영향을 미칠 만한 것은 없었다.

그럼, 지금부터는 『후쿠시마 사고 조사 백서 2017년판』에 담긴 내용을 조금 더 상세하게 알아봅니다.

후쿠시마 사고로 인해 대기중으로 배출된 총 방사능 양은 방사성요오드-131이 100~500PBq, 방사성세슘-137이 6~20PBq입니다. 이는 체르노빌 사고 시에 대기중으로 배출되었던 양의 각각 10%와 20%에 해당합니다.

후쿠시마 사고로 인해 해양으로 직접 배출된 총 방사능 양은 방사성요오드-131이 10~20PBq, 방사성세슘-137이 3~6PBq입니다. 또한 일단 대기중으로 방출된 것들 중에 해양으로 떨어진 총 방사능 양은 방사성요오드-131이 60~100PBq, 방사성세슘-137이 5~8PBq입니다.

따라서, 이를 종합해 보면 후쿠시마 사고로 인해 해양으로 배출된 총 방사능 양은 방사성요오드-131이 70~120PBq, 방사성세슘-137이 8~14PBq입니다.

제2부 제9화에서 자세히 알아볼 수 있듯이 과거 1940~50년대 실시했던 지상핵실험으로 인해 현재 태평양 바다에 들어 있는 방사성세슘-137의 총 방사능 양은 약 1E+18Bq 정도이므로, 후쿠시마 사고로 인해 태평양 바다에 추가된 방사성세슘-137의 양은 원래 태평양 바다에 있었던 양의 약 1%에 해당한다고 볼 수 있습니다.

한편, 육지 토양으로 배출된 방사성세슘-137은 90% 이상이 깊이 5cm 이내에 모두 머무를 것이고 토양 아래 깊이로 이동해 내려가는 속도가 매우 느려서 10년이 지나면 30cm 깊이 아래로 내려갈 수 있는 방사성세슘-137은 약 7% 정도가 될 것으로 예상되고 있습니다.

(참고)

1. 1PBq = 1 × 10^{15}Bq = 1E+15Bq
2. 1Curie = 3.7E+10Bq

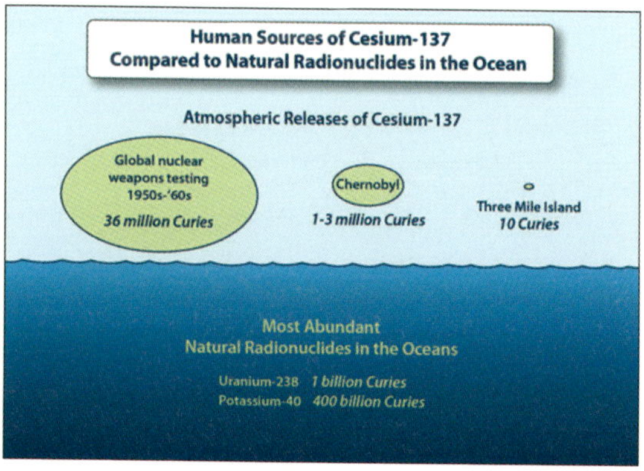

후쿠시마 사고가 나기 이전에 이미 태평양 바다에 들어 있었던 방사성세슘-137 방사능 양

댓글

질문 박사님 덕분에 좋은 정보 많이 배웁니다. 한 가지 궁금한 것이 있어 여쭙고자 하는데, 갑상선암 수술 이후 후속치료로 100 mCi의 요오드 131을 섭취하는 경우 계산해보니 피폭선량이 약 81.4 Sv나 되는 것으로 나오는데, 이거 잘못 계산한 것이 맞겠지요? 2017.12.10. 11:55

답글 ICRP Pub. 119에 제시된 선량계수 값에 의하면, I-131의 경우 섭취 유효선량 선량계수가 각각 유아에게는 4.8E-04 mSv/Bq 그리고 성인의 경우에는 2.2E-05 mSv/Bq입니다. 따라서, 100 mCi(=3.7E+09 Bq)를 섭취한 경우에, 먼저 유아인 경우에는

3.7E+09 Bq x 4.8E-04 mSv/Bq = 1.8E+06 mSv = 1,800 Sv

그리고 성인의 경우에는

3.7E+09 Bq x 2.2E-05 mSv/Bq = 8.1E+04 mSv = 81 Sv가 되는 것이 맞습니다. 그런데, 섭취에 의한 유효선량은 예탁유효선량입니다. 예탁유효선량이란 방사성물질이 섭취 또는 호흡 경로로 우리 몸 안으로 들어온 경우 다시 몸에서 완전히 빠져나갈 때까지 모든 기간동안 누적한 선량의 개념입니다. 그리고 I-131이 우리 몸에 들어온 경우 대부분 갑상선으로 가게 되어 I-131은 갑상선에 집중적으로 자기가 가진 에너지를 전달하게 됩니다.

따라서, I-131을 섭취한 경우 방사능 피폭은 갑상선에서 이루어진다고 보시면 됩니다. 갑상선암 치료는 바로 이와같은 원리를 이용해서 갑상선에 있는 암세포에 집중적으로 I-131 에너지를 전달해서 그 암세포를 죽이는 현상을 활용하는 것입니다. 제5부 제1화 글도 참고로 보시면 좋겠습니다. 2017.12.10. 12:41

질문 자세한 설명 감사합니다. 또 하나 배웠습니다. 2017.12.10. 12:49

질문 수치조사 방법이 궁금합니다. 유엔에서 배출량을 직접 측정한 건가요 아니면 원전 정보를 받아서 추정한 건가요? 원전 내부상태를 정확히 확인할 수 없는 것 같은데 당시 배출된 양을 어떻게 조사했는지 궁금합니다.

2018.1.29. 13:39

답글 유엔방사선영향위원회(UNSCEAR)는 동료 전문가들에 의해 검토된 후 출간된 연구논문들(peer-reviewed and published papers)에 제시된 자료들을 취합 정리해서 보고서를 만듭니다. 이러한 연구논문을 보통 SCI-indexed papers라고 부릅니다. 2018.1.29. 20:32

질문 그럼 현지의 동료 전문가들이 분석한 내용이겠네요. 정확한 과정은 모르겠지만 현재로써는 추청치를 알아서 잘 검토했거니 하고 믿는게 정신건강에 좋을 듯 합니다. 2018.1.30. 20:25

답글 제2부 제6화 글 안에 링크되어 있는 UNSCRAR 2013 보고서의 참고문헌을 보시면 대부분의 paper들의 저자는 일본 연구자들 논문이거나 일본 전문가들과 외국전문가들의 공동 연구 논문인 것을 알 수 있습니다. peer-review panel에 참여한 전문가들 대부분은 물론 미국, 영국, 프랑스 등 주요 선진외국 전문가들입니다. 우리나라 전문가들의 논문 숫자가 매우 적은 것이 아쉬울뿐입니다.
2018.1.30. 21:54

질문 질문있습니다.
일본측정치 http://new.atmc.jp/#d=d
한국측정치 http://iernet.kins.re.kr/second_index.asp?sido=1&ke_flag=
예를 들어 한국은 130, 일본은 0.032로 나와 있는데요. 왜, 이런 건가요? 단위는 같던거 같던데 계산방법이나 수치가 단위가 틀린 건가요?
2018.2.23. 03:50

답글 일본측정치 싸이트에서 사용하고 있는 단위는 uSv/h 즉 시간당 마이크로시버트이고, 한국 IERNET에서 사용하고 있는 단위는 nSv/h 즉 시간당 나노시버트입니다. 1 마이크로시버트는 1,000 나노시버트와 같습니다.
따라서, 일본 측정치 0.032는 시간당 0.032 마이크로시버트를 의미하고 이는 시간당 32 나노시버트에 해당합니다. 한국 IERNET 싸이트에서 130이라는 것은 시간당 130 나노시버트 즉 시간당 0.13 마이크로시버트에 해당합니다.
즉 130과 32를 비교해 보면, 한국에서 방사능 수준이 일본보다 약 4배 높다는 것을 의미합니다. 이와 같이 한국에서 방사능 수준이 높은 것은 한국은 지각이 화강암으로 주로 구성되어 우라늄과 토륨의 함량이 높고, 일본은 우리나라 제주도와 같이 주로 화산토로 구성되어 있어 우라늄과 토륨의 함량이 낮아 방사능 수준이 낮은 것입니다. 이들은 모두 자연에 존재하는 천연 방사성핵종들에 의한 자연방사능 수준입니다. 2018.2.23. 05:06

질문 그렇군요, 그렇다면 라돈은 무엇이죠? 라돈수치가 좀 심하다는데..
그리고 인공방사능과 자연방사능의 유해성은 차이가 없는 건가요?
2018.2.23. 05:11

답글 라돈에 대해서는 제4부 제1화 글을 보시면 좋겠습니다. 라돈은 우라늄-238이 붕괴해서 생기는 우라늄의 자핵종입니다. 그래서 우라늄의 농도가 높으면 자연히 라돈 농도도 높아집니다. 따라서 라돈 농도는 지역별로 편차가 다소 심하고 또한 실내 라돈 농도의 경우에는 계절별로 편차가 매우 크게 됩니다. 실내 공기의 환기 때문입니다. 우리나라 가옥 실내 평균 라돈 농도는 1 입방미터당 약 55 베크렐 정도입니다. 2018.3.1. 19:56

질문 질문 있습니다!! 방사선은 그냥 방사성 물질에서 나오는 입자나 전자기파로 이루어진 일종의 빔이라서 인공이든 자연이든 같다는 거는 아는데, 방사성 물질들이 내부에 들어와서 내부 피폭을 일으킬 때에는 나오는 방사선의 총량이 같더라도 자연, 인공이 배출여부라던가 하는 게 다른가요??

2019.8.19. 17:42

답글 네, 방사선을 내는 방사성핵종이 우리 몸 안에 들어왔을 때의 거동은 수백가지 각 핵종별로 다 다릅니다. 그래서 ICRP는 어떤 핵종이 들어왔을 때 어느 정도의 에너지를 내부피폭 주는지를 6개 연령 군별로 평가해서 그 결과를 제공하고 있습니다. 다음 그림은 그 예입니다. 단위는 mSv/Bq 입니다.

물론 각 핵종별로 생물학적 반감기 즉 몸에서 빠져나가는 데에 걸리는 시간도 다 다릅니다. 2019.8.20. 06:57

	유아	1세	5세	10세	15세	성인
H-3	1.2E-07	1.2E-07	7.3E-08	5.7E-08	4.2E-08	4.2E-08
K-40	5.2E-05	4.2E-05	2.1E-05	1.3E-05	7.6E-06	6.2E-06
Sr-90	1.3E-04	7.3E-05	4.7E-05	6.0E-05	8.0E-05	2.8E-05
Cs-134	2.6E-05	1.6E-05	1.3E-05	1.4E-05	1.9E-05	1.9E-05
Cs-137	1.1E-05	1.2E-05	9.6E-06	1.0E-05	1.3E-05	1.3E-05

질문 감사합니다. 그러니까 자연이든 인공이든 핵종에 따라 구분된다는 거죠?? 예를 들어 인공적으로 만든 폴로늄이든 천연 우라늄에 조금 들어있는 폴로늄이든 원소기호만 같으면 같은 거죠? 2019.8.20. 22:17

답글 네, 그렇습니다. 자연이건 인공이건 핵종에 따라 구분됩니다. 폴로늄은 전부 자연핵종입니다. 자연 핵종인 우라늄이 몇 번 연이어 자연 붕괴하면 자연히 폴로늄이 생깁니다. 2019.8.21. 04:33

질문 감사합니다. 사람들이 요즘 옛날에 문닫고 선풍기 틀고 자면 죽는다는 괴담처럼 방사능 괴담에 다들 속고 있는데 이렇게 진실을 알리기 위해 애쓰시는 모습이 정말 멋지십니다. 2019.8.21. 08:15

후쿠시마 원전 사고 이후에 후쿠시마현에서 암환자가 증가했나요?

2017. 12. 7. 18:10
후쿠시마 이야기 제17탄(https://blog.naver.com/radsafe/221157799564)

"일본의 경우에도 급성방사선증후군으로 사망한 경우는 없지만 원전 사고는 해당 지역 주민의 건강에 큰 영향을 끼치고 있습니다.

후쿠시마 현립 의과대학의 연구 결과를 보면, 이 대학 병원에서 진단한 환자가 2010년 대비 2012년에 백내장의 경우 227%, 협심증 157%, 뇌출혈 300%로 크게 늘어났습니다. 소장암 환자는 2010년 13명에서 2012년 52명으로 4배가 늘었고, 전립선암 환자는 2010년 77명에서 2012년 231명으로 3배가 늘었습니다."

후쿠시마 핵사고 뒤 증가한 질병 (단위:명,%)

질병	2010년 (사고전)	2012년 (사고뒤)	증가율
백내장	150	340	227
협심증	222	349	157
뇌출혈	13	39	300
폐암	293	478	163
식도암	114	139	122
위암	146	188	129
소장암	13	52	400
대장암	31	92	297
전립선암	77	231	300
조산·저체중 출산	44	73	166

※ 후쿠시마 현립 의과대학 통계, 출처=아시아태평양 저널

위와 같은 일부 언론 보도 내용에 대한 팩트체크를 해 봅니다.

2011년 3월에 발생한 후쿠시마 원전 사고 이후에 이 원전이 위치한 후쿠시마현에서 암환자가 사고가 나기 이전인 2010년보다 사고가 난 지 1년이 지난 2012년에 정말 위의 언론 보도 내용같이 갑자기 매우 큰 폭으로 증가했을까요?

꺼누는 일본 지인을 통해 후쿠시마 현립 의과대학에 현재 근무하고 있는 의사 한 분에게 이 내용을 확인해 보았습니다.

이 분의 답에 의하면, '위 언론 보도 내용에 게재되어 있는 후쿠시마 현립 의과대학에서 진찰을 받은 환자의 수는 일본 후생노동성이 공표한 「DPC(포괄의료비지불제도)」에 참가하고 있는 병원의 DPC 코드에 근거한 병명과 치료 실적을 나타낸 것으로 생각된다'고 합니다.

그리고 '일본 의료 체계에서 후생노동성이 관리하고 있는 DPC 자료는 참가 병원에 질환별로 어느 정도로 많은 환자가 내원하는가를 나타내기 위한 것으로서, 그 해당 병원의 DPC 자료 정리 방식이나 환자 접수 체계 그리고 DPC 제도 자체의 변화에 의해서도 통계 숫자는 조금씩 달라질 수 있다'라고 합니다.

또한, '동일본대지진 직후인 2012년에 후쿠시마 현립 의과대학 병원을 찾아 온 환자들이 증가한 것은 사실이지만, 환자 증가의 원인은 후쿠시마 원전 주변 주민들의 소개 조치로 인해 대피 지역에서 지역의료체계가 일부 무너진 것을 계기로 후쿠시마 현립 의과대학 병원에서 진료를 받고자 하는 환자 인구가 증가했던 것이 주된 요인이라고 생각한다'라고 합니다.

그리고, 'DPC 통계 숫자는 '질병의 증가'를 파악하기 위한 지표가 아니며, 질병률(Morbidity)이나 사망률과는 상관관계가 없다'고 합니다.

'후쿠시마현에서의 암발생 질병률과 사망률 자료는 일본의 암등록제도에 의해 후쿠시마현 보건복지부와 후쿠시마 현립 의과대학이 공동으로 매년 발간하는 「후쿠시마현 암등록 보고서」를 보아야 한다'고 합니다.

아래 링크된 자료 파일은 후쿠시마현 보건복지부와 후쿠시마 현립 의과대학이 2017년 3월에 발간한 '후쿠시마현 암등록 2008~2012' 보고서 입니다.

http://www.pref.fukushima.lg.jp/uploaded/library/gan-touroku2008-2012.pdf

이 보고서의 22페이지 그림 10에는 후쿠시마현의 암 연령조정질병률(Morbidity) 연도별 변화 추이가, 그리고 33페이지 그림 18에는 후쿠시마현의 암 연령조정사망률 연도별 변화 추이가 각각 제시되어 있습니다.

이 자료를 보면, 후쿠시마현에서의 암 발생과 사망 증가 또는 변화 경향은 일본 전체를 대상으로 하는 변화 경향과 차이가 없다는 것을 쉽게 확인해 볼 수 있습니다.

한편, 방사선을 피폭한 이후에 암이 곧바로 발생하는 것은 아니고 일정한 기간인 잠복기가 지나야 암이 발생합니다. 이 잠복기가 가장 빠른 암의 종류는 백혈병과 소아갑상선임으로서 최소 3~5년 정도입니다.

表 8. がん罹患の推移　〔標準集計表 1-A から作成〕

		2008年	2009年	2010年	2011年	2012年
罹患数	男性	7,357	7,598	8,037	7,817	8,265
	女性	5,246	5,266	5,460	5,337	5,674
粗罹患率（人口10万対）	男性	737.2	766.4	816.2	800.7	854.1
	女性	496.1	501.0	522.8	514.9	551.9
年齢調整罹患率（人口10万対）	男性	415.8	415.5	435.8	419.1	437.5
	女性	270.5	267.7	279.2	266.0	286.4

図 10. 年齢調整罹患率(人口 10 万対)の推移

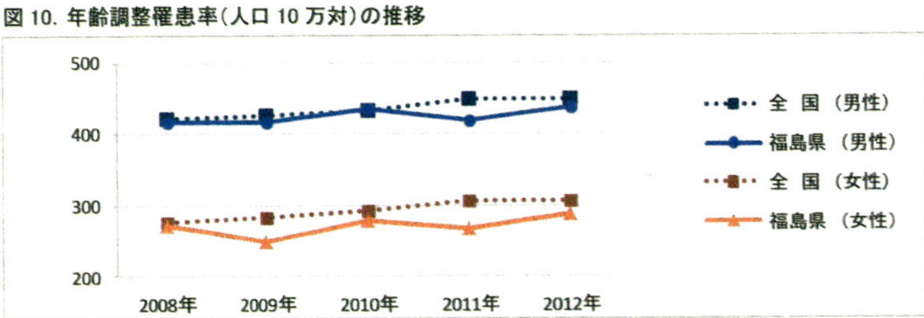

※全国値：がん対策情報センター「全国がん罹患モニタリング集計」より引用

후쿠시마현의 암 연령조정질병률(Morbidity) 연도별 변화 추이

表 12. がん死亡数の推移　〔標準集計表 9 から作成〕

		2008年	2009年	2010年	2011年	2012年
死亡数	男性	3,587	3,586	3,720	3,735	3,747
	女性	2,369	2,457	2,453	2,457	2,488
粗死亡率（人口10万対）	男性	359.4	361.7	377.8	382.6	387.2
	女性	224.0	233.7	234.9	237.1	242.0
年齢調整死亡率（人口10万対）	男性	184.0	180.0	182.4	179.0	179.3
	女性	88.6	90.7	88.9	85.8	85.7

図 18. 年齢調整死亡率（人口 10 万対）の推移

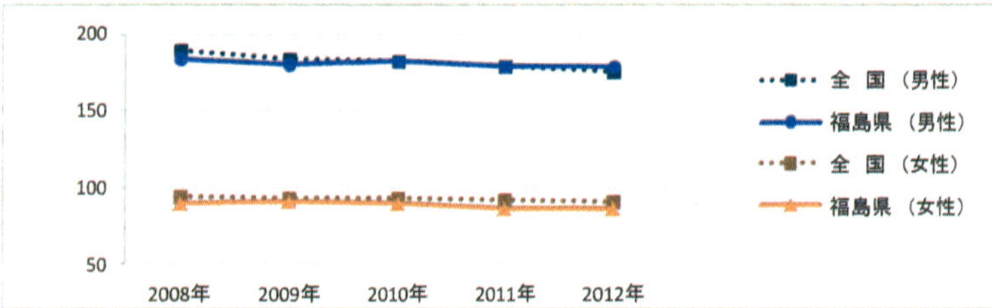

※全国値：がん対策情報センター「全国がん罹患モニタリング集計」より引用

후쿠시마현의 암 연령조정사망률 연도별 변화 추이

요코하마 보육원 아이들이 후쿠시마 오염토 때문에 백혈병에 걸렸다는 것이 사실인가요?

2019. 7. 20. 16:30
후쿠시마 이야기 제31탄(https://blog.naver.com/radsafe/221590713039)

요즈음 일본의 우리나라에 대한 수출규제 조치로 인해, 한일갈등이 고조되어 있는 가운데 후쿠시마 방사능이 위험하다는 내용이 SNS에 급속하게 많이 확산되고 있는 것으로 보입니다.

다음 언론 보도에 대한 팩트체크를 해봅니다.

[YTN] 日, 보육원에 '후쿠시마 오염토' 묻어..원아 2명 잇단 백혈병 발병 논란

2019.06.07.

https://news.v.daum.net/v/20190607114501648

일본 요코하마 시내 보육원에 묻혀있는 '후쿠시마산 흙'을 둘러싼 소동이 빚어졌다.

일본 정부는 2011년 3월 11일 발생한 동일본 대지진으로 발생한 후쿠시마 제1 원자력 발전소 사고의 후속 대책으로 방사성 물질이 포함된 흙이나 모래를 일본 전역에 묻어 보관해왔다.

문제는 어린이들이 생활하는 보육원에 방사능 오염된 흙이 묻혔다는 것. 해당 보육원 원아 2명이 잇따라 백혈병이 발병했는데 보육원과 시민단체는 '후쿠시마산 흙의 방사능'을 발병 원인으로 지목했다.

3년 전 처음 백혈병 환자가 발생한 이후, 1년 전 또다시 백혈병 환자가 발생하자 시민단체는 "오염된 흙이 있으면 당연히 질병에 걸린다"고 주장하고 있다.

http://korearadiationwatch.org/?r=home&c=33/34&uid=1027

https://www.kanaloco.jp/article/entry-170517.html

2011년 3월 11일 발생한 후쿠시마 원전 사고로 인해 주변 환경으로 나온 많은 양의 방사성물질은 많은 방사성폐기물을 만들어냈습니다.

사고 당시 불었던 바람의 방향에 따라서 대부분의 방사성물질은 태평양 바다쪽으로 배출되었거나 또는 사고 원전의 북서 방향에 위치한 후쿠시마현 내의 이타테 지역 등을 오염시켰지만, 사고가 발생한 지 약 4일 이후인 3월 15일과 3월 16일에는 바람의 방향이 일시적으로 간토 지방으로 불어서 도쿄와 요코하마시 등 지역을 광범위하게 미약하게나마 방사능으로 오염시켰습니다. (http://www.fukushima-dialogues.com/, 제1부 제20화 참고)

그런데, 이 원전 방사능의 대표적인 방사성물질에 해당하는 방사성세슘-137과 방사성세슘-134는 물에 매우 잘 녹고 흙에 잘 달라붙는 성질을 가지고 있습니다. 그 결과 학교 운동장 또는 공원에 있는 흙과 집 배수구 쪽과 개울 또는 하천 바닥의 진흙에서는 핫스팟(hot spot) 방사능이 이들 지역의 여러 군데에서 지금까지 측정되기도 했습니다.

이런 상황에서 간토 지방을 포함해서 후쿠시마 원전 사고로 영향을 받은 총 11개 현에 위치한 보육원과 유치원, 초 · 중 · 고등학교 등에서는 학생들의 건강을 위해 운동장 겉 표면 흙을 약 10센티미터 깊이로 긁어내서 이 흙을 일정한 곳에 보관해 왔거나 또는 경우에 따라서는 운동장 위에 새로운 흙을 덮는 작업을 했었습니다.

후쿠시마 원전 사고로 영향을 받은 총 11개 현이 현재 각각 보관하고 있는 방사성폐기물의 양은 다음과 같습니다.

방사성폐기물의 수량 (2019년 3월 31일 시점)

都道府県	焼却灰				浄水発生土（上水）		浄水発生土（工水）		下水汚泥 ※焼却灰含む		農林業系副産物（稲わらなど）		その他		合計	
	焼却灰（一般）		焼却灰（産廃）													
	件	数量(t)	件	数量(t)	件	数量(t)	件	数量(t)	件	数量(t)	件	数量(t)	件	数量(t)	件	数量(t)
岩手県	9	312.1	0	0	0	0	0	0	0	0	0	0	3	277.1	12	589.3
宮城県	0	0	0	0	9	1,014.2	0	0	0	0	4	2,274.4	8	2.5	21	3,291.1
福島県	586	155,168.2	220	4095.0	36	2,445.2	8	435.1	120	10,849.2	71	5,492.5	270	22,686.9	1,311	201,171.9
茨城県	20	2,380.1	0	0	0	0	0	0	2	925.8	1	0.4	3	229.4	26	3,535.7
栃木県	24	2,447.4	0	0	14	727.5	0※ (1)	0(66.6)	8	2,200.0	27	8,137.0	6	21.3	79	13,533.1
群馬県	0	0	0	0	6	545.8	1	127.0	5	513.9	0	0	0	0	12	1,186.7
千葉県	46	2,719.4	2	0.6	0	0	0	0	1	542.0	0	0	15	449.0	64	3,710.9
東京都	1	980.7	1	1.0	0	0	0	0	0	0	0	0	0	0	2	981.7
神奈川県	0	0	0	0	0	0	0	0	0	0	0	0	3	2.9	3	2.9
新潟県	0	0	0	0	4	1,017.9	0	0	0	0	0	0	0	0	4	1,017.9
静岡県	0	0	0	0	0	0	0	0	0	0	0	0	1	8.6	1	8.6
合計	686	164,007.9	223	4,096.5	69	5,750.6	9	562.1	136	15,030.9	103	15,904.3	309	23,677.7	1,535	229,030

※栃木県の浄水発生土（工水）（1件、66.6ｔ）は、上水と兼用の施設で発生したものであり、浄水発生土（上水）に含めた。

위 표를 보시면, 각 현에서 현재 보관중인 방사성폐기물의 양이 후쿠시마현(福島県)은 다른 10개 현에 비해서 유난히 엄청나게 많고, 요코하마시가 속해 있는 카나가와현(神奈川県)은 그 양이 상대적으로 매우 적은 것을 알 수 있습니다.

또한, 현재 일본의 방사성폐기물관리법에 의하면 어느 현에서 발생한 방사성폐기물을 다른 현으로 옮기지 못하도록 규정하고 있습니다. 따라서, 후쿠시마현에서 발생한 방사성폐기물이 후쿠시마현 밖으로 이송된 사례는 아직까지 없습니다. (제1부 제15화 참고)

후쿠시마현은 현재 사고가 났었던 후쿠시마 제1원전 부지 근처에 오염토 방사성폐기물 중간저장시설을 건설 중에 있으며, 동시에 오쿠마와 후타바에 있는 오염토 저장시설은 2017년 10월과 12월에 각각 운영을 개시해서 지금까지 후쿠시마현에서 발생한 총 1,700만 입방미터의 오염토 중 2018년에 180만 입방미터의 오염토를 이미 옮겨 왔고, 2019년도에는 약 4백만 입방미터의 오염토를 더 옮겨와서, 오염토 분리작업과 저장을 실시하고 있습니다.

후쿠시마현은 2021년 말까지는 이 오염토 중간저장시설 건설을 완료하고, 후쿠시마현에서 만들어진 모든 오염토를 옮겨와서 저장할 계획입니다. 자세한 내용은 아래 참고 자료를 보시면 좋겠습니다. (영어 자료입

니다)

한편, 요코하마시가 속해 있는 카나가와현(神奈川県)의 또 다른 시로서 요코하마시에 인접한 요코스카시에서는 학교 운동장에서 수거한 모든 흙을 일정한 폐기물 저장소로 옮기는 작업을 2018년 3월에 완료했습니다. 하지만, 요코하마시는 아직 이런 조치를 하지 못하고 있습니다.

위 언론 기사에서 요코하마시 보육원에 있는 흙에서의 방사능 농도 수치가 언급이 없지만 그리고 정확한 오염도는 측정을 통해 확인되어야 하겠지만, 위와 같은 현재 상황을 감안하면 아마도 제 생각에 그 방사능 농도는 매우 낮은 수준일 것으로 짐작합니다.

방사능 피폭과 어린이 백혈병 발병 사이의 관계에 대해서는 다음과 같은 글을 보시면 좋겠습니다.

https://blog.naver.com/radsafe/221106565915

(참고)

1. 2019년 5월 및 8월 현재, 일본에서의 후쿠시마 원전 사고 방사능으로 오염된 지역의 복구 현황 자료

   http://josen.env.go.jp/en/

댓글

질문 벼농사와 보육원 문제 모두 정말 궁금했던 내용인데 이렇게 자세하게 다뤄주셔서 정말 감사드립니다. 최근 이런 뉴스에 대해 주변에서 항상 저와 같은 원자력 관련 종사자들을 잡고 의견을 물어보는데, 그때마다 어떻게 설명해야 할지 답답하기만 하던 찰나에 정말 한 줄기 빛과도 같습니다. 그저 감사합니다. 자주 들르겠습니다. 2019.7.22. 15:02

답글 네, 방사능 피해에 대한 공포감과 두려움에서 벗어나고 방사능 피해에 대한 실체를 우리 모두가 잘 파악해서 나 자신과 내 가족을 스스로 안전하게 잘 지켜나갈 수 있기 위해 계속 노력하겠습니다. 격려 감사합니다. 2019.7.22. 20:07

질문 "후쿠시마에 10년간 있으면 약 10 mSv의 방사선에 노출된다. 하지만 스페인이나 핀란드의 일부 지역에는 1년에 10 mSV 이상의 방사선에 노출된다. 그러므로 후쿠시마가 만약 사람이 살 수 없는 땅이라면, 대부분의 북유럽 또한 사람이 살 수 없는 땅이다."

https://m.blog.naver.com/woorikangsan/221054375653

2019.8.13. 02:13

답글 네, 링크로 올려준 글에서는 핀란드와 일본의 자연방사선량을 비교하고 있는 것입니다. 아래 그림에서와 같이 핀란드에서는 연간 7 밀리시버트 이상의 높은 수준의 자연방사선량을 받는 것은 맞습니다. 그런데 그림을 잘 들여다보면 대부분 라돈에 의한 선량인 것을 알 수 있습니다.

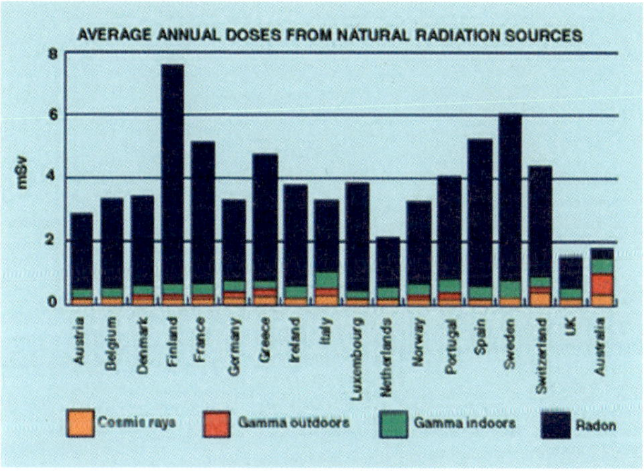

그래서 핀란드 정부는 그동안 실내 라돈 피폭량을 줄이기 위한 노력을 국가적으로 꾸준히 실시해 왔습니다. 각 가정에 환기 장치를 설치하는 것입니다. 그 결과 최근에는 자연방사선량 피폭 수준을 연간 평균 3.2 밀리시버트 정도로 우리나라와 비슷한 수준으로 감소시켰습니다. 이는 평균값입니다. 물론 거주하는 지역에 따라 아직도 라돈 때문에 연간 5 내지 10 밀리시버트를 받고 있는 주민들도 있습니다. 일본에서의 자연방사선량은 연간 평균 2.1 밀리시버트 정도입니다. 이해에 도움이 되시길 바랍니다. 2019.8.13. 05:55

질문 감사합니다. 2019.8.13. 10:33

후쿠시마 사고 이후에 미나미소마 시립 종합병원 암환자 수가 정말 증가했나요?

2019. 7. 18. 21:42
후쿠시마 이야기 제29탄(https://blog.naver.com/radsafe/221589272298)

다음과 같이 일본의 인터넷에 올라온 글에 대한 팩트체크를 해봅니다.

"경악!! 미나미소마 시립 종합병원의 암 환자수가 발표되었다. 성인 갑상선암은 29배, 백혈병은 10배가 후쿠시마 사고 이전보다 증가되었다."

2018年 10月 09日 01:48:02

http://www.asyura2.com/18/genpatu50/msg/393.html

傷病名	平22年	平29年		
甲状腺癌（成人）	1	29	29	倍
白血病	5	54	10.8	倍
肺がん	64	269	4.2	倍
小児がん	1	4	4	倍
肺炎	245	974	3.98	倍
心筋梗塞	39	155	3.97	倍
肝臓がん	12	47	3.92	倍
大腸がん	131	392	2.99	倍
胃がん	147	333	2.27	倍

市立総合病院患者数推移（※主傷病名人数/H30年総合病院事務課提供）

위 링크에 올라온 글에 의하면, 2011년 3월에 방사능 유출 사고가 났었던 후쿠시마 제1원전으로부터 북쪽으로 약 25km 정도 떨어져 있는 미나미소마시의 시립종합병원 암환자 수가 원전 사고 이전과 비교해서 성인 갑상선암은 29배, 그리고 백혈병은 10배가 증가하는 등 소아암, 폐렴,

심근 경색, 기타 암도 일제히 몇 배씩 증가한 것으로 나타났다고 합니다.

하지만, 짧은 결론은 '가짜뉴스'(fake news)인 것으로 밝혀졌습니다.

위 글 내용이 가짜뉴스인 것을 밝힌 사람들은 이 미나미소마 시립종합병원에 현재 근무중인 사와노 박사를 비롯한 네 명의 의사들입니다. 그럼 지금부터 어떤 내용이 가짜뉴스인가를 자세히 알아봅니다.

후쿠시마 원전 사고로 인한 방사능 영향 연구에 관심이 있어 2014년에 지바의과대학을 졸업하고 현재 근무처인 미나미소마 시립종합병원으로 온 사와노박사는 위 글로 인해 미나미소마 시립종합병원의 평판이 손상을 입은 것으로 보고, 글에 대한 해명 작업을 했고, 그 결과를 2019년 7월 1일자로 의학학술지에 발표했습니다.

사와노 박사에 의하면, 2018년 11월 초에 미나미소마시의회 의원인 고이치 오야마 씨는 '사고 이전보다 암 환자수가 증가했다'는 위와 같은 글이 담긴 자료를 배포했지만, 이는 병원 환자 기록 시스템을 완전히 잘못 이해한 결과였습니다.

환자 통계표에는 2011년부터 2018년까지 병원을 방문한 환자의 이름과 병명이 적혀 있었습니다. 어떤 환자가 맨 처음 병원을 방문했을 때, 암 환자로 진단이 되면, 암환자수가 1명 증가합니다. 그런데, 이 암환자가 발견한 암을 치료하기 위해 그 이후 계속 병원을 방문할 때에도 방문했다는 사실이 환자 통계표 기록에 적힙니다. 하지만, 같은 환자이므로 암환자수가 증가한 것으로 봐서는 안 됩니다.

그런데, 고이치 오야마 씨가 발표한 암환자수 통계는 동일한 암환자가 병원을 다시 방문할 때마다, 암환자수가 1명 더 증가한 것으로 잘못 이해하고, 결국 위와 같이 '암환자수가 29배, 10배, 4배 등으로 증가했다'고 했었던 것입니다.

또한, 병원 환자 기록 시스템은 의료 비용을 산정하기 위한 목적의 시스템이어서 의료 기록 내용과 정확히 일치하지 않습니다. 예를 들면, 통계표를 보면 성인 갑상선암 환자가 2017년에 21명, 그리고 2018년에 29명인 것을 알 수 있습니다. 그러면, 일 년 사이에 8명의 암환자가 증가한 것으로 볼 수도 있습니다. 하지만 실제로는 2018년에 9명의 새로운 암환자가 등록된 것을 알 수 있고, 이 9명 중 5명은 시립종합병원에서 2018년에 최초로 암환자로 판명받은 환자이고, 4명은 오랫동안 다른 병원에서 갑상선암 치료를 받아오다가 2018년에 시립종합병원으로 옮겨온 암환자였습니다. 따라서, 2018년에 시립종합병원에서 최초로 암환자로 판정을 받은 환자수는 5명인 것입니다.

한편, 2011년 통계와 2018년 통계를 직접적으로 비교하기 어려운 점은 또 있습니다. 예를 들면, 2011년에는 미나미소마시에 입원이 가능한 병원이 정신병원을 제외하고 6군데 있었는데, 2018년에는 4군데로 줄어들었습니다. 물론 시 인구도 전체적으로 감소했습니다. 또한 시립종합병원에는 호흡기내과 전문의와 혈액내과 전문의가 사고 이후 보강되었고, 이로 인해 시립종합병원에는 폐암과 백혈병을 치료하려는 환자들이 증가한 경향이 있습니다.

또한 외과 암수술을 할 수 있는 의사에도 변화가 있었습니다. 후쿠시마 사고 이전에는 유방암과 갑상선암 수술을 시립종합병원에서는 거의 하지 않았었지만 2018년에는 수술을 많이 했습니다. 예를 들면, 성인 갑상선암 수술을 2011년에는 단 한 차례 했었지만, 2018년에는 29회를 했습니다. 사실 미나미소마시에서 암환자로 진단을 받은 경우, 많은 사람들이 센다이 또는 후쿠시마시에 있는 병원에 가서 치료를 받는 경향이 있습니다. 따라서, 결론적으로 어떤 시의 한 병원에서의 암환자 통계만을 보고서 "사고 이전보다 사고 이후에 암환자 수가 증가했다"와 같은 평가를 내릴 수는 없는 것입니다.

다음 링크는 사와노 박사가 2018년 12월 11일자 일본 의료거버넌스 학회 의료연구정보센터 소식지에 게재한 글입니다.(일본어로 쓰여 있습

니다)

http://medg.jp/mt/?p=8765

다음 링크는 사와노 박사가 2019년 2월 18일자로 국제의학저널(An International Journal of Medicine) 학술지에 게재한 기고문입니다.(영어입니다)

https://www.ncbi.nlm.nih.gov/pubmed/30778551

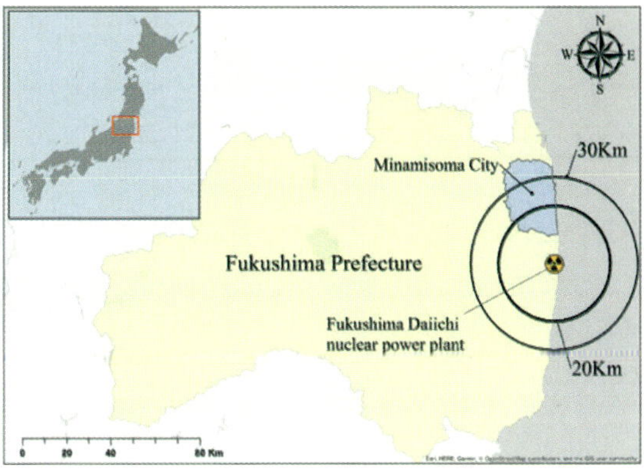

후쿠시마 제1원전으로부터 북쪽 약 25km 거리에 위치하고 있는 미나미소마시

댓글

질문 이런 이슈가 있다는걸 링크 걸었는데 답변까지 해주실 줄은 몰랐네요. 감사드립니다. 일본측 방사능 양과 방송 쪽 방사능 양 자체가 몇 배나 차이 나는 걸로 알고 있습니다. 이 뉴스 진위보단 일본을 믿지 못하겠습니다.
2019.7.18. 23:02

이웃1 일본측 뉴스와는 별개로 후쿠시마 제1원전 북쪽 방향에 위치한 미나미소마시는 사고당시 낙진의 주요 이동방향이 아니었기에 현재의 공간방사선량이 우리나라보다 낮습니다. 실은 후쿠시마원전 북서쪽 방향으로 20~30 킬로미터 범위에 형성된 막대모양의 주요오염지구를 제외하면 후쿠시마현 대부분의 배경선량은 우리나라보다 크게 낮은 수준이예요..
그러한 곳에서 방사선으로 인한 피해가 발생했다면 우리나라는 제주도 정도를 빼곤 전국토가 진작에 방사능 재해구역으로 사람 살 곳조차 안된다고 봐야죠. 2019.7.18. 23:13

이웃2 저는 일본에서 11년을 살고 다른 해외에서도 6년정도 살았습니다. 일본 안에서도 시코쿠에서 6년 나머지는 도쿄 1년 오키나와 4년 상관없는 곳에서 살았죠. 오히려 한국보다 나은.... 근데 갑상선암에 걸렸더니 사람들이 일본에 살아서 그렇다고 근데 그 방사능 이미 오래전에 우리나라에 온 게 맞고 동해에서 나는 생선도 의심 못합니다. 제가 하고 싶었던 이야기를 해 주신것 같아 속이 편해요. 그렇게 따졌으면 일본사람들 다 암이어야 맞는거 아닌가요? 2019.7.18. 23:45

답글 네, 님께서 서로 다른 수치로 인해 혼란스러워하는 심정을 조금은 이해할 수 있겠습니다.

사실 모든 과학기술 데이터의 어떤 수치 값에는 반드시 불확실도(uncertainty)를 가지고 있습니다. 즉 모든 수치 값은 일정한 범위의 분포(distribution)를 갖습니다. 이로 인해, '어떤 값이다'라고 발표할 때에는 평균값, 중앙값 또는 가중평균값 등과 같은 값을 사용하고 동시에 오차의 범위를 제시합니다.

그런데 이 오차의 범위가 작을 때에는 즉 분포의 범위가 좁을 때는 별 문제가 없습니다. 그러나 이 분포의 범위가 매우 넓어지는 경우에는 오해와 혼란이 생기기 쉽습니다.

후쿠시마 원전 사고 방사능에 관련된 각종 측정 자료가 바로 이 분포의 범위가 매우 넓은 경우에 해당합니다. 원전에서 환경으로 나온 방사능이 매우 넓은 지역에 퍼졌고, 또한 골고루 균일하게 퍼지지 않았기 때문입니다. 또한 집과 논이나 밭같은 주거지역 근처는 방사능 제염조치가 이루어졌지만 야산과 같이 보통 사람들이 접근하지 않거나 쉽게 접근하지 못하는 지역은 아직 제염 조치가 이루어지지 않았기 때문입니다.

그리고, 방사능은 육안으로는 도저히 볼 수 없는 즉 물리적으로 매우 미세하고 질량이 매우 작은 입자가 매우 높은 강도의 선량률을 내는 특성이 있습니다. 따라서, 아주 적은 양이 어느 한 지점에만 있어도 그 지점에 가까이 다가가는 경우에 높은 방사능이 측정될 수 있습니다. 이 것이 핫스팟(hot spot)입니다.

그래서 예를 들어 바다에서 잡힌 생선 방사능을 측정할 때에 측정할 때 마다 서로 다른 값이 나올 수 있고, 어떤 발표에서는 평균값을 사용하고 어떤 보도는 매우 높게 측정된 수치를 발표하면 그러한 발표를 접하는 사람들은 당연히 혼란스럽게 됩니다. 특히 언론 보도에서는 거의 모든 경우에 수치의 불확실성에 대해 언급하지 않습니다. 어떤 조건에서 나온 수치인지를 거의 이야기하지 않습니다. 다만, 보도하고자 하는 의도에 따라서 발표를 하고마는 경향이 있습니다.

따라서 우리들은 우리가 접하는 각종 자료와 수치를 모두 종합해서 우리 나름대로의 결론을 낼 필요가 있습니다. 이러한 작업을 우리를 대신해서 보고서로 발간하고 있는 곳이 유엔방사선영향위원회(UNSCEAR), 국제원자력기구(IAEA), 세계보건기구(WHO) 그리고 국제방사선방호위원회(ICRP)와 같은 국제기구들입니다. 이런 국제기구들은 우리나라를 포함한 다양한 나라의 수많은 전문가들이 모여서 수많은 데이터와 자료를 종합적으로 점검하고 검토한 결과를 보고서로 출간하고 있기 때문입니다. 저는 우리가 신뢰할 수 있는 자료는 바로 이런 국제기구들의 보고서라고 봅니다. 일본 정부의 자료도 아니고 언론의 보도 내용도 아니고 그린피스의 보고서도 아닙니다.

2019.7.19. 07:41

이웃2 맞아요 저도 작년에 제가 걸리면서 공부했고 갑상선암 유명한 박정수교수님도 일본 방사능에 의한 암걸릴 확률은 어떤 근거도 있지 않다고 하셨어요. 말씀대로 환경적 요인이 제일 크고 저도 방사능이나 이런 것보단 환경을 더 생각하면 모두다 건강해질꺼라 생각해요. 라돈 미세먼지 흡연....

2019.7.19. 00:03

답글 네, 제가 알고있는 바로도 암은 심장질환과 함께 현재 가장 주요한 두 가지 사망원인 중 하나일 정도로 발생 확률이 매우 높은 병이고, 또한 우리가 암에 걸리는 원인은 음주나 흡연 같은 식습관이나 주변 오염물질과 같은 환경적 요인과 선천적인 즉 유전적 요인이 있다고 봅니다.

이 주변 오염물질에는 방사능은 물론 포함되고 이외에 미세먼지, 환경호르몬, 벤젠, 포르말린, 석면 같은 화학물질 등 매우 다양한 종류의 각종 물질들 즉 WHO가 정한 약 80 가지 정도의 제1군 발암물질이 해당된다고 봅니다. 21세기를 살아가는 우리는 수많은 위험 요인들에 의해 둘러싸여 있습니다.

따라서, 우리는 항상 신중한(prudent) 자세로 위험관리를(risk management) 해 나가는 것이 필요하다고 봅니다. 또한 어느 한 위험 요인에 대해 불필요하게 지나치게 과도한 공포감과 두려움, 불안감을 가질 이유는 없다고 봅니다.

님께서 갑상선암 때문에 방사능에 대한 공부를 시작했듯이 먼저 내가 알아야 합니다. 지피지기는 백전백승입니다. 알면 두려움, 공포감과 불안감에서 벗어날 수 있습니다. 문제 해결책을 찾아낼 수 있습니다.

우리가 상대해야 하는 위험 요인의 특성이 무엇이고 어떠한가를 내가 잘 파악해서 나 자신과 사랑하는 내 가족을 그 위험 요인으로부터 스스로 안전하게 지켜나가야 할 것입니다. 이런 생각에서 우리나라 모든 사람들이 '방사능도 무엇인가를 우리가 스스로 알아가야 한다'고 봅니다. 이것이 제가 제 블로그를 운영하고 있는 단 하나의 이유입니다. 2019.7.19. 06:21

이웃3 답변을 주셔서 감사합니다. 자강님 같은 전문가분들이 많이 있어야 하는데요. 2019.7.19. 01:07

질문 https://blog.goo.ne.jp/flyhigh_2012/e/e06bfd0c1ef7e799384252418f9c8b61

자강님 혹시 이 글도 좀 리뷰해 주실 수 있으신가요? 2019.8.11. 22:16

답글 네, 보내주신 링크의 일본 블로그 글은 2016년 3월 3일에 작성되었습니다.

그 내용은 다음과 같이 요약됩니다.

"요코하마시의 학교 펌프실에 빗물을 모으는 시설에서 긁어모은 후쿠시마 원전 사고 방사능으로 오염된 진흙토(오니)가 납으로 둘러싼 드럼통에 담겨 보관되어 있다. 펌프실 문을 닫은 상태에서 측정한 공간감마선량률은 시간당 0.04 내지 0.07 마이크로시버트로서 요코하마시의 다른 지역에서의 선량률과 같은 수준이었다."

후쿠시마 원전 사고 방사능으로 일본 전역에서 생겨난 방사성폐기물의 현황은 제1부 제12화 글을 보시면 좋겠습니다. 이 글에서 설명드린바대로 2019년 3월말 현재 요코하마시가 속해 있는 카나가와현(神奈川県)에서 보유하고 있는 방사성폐기물의 양은 총 2.9톤 정도로 후쿠시마현을 비롯한 다른 10개 현에 비하면 상대적으로 그 양이 매우 적은 것을 알 수 있습니다. 현재 위 방사성폐기물은 당분간 일반인이 접근하지 않는 장소에서 안전하게 보관되고 있다가 적절한 시점이 되면, 영구적으로 처분하게 될 것으로 생각합니다.

2019.8.12. 22:17

후쿠시마현에서 실시한 어린이 갑상선암 조사 결과는 어떻게 되었나요?

2017. 12. 9. 15:25
후쿠시마 이야기 제18탄(https://blog.naver.com/radsafe/221159211566)

후쿠시마 원전 사고로 어린이 갑상선암 환자가 얼마나 증가했는지에 대해 알아봅니다.

2011년 3월에 후쿠시마 원전 사고가 발생하자 후쿠시마현 정부는 2011년 6월부터 원전 사고 발생 당시에 후쿠시마현에 거주하고 있었던 총 205만 명 주민들에 대한 건강 조사 프로그램을 향후 30년 동안 실시하기로 결정했습니다.

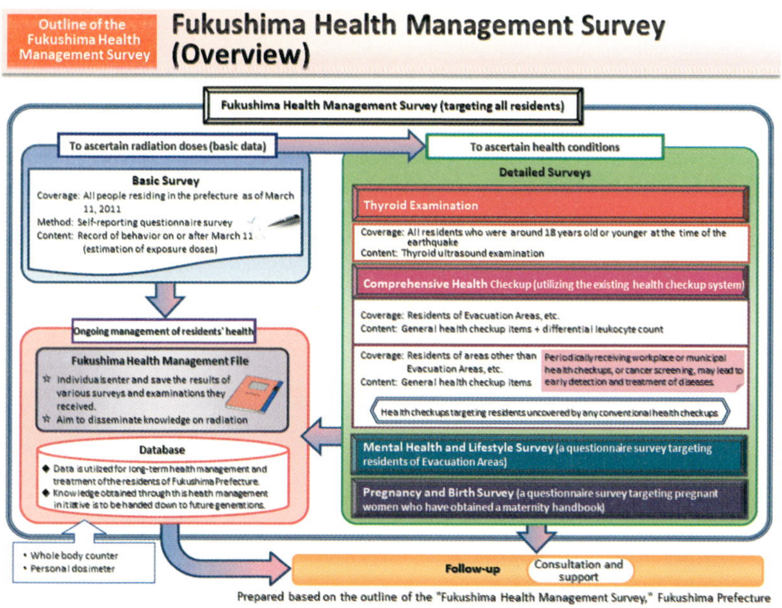

후쿠시마현 건강조사 프로그램 개요도

특히 사고 발생 당시 18세 이하 어린이 36만 명을 대상으로 어린이 갑상선암 초음파 검사를 실시하기로 했던바, 이 조사 결과에 대해 알아봅니다.

2017년 6월 5일에 발표한 2017년 3월 말까지의 조사 결과 보고서는 다음 링크 안의 "Thyroid Ultrasound Examination Survey" 부분을 클릭하여 다운로드 받으실 수 있습니다.

http://fmu-global.jp/our-activities/health-management-survey/

이 보고서에 의하면, 후쿠시마 현립 의과대학의 주도하에 2011년 10월에 시작한 최초 일차 스크리닝 검사는 2015년 4월 말에 최종 종료되었습니다.

일차 스크리닝 검사 결과에 대한 이차 확인검사는 순차적으로 2013년 7월부터 고리야마와 이와키 지역부터 시작해서 2017년 3월 말 현재 후쿠시마현 내외 총 36개 병원에서 확인 검사를 실시했습니다.

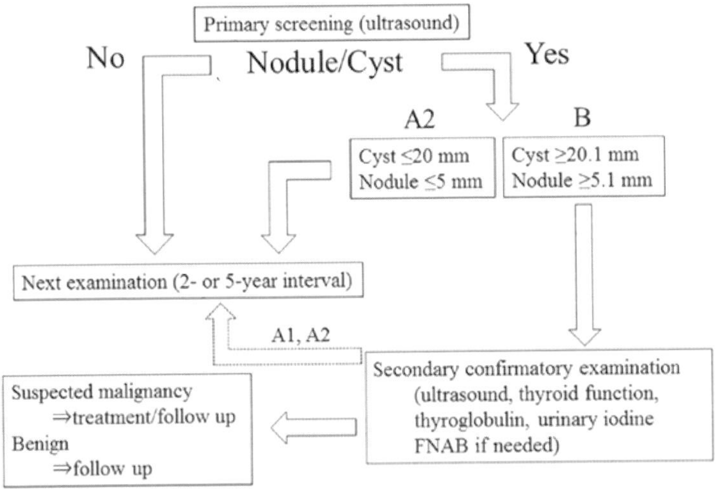

일차 갑상선 초음파 검사에서는 결절(nodule)과 낭종(cyst)의 유무와 크기를 조사했고, 결절과 낭종의 크기가 각각 5.1mm 그리고 20.1mm보다 큰 경우와 확인 검사가 필요하다고 인정되는 경우에는 이차 확인검사

를 실시했습니다.

이차 확인검사에서는 초음파 검사뿐만아니라 혈액과 소변검사 그리고 FNAC(Fine-Needle Aspiration Cytology)라는 세포조직검사를 실시했습니다.

일차 스크리닝 검사에는 검사 대상인 18세 이하 어린이 총 367,649명의 81.7%에 해당하는 300,473명이 참여했고, 이 중 결절과 낭종의 크기가 커서 이차 확인검사가 필요했던 어린이는 총 2,293명 그리고 이차 확인검사가 필요하다고 인정된 어린이는 1명 등 검사에 참여한 어린이의 약 0.8%에 해당하는 총 2,294명이 이차 확인검사 대상이 되었고, 이 중 93%에 해당하는 2,090명이 이차 확인검사를 받았습니다.

이 2,090명 중 약 40%에 해당하는 547명의 어린이가 조직검사를 받았고, 일차 스크리닝 검사에 참가한 총 300,473명의 약 0.04%에 해당하는 총 116명이 악성 또는 의심되는 종양으로 판명되었습니다.

https://www.ncbi.nlm.nih.gov/pubmed/27098220

이 결과에서 사고 당시 소개 대상 지역과 소개 대상 지역이 아니었던 지역에서 각각 검사 대상 총 어린이 중 악성 또는 의심되는 종양으로 판

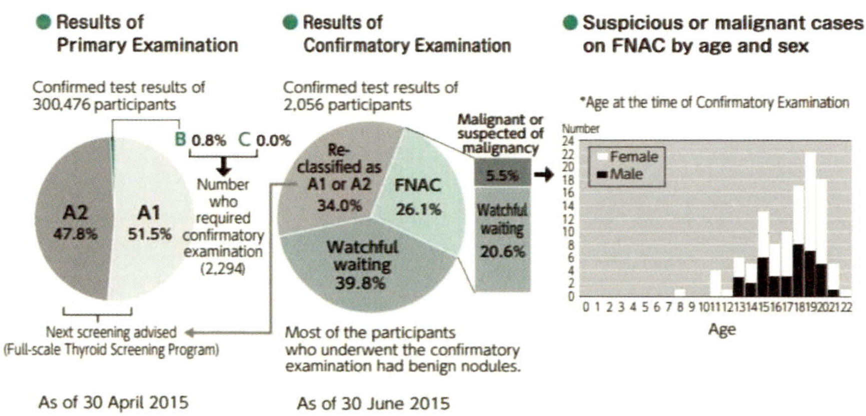

후쿠시마현 어린이 갑상선암 조사 결과 (2017.3월 현재)

명된 어린이 숫자의 비율의 차이는 없었습니다.

한편, 이 116명의 어린이 중 약 56%에 해당하는 65명이 선량평가 프로그램에 참여했고, 사고 발생 이후 첫 4개월 동안 70%에 해당하는 46명은 외부피폭 유효선량을 1밀리시버트 이하를 받았고 30%에 해당하는 19명이 1밀리시버트 이상을 받았으며, 최대 2.2밀리시버트를 받은 것으로 조사되었습니다.

따라서, 이 어린이들이 받은 방사선량의 크기와 악성 또는 의심되는 종양으로 판명된 것과의 상관관계는 없는 것으로 나타났습니다.

결론적으로, 이와 같이 전체 대상의 약 0.04%에 해당하는 116명의 어린이가 갑상선 악성 또는 의심되는 종양으로 판명된 결과는 분명히 일반적인 비율보다는 높은 비율로 나타난 것이 분명하지만 이는 최신 초음파 검사 장비를 활용한 적극적인 집단검사효과(mass screening)에 의한 것으로 판단되고 있습니다.

참고로, 우리나라에서 지난 1999년부터 2008년까지 갑상선암 자료를 분석한 결과에 의하면 이 기간 동안 갑상선 초음파 검사의 확대 실시로 인해 암환자 발생이 약 94% 정도 증가한 것으로 나타났으며, 2014년부터 갑상선암에 대한 바로알기 캠페인이 시작되면서 갑상선암 수술 환자 수가 그 해에 35% 정도 급감했었습니다.

https://www.bmj.com/content/355/bmj.i5745

이와 같은 최신 초음파 검사 장비를 활용한 적극적인 집단검사효과(mass screening)에 의한 갑상선암 환자 수의 증가 경향은 우리나라뿐만아니라 미국, 호주와 유럽 여러 나라들에서도 나타나고 있습니다.

한편 악성 또는 의심되는 종양으로 판명된 총 116명 중 102명의 어린이가 갑상선 외과 절제술을 받았으며 100명이 갑상선 유두암(papillary thyroid cancer), 한 명이 저분화암(poorly differentiated cancer) 그리고 한 명은 양성종양으로 판명되었습니다.

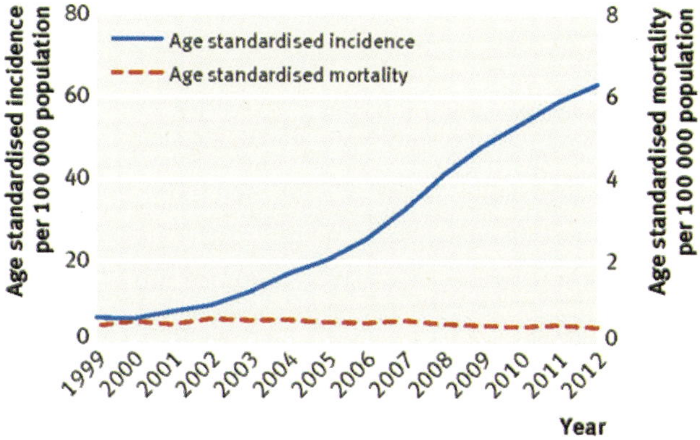

우리나라 갑상선암 환자 수의 변화 추이

체르노빌 사고 이후에 과도한 방사선 피폭으로 인해 발생했었던 어린이 갑상선 암의 경우에는 대부분의 암이 고형 변이종(solid variant type)이었습니다.

갑상선 유두암은 갑상선 암 중에서 가장 흔한 종류로 우리나라와 일본의 경우 전체 갑상선 암 중 90~95% 정도를 차지하고 있습니다. 따라서, 이런 측면에서도 후쿠시마 어린이들에게서 확인된 갑상선 유두암이 방사선피폭과는 상관관계가 없다는 것을 알 수 있습니다.

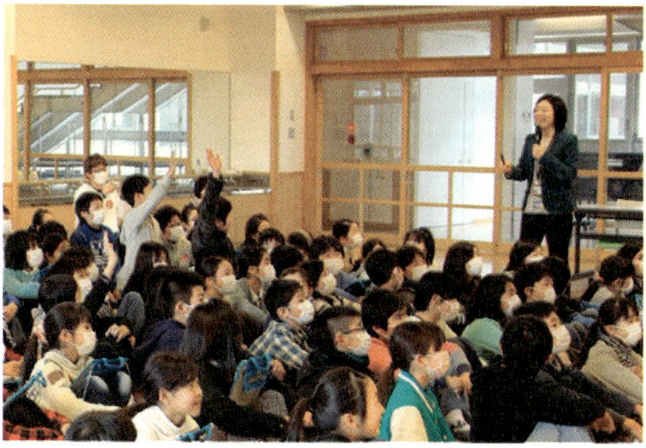

갑상선 초음파 검사에 참여할 후쿠시마현 초등학생들에게, 검사에 들어가기 전 의료진이 어린이들에게 갑상선 검사에 관한 궁금증을 해소하기 위해 질의 응답을 하고 있는 모습

댓글

질문 일본의 방사능 오염에 대해 항상 궁금했는데, 이 블로그에서 도움이 되는 정보를 많이 얻고 있습니다.

이번 글에서는 체르노빌 사고 이후 발견된 어린이 갑상선암이 대부분 고형변이종이었고, 후쿠시마 사고 이후 발견된 어린이 갑상선암은 대부분 갑상선 유두암이므로, 후쿠시마의 어린이 갑상선암은 방사능 피폭에 의한 것이 아니라는 결론을 내리셨습니다. 한국인과 일본인에게서 나타나는 갑상선암은 대부분 유두암이지만 그렇다고 해서 방사능 피폭에 의한 것이 아니라고 섣불리 결론을 내릴 수는 없다고 생각합니다. 갑상선암의 경우에는 명확한 발생 기전이 알려져 있지 않습니다. 확실하게 알려진 명확한 원인은 방사능 피폭입니다.

체르노빌에서 고형변이종이었으므로 일본에서도 고형변이종이어야 할까요? 생활환경에 따라 다른 종류의 갑상선암이 발생할 수도 있지 않을까요?

후쿠시마에서 1차 스크리닝 검사에 참여했던 18세 미만 어린이 300,473명 가운데 116명이 최종적으로 악성 또는 의심되는 종양으로 판정받았습니다. 1,000,000명당 1~2명 발생한다는 어린이 갑상선 암의 발병률에 비해 매우 높은 발병률입니다. 최신 초음파 검사가 보편화되면서 갑상선암의 발견이 크게 증가하고 있지만, 위에 제시한 그래프는 2012년 우리나라 갑상선암이 100,000명당 60명 정도 발병했다는 것을 보여주고 있습니다. 300,000명이면 대략 180명입니다.

어린이가 건강검진으로 초음파 검사를 받는 경우는 드물 것이고, 어린이는 갑상선암 발병률이 매우 낮으므로, 주로 성인들에 관한 수치일 것입니다. 어린이 갑상선암이 300,473명 중에서 116명 발생은 굉장히 높은 수치입니다. 저도 회사의 건강검진에서 초음파 검사를 통해 갑상선암이 발견되어 수술을 받았던 경우입니다. 체르노빌 사고의 경우 4~5년 경과 후 갑상선암의 발병이 크게 늘었다고 하므로, 시간의 경과에 따라 갑상선암의 발병률을 더 지켜봐야 할 문제일 것입니다. 2018.2.17. 19:24

답글 개인적인 사정으로 제 답글이 좀 늦었습니다. 주신 의견 고맙습니다. 주신 의견에 대한 제 생각은 다음과 같습니다. 체르노빌의 경우와 달리 후쿠시마 경우에는 소아 갑상선암의 증가가 스크리닝 효과라고 보는 견해가 유력하다고 할 수 있는 이유는 다음과 같습니다.

후쿠시마 사고 발생 이후 4년까지의 조사 결과에서

1. 외부 방사선피폭 선량의 크기와 소아 갑상선암 발병 사이의 상관관계가 없는 점,
2. 거리 및 지역에 따른 소아 갑상선암 발병률의 차이가 없는 점,

3. 그리고 대상 어린이 중 나이가 많을수록 갑상선암이 증가하는 점 등입니다.
한편, 갑상선암의 발병 원인이 방사선피폭에 의해 발생한 것인지 아니면 다른 원인에 의해 발생한 것인가를 구분할 수 있는 방법은 현재까지 없는 것으로 알고 있습니다.
이는 분자적 방사선 표식(molecular radiation signatures)이나 또는 방사선피폭에 의한 것임을 보여주는 바이오마커 그리고 방사선피폭에 의해서 발생한 암에 특정한 유전적 요인들이 무엇인가가 현재까지는 확인되고 있지 않기 때문에 그러한 구분 방법이 없는 것으로 저는 이해하고 있습니다.
2018. 3. 6. 21:35

제15화

후쿠시마 사고로 발생한 방사성폐기물은 어떻게 처리하고 있나요?

2018. 1. 3. 18:10
후쿠시마 이야기 제21탄(https://blog.naver.com/radsafe/221177033073)

"일본 정부는 후쿠시마 사고 이후 방사성폐기물 기준치를 kg당 100베크렐(100Bq/kg)에서 8,000베크렐(8,000Bq/kg)로 규제 완화했습니다. 그리고 kg당 8,000베크렐 이하 방사성폐기물을 일반 폐기물로 간주하여 수출하거나 일본내 공공시설 건축자재로 재활용하기로 결정했습니다."

"또한 일본 정부는 회수된 kg당 8,000베크렐 이하로 오염된 토양을 일본 전역의 공공사업에서 재사용할 계획입니다. 이런 자기파괴적인 프로그램은 '유해한 소문으로 인한 피해 예방'이라는 구실하에, 오염된 토양이 어디에서 사용될지에 대한 어떠한 공표 없이 이미 부분적으로 시작되었습니다. 이 프로젝트는 일본 전역에 히로시마 폭탄의 약 5배에 해당하는 치명적인 Cs-137의 죽음의 재를 흩뿌리는 것과 같습니다. 일본 정부는 문자 그대로 핵 테러리스트처럼 행동합니다."

이와 같은 후쿠시마 사고 때에 주변 토양으로 배출된 방사성세슘-137(Cs-137)에 의해 오염된 토양 방사성폐기물을 일본 정부가 현재 어떻게 처리하고 있고 또한 앞으로 어떻게 처리할 계획이며, 그리고 방사성폐기물에 대해 어떠한 안전기준을 적용해서 규제하고 있는가를 알아봅니다.

먼저 안전규제기준에 대해 알아봅니다. 일본은 후쿠시마 사고가 나기 이전부터 "원자로등 규제법"에 따라 방사성폐기물 해제기준(clearance level)을 정하고 있습니다.

국제원자력기구(IAEA)에 의하면, 해제기준은 일반인에게 주는 연간 방사선량이 10마이크로시버트(μSv) 이하가 되는 방사능 농도로 정하도록 하고 있습니다. 이는 원자력발전소를 해체할 때 발생하는 방사성폐기물 또는 일반 방사성폐기물 중 방사능 농도가 해제기준 이하로 매우 낮은 건축자재 또는 금속 등은 방사성폐기물이 아닌 일반폐기물로 간주해서 일상생활의 장소에서 재생 이용 가능하다는 것을 의미합니다.

일본은 "원자로등 규제법"에 따른 방사성폐기물 해제기준으로서 방사성세슘-137에 대해서는 100Bq/kg로 정하고 있습니다.

우리나라도 역시 마찬가지로 IAEA 규정에 의한 해제기준을 법에서 정하고 있고 그 기준은 원자력안전위원회 고시 제2014-3호 "방사성폐기물 분류 및 자체처분 기준에 관한 규정"입니다. 우리나라도 이 고시에서 방사성세슘-137에 대한 해제기준을 일본과 동일하게 100Bq/kg으로 정하고 있습니다.

일본과 우리나라뿐만 아니라 대부분의 다른 나라에서도 이와 유사하게 해제기준을 정해서 방사성폐기물 안전관리를 수행하고 있습니다. 후쿠시마 사고와는 상관없이 이 해제기준을 후쿠시마 사고 이전 그리고 현재 시점에서도 동일하게 적용하고 있습니다.

그러면, 이제 일본의 8,000Bq/kg 규정에 대해 알아봅니다.

이는 후쿠시마 사고 때문에 일본이 새로 만든 규정이 맞습니다.

2011년 3월 후쿠시마 원전 사고가 발생하면서 많은 양의 토양 방사성폐기물이 발생하게 되었습니다. 이와 같이 갑자기 많은 양의 토양 방사성폐기물이 발생하자 일본 원자력안전위원회는 2011년 6월에 "후쿠시마 원전 사고로 발생한 방사성폐기물의 처리 처분 등과 관련한 안전 확보를 위한 방침"으로 다음을 제시했습니다.

1. 방사성폐기물 처리에 따라 주변 주민이 받는 선량이 연간 1밀리시버트(mSv)를 초과하지 않도록 한다.

2. 방사성폐기물을 처리하는 작업자가 받는 선량이 가능한 한 연간 1mSv를 초과하지 않도록 하는 것이 바람직하다. 하지만, 비교적 높은 방사능 농도의 방사성폐기물을 취급하는 경우 '전리방사선 장해방지 규칙'을 준수하면서 작업자가 받을 방사선량을 관리할 수 있다.

3. 방사성폐기물 처분시설의 관리 기간 종료 이후에 주변 주민이 받는 선량은 해제기준 설정에 사용되는 연간 10μSv 이하가 되도록 한다.

이와 같은 "방사성폐기물 처리에 따라 주변 주민이 받는 선량이 연간 1밀리시버트(mSv)를 초과하지 않도록 한다."는 방침에 해당하는 방사성세슘-137의 농도가 일본원자력기구(JAEA)에 의해 8,000Bq/kg으로 평가되었습니다.

그리고 일본은 2011년 12월에 후쿠시마 방사성폐기물 처리를 위해 "방사성물질오염대처특별조치법"을 공표하면서, 이 방사성세슘-137의 농도가 8,000Bq/kg 이하인 토양 방사성폐기물을 분별, 보관, 소각, 매립 등의 통상적인 처리 방법을 적용해서 처리할 수 있도록 했습니다.

그러면 다음은 일본이 현재 "kg당 8,000베크렐 이하 방사성폐기물을 일반 폐기물로 간주하여 수출하거나 일본내 공공시설 건축자재로 재활용"하고 있는가에 대해 알아봅니다.

2016년 말 현재 후쿠시마 원전 사고로 인해 발생한 토양 방사성폐기물의 총량은 1,600만 m^3 정도입니다. 그리고 이 폐기물은 1,000개 정도의 임시저장시설과 15만 군데 정도의 현장저장시설에 보관중이며, 후쿠시마현 밖으로 반출된 폐기물은 아직 없습니다.

그리고 현재 후쿠시마 사고로 발생한 모든 방사성폐기물들은 후쿠시마현내이면서 사고가 난 후쿠시마 제1원전에서 가까운 지역인 후타바와 오쿠마 지역 두 군데에 새로 지은 중간저장시설로 옮기는 작업을 진행하고 있습니다. 이 폐기물들을 어떻게 최종처분할 것인가에 대해서는 수립된 계획이 아직 없습니다.

2017년 2월 말 현재, 총 16만 m^3 폐기물을 중간저장시설로 옮겼습니다. 2018년 2월 말까지 총 50만 m^3 폐기물을 중간저장시설로 옮겼고, 2020년 2월 말까지는 총 500만 내지 1,250만 m^3 폐기물을 중간저장시설로 옮길 계획입니다.

8,000Bq/kg 이하의 방사성폐기물 토양을 어떻게 처리할 것인가에 대해서는 그 처리 방법을 현재 연구 중에 있으며, 도로 또는 해안제방 건설을 위한 매립 토양으로 사용하는 방안을 강구중에 있습니다.

후쿠시마 원전 사고로 발생한 방사성폐기물의 "제염 · 중간저장시설 · 방사성물질오염폐기물 처리 상황: 성과와 전망"에 관한 자료는 다음 일본 환경성 사이트에서 확인해 볼 수 있습니다. (한국어와 일본어로 볼 수 있습니다)

http://josen.env.go.jp/

http://www.env.go.jp/kr/index.html

댓글

질문 쓰신 글들을 쭉 봤는데 팩트체크가 조금 편향되지 않았나 합니다. 일본에서 오래산건 아니지만 특성상 보수층도 많고 자기 잘못 인정을 하지 않는 일본이 후쿠시마에 관련된 정보라고 공개하는걸 제대로 된 정보라고 생각하신다면 조금 위험하다고 봅니다. 일본은 방사능 자체라고 생각하는건 과한 부분이 있겠지만 한국입장에선 사실 조심해서 나쁠건 없죠. 후쿠시마폐기물들을 한국업체에서 수입해서 철강제품이나 시멘트로 판매하는데 안전하게 관리 됐다고는 하는데 안전하다고 발표하는걸 믿는건 자유지만 아무쪼록 조심하는게 좋다고 봅니다. 2018.2.8. 16:18

답글 네, 일본이라는 나라와 그 국민들을 100% 신뢰할 수 없는 것은 심정적으로 저도 마찬가지입니다. 또한 방사선 위험은 최대한 조심해서 접근해야 한다는 것이 제 생각입니다.

하지만, 수십 밀리시버트를 받는 서너번의 흉부 CT 촬영으로 받을 방사선 피해나 후쿠시마 사고로 오염된 방사성세슘으로 오염된 고등어를 먹어서 받을 방사선 피해나 만일 선량 크기가 같다면 그 위험도도 같고, 또한 방사능 오염된 명태를 먹어서 받을 선량이 어른이건 아이이건 누구나 일년에 받는 선량인 수 밀리시버트 이하라면 그 위험성을 충분히 무시할 수 있다는 점을 공유하고자 하는 것이 제가 제 블로그를 운영하는 이유입니다. 2018.2.8. 23:40

질문 폐기물 안전기준치를 100 Bq/kg에서 8000 Bq/kg로 무려 80배나 올려버린 것에 대해 어떻게 생각하시는지 의견을 여쭙고 싶습니다.
기존의 기준치는 분명 그동안 과학계, 의료계에서 수많은 시간을 투자하여 연구한 결과를 기준으로 했을텐데 그걸 무시하고 저렇게 손쉽게 바꿔버릴 기준치라면 그동안의 연구가 무슨 의미인가 싶고 ICRP 같은 기구는 존재의 의미가 없죠.
그 나라 정부에서 맘대로 바꾸는 안전기준치가 무슨 의미가 있나요. 정해진 기준치 이하로 내려가도록 노력을 해야지 그 나라 입맛에 맞게 기준치를 올려버리다니요.. 별 노력없이 너무나 쉬운 방법으로 망쳐진 나라 이미지를 회복하기 위해 하는 저런 행동으로 인한 피해는 결국 관련 지식이 없는 대다수 국민들이나 여행자들이 입겠죠. 2018.5.15. 09:03

답글 위 제 글에서 "우리나라도 이 고시에서 방사성세슘-137에 대한 해제기준을 일본과 동일하게 100 Bq/kg으로 정하고 있습니다."라고 적었습니다. 이 때 "해제기준"이라 함은 이 농도는 방사선 위험도가 매우 낮은 농도 즉 방사선 위험이 무시가능한 수준으로 매우 낮으므로 이 농도 이하의 물질은 더이상 방사성물질이 아닌 것으로 간주할 수 있다는 것입니다. 즉 가정에서 나오는 일반 폐기물과 같이 취급해도 좋다는 의미입니다.
이 농도 100 Bq/kg은 선량으로 환산하면 연간 10 마이크로시버트 즉 연간 1 밀리시버트 즉 1,000 마이크로시버트의 1% 수준입니다. 그런데, 위 제 글에서 말씀드렸듯이, 이와 같은 상황에서 후쿠시마 사고로 인해 엄청난 양의 방사성폐기물이 발생하자 일본 정부는 "방사성폐기물 처리에 따라 주변 주민이 받는 선량이 연간 1 mSv를 초과하지 않도록 한다."는 방침을 정하고 이에 해당하는 방사성세슘-137의 농도로서 일본원자력기구(JAEA)가 8,000 Bq/kg으로 평가한 것입니다.
그리고 일본은 이 방사성세슘-137의 농도가 8,000 Bq/kg 이하인 토양 방사성폐기물을 분별, 보관, 소각, 매립 등의 통상적인 처리 방법을 적용해서 처리할 수 있도록 했지만, 아직 그 처리 방법을 현재 연구 중에 있으며, 도로 또는 해안제방 건설을 위한 매립 토양으로 사용하는 방안을 강구중에 있는 형편입니다. 즉 가급적이면 일반 주민들의 거주 생활 환경에서 멀리 격리하려는 노력을 하고 있는 것입니다.

연간 1 밀리시버트는 우리들이 자연방사선으로부터 일년에 받는 양의 약 1/3 정도에 해당하는 양입니다. 일본 정부가 8,000 Bq/kg 농도를 적용하려고 하는 시도는 사고로 인해 초래된 비극적인 현실 상황에서 엄청난 양의 방사성폐기물을 어떤 방법으로든 처리해야만 하는 현재 상황에서 선택한 고육지책으로 이해합니다. 2018.5.15. 09:40

제16화

후쿠시마에서 보이는 방사능 발견, 방사성세슘 볼이란?

2018. 3. 10. 17:50
후쿠시마 이야기 제22탄(https://blog.naver.com/radsafe/221225985140)

물에 녹지 않는 "방사성세슘 볼"에 대한 팩트체크를 해 봅니다.

팩트체크는 2017년 6월 6일 일본 NHK 방송이 보도한 내용을 근거로 했습니다. 주요 내용은 다음과 같습니다.

- 2011년 3월 후쿠시마 원전 사고 시에는 과거의 원전 사고에서는 발견되지 않는 유형의 물에 녹지 않는 방사성세슘 입자가 방출되었다.
- 미세한 유리 구슬 안에 방사성세슘이 갇혀있는 것으로 이를 "방사성세슘 볼"이라고 부른다.
- 크기는 1/1,000밀리미터 정도 또는 그 이하에서부터 최대 0.5밀리미터 정도이다.
- 물에 녹지 않기 때문에 신체 내부로 들어온 경우에는 어느 한 장기의 특정 위치에 장기간 잔류할 가능성이 있다.
- 방사성세슘의 건강 영향이 지금까지 생각되어온 것과 다를 수 있어서 추가 연구가 필요하다.
- "방사성세슘 볼"이 어느 곳으로 얼마나 확산되어 있는가와 그 결과로 인해 내부피폭 선량의 크기가 어느 정도일 것인가를 정확하게 재평가할 필요가 있다.
- 아마도 선량의 크기는 건강에 영향을 미칠 만한 높은 수준에 이르지는 않을 것으로 전망한다.

다음은 2017년 6월 6일 일본 NHK 방송 보도 내용을 볼 수 있는 링크입니다.(일본어로 적혀 있습니다.)

https://www.nhk.or.jp/gendai/articles/3986/index.html

다음은 그 내용을 우리말로 번역해 본 내용 전문입니다.

끝으로, 이 내용에 대해 새로운 자료를 입수하는 대로 이 내용을 앞으로 계속 업데이트해 드릴 예정입니다.

"원전 사고가 난 지 6년, 미지의 방사성 입자에 도달"
NHK 2017.6.6.

후쿠시마 원전 사고 시에 과거의 사고에서는 발견되지 않는 유형의 방사성입자가 방출되어 있었던 것이 밝혀졌다. 크기는 1/1000 밀리미터 정도 또는 그 이하에서부터 최대 0.5 밀리미터 정도이다. 미세한 유리 구슬 안에 방사성세슘이 갇혀있는 것이다.

물에 녹지 않기 때문에 몸과 환경에 장기간 잔류할 우려가 있다.

과학자들은 "방사성세슘의 영향이 지금까지 생각되어온 것과 다를 수 있다. 추가 연구가 필요하다"고 하면서, 지금 현재 상태에서 파악하고 있는 것을 전하려 한다.

미지의 방사성입자는 무엇인가? 영향과 대책은 무엇인가? 지금부터 알아보자.

출연자 : 미치아키 카이 씨 (보건물리학회 회장/ 오이타 현립 간호과학대학 교수)
유이치 모리구치 씨 (도쿄대학 공학부 교수)
신이치 다케다 · 치아키 가마쿠라 (캐스터)

» 구슬처럼 둥근 입자, 소행성과 같이 울퉁불퉁한 입자. 지금 연구자들이 주목하고 있습니다.

방사성세슘이 아주 작은 알갱이가 되어 들어 있습니다. 그래서 '세슘볼'이라고 부릅니다. 후쿠시마 원전 사고 시에 방출된 방사성입자입니다. 최근 들어 존재가 밝혀지면서 조사가 진행되고 있습니다. 연구자들이 주목하는 이유는 물에 녹지 않는 성질이 있기 때문입니다. 그래서 '불용성 방사성입자'라고 불립니다. 따라서 환경에 오랫동안 머무를 수 있습니다. 만일 흡입한 경우에는 인체 내에 장기간 잔류할 가능성이 있습니다만, 아직까지 그 영향에 대해서는 완전히 알려져 있지 않습니다. 사고 시에 내려졌었던 주민 대피령이 해제되어가고 있는 가운데, 연구자들은 지금 현재 알고 있는 정보를 주민들에게 제대로 전달해야 한다고 이야기하고 있습니다.

큐슈대학 교수 우츠노미야 사토시 씨
"건강 영향이 특별히 위험하다는 것은 아니고, 우리들이 제공할 수 있는 정보를 최대한으로 제공하고자 한다."

사고가 난 지 6년, 불용성 방사성입자의 실태가 점점 밝혀지고 있습니다. 최신 조사보고서입니다.

» 후쿠시마 원전 사고로 대피 지시가 내려졌던 지역들 중에서 방사능 제염이 완료되어 지난 2017년 3월 말부터 대피령이 해제되어 주민들의 일부가 복귀하는 움직임이 시작되고 있는 지역이 있습니다. 그러던 중 이 지역에서 발견된 불용성 방사성입자에 대한 연구 발표가 잇따라 이어지고 있습니다.

치아키 가마쿠라 (캐스터) : 사고시 방출된 방사성물질에서 지금도 문제가 되고 있는 것은 방사성세슘입니다. 그 중에서도 방사성세슘-137입니다. 대량으로 방출되었고 반감기가 30년으로 길기 때문에 현재 환경 중에 잔류하고 있는 방사성물질의 대부분이 이 방사성세슘-137입니다. 지금까지 세슘은 물에 녹아서 환경 중에서 점차 희석되어 간다고 생각했습니다. 그러나 물에 녹지 않는 불용성 상태에 있는 세슘이 발견되었습니다.

» 이 불용성 방사성입자에 대해 아직 우리가 모르고 있는 것들이 있습니다. 예를 들면, 얼마나 많이 존재하고 있고, 어떤 건강 영향을 미칠 것인지 등입니다. 이번에 우리는 현재 상태에서 우리가 알고 있는 것과 알고 있지 않는 것을 전달함으로써 앞으로 이 문제를 어떻게 해결해 가야 하는가에 대한 판단을 해보는 기회를 제공하고자 합니다. 우선 먼저 "불용성 방사성입자"란 도대체 무엇이고, 그리고 건강에 미치는 영향은 어디까지 알고 있는지 살펴보겠습니다.

2017년 3월 원전 사고에 의한 방사선피폭에 관한 심포지엄이 열렸습니다. 일본 원자력연구개발기구(JAEA)의 다쑤히코 사토 씨가 지금까지 거의 알려지지 않은 불용성 방사성입자에 의한 건강 영향에 대해 발표했습니다.

일본 원자력연구개발기구(JAEA)의 다쑤히코 사토 씨
"세슘 볼(불용성 방사성입자)이 어떤 특정 위치에 오랫동안 체류하는 경우, 일반적인 내부피폭의 경우보다 특정 장기 피폭 가능성은 당연히 높아질 것으로 생각됩니다. 기존에 알려진 피폭과 영향 사이의 관계와는 달라질 수 있는 가능성을 부정할 수 없다고 생각합니다."

불용성 방사성입자는 어디에 있는가? 귀환 곤란 지역에서의 조사에 동행했습니다.
사고 직후부터 지금까지 방치되어 있었던 건물 내부로 들어갑니다.

일본 원자력연구개발기구(JAEA)의 히데키 요시카와 씨
"건물 내부는 비가 내리는 것과 같은 날씨의 영향을 받지 않았으므로, 입자들이 처음에 건물내부로 들어왔던 그 초기 상태 그대로 남아 있습니다."

실내에 쌓여 있던 먼지를 채취하고 있습니다. 연구실에 가지고 가서 분석했더니 몇 군데 검은 점들이 나타났습니다. 방사성물질이 있다는 것을 보여줍니다. 검은 점이 있었던 부분에 대해 더 알아보도록 하겠습니다.

작은 하나의 입자에 도달합니다. 이것이 불용성 방사성입자입니다. 측정한 결과, 200마이크로미터 크기 정도의 입자 안에 방사성세슘이 약 60베크렐 들어 있는 것을 알 수 있었습니다. 조사를 실시한 27개 건물 내부에서 모두 비슷한 방사성입자가 발견되었습니다.

도쿄 지케이 의과대학(東京慈恵会医科大学) 동위원소실험 연구시설 강사 미노와 하루카 씨
"지진 이후에 창문이 계속 열려 있었다거나 외풍이 들어가고 있었던 곳에서는 이런 방사성입자들이 실내에 들어와 있습니다. 만일 새로 지은 집이고 외부 공기가 들어올 수 없는 매우 밀폐된 집에서는 이런 방사성입자를 거의 찾아볼 수 없습니다."

불용성 방사성입자는 물에 녹지 않습니다. 이 성질은 건강에 미치는 영향을 고려할 때 큰 차이를 가져온다고 말합니다. 지금까지 원전 사고 시에 방출되는 방사성세슘은 대기 중의 에어로졸이라고 불리는 물에 녹는 입자 상태로 방출된다고 알려졌습니다.
이 입자는 물에 닿으면 입자가 녹아 세슘은 확산되어 농도가 낮아집니다. 만일 호흡을 통해 폐에 들어갔을 경우에도 마찬가지로, 세슘은 체액에 녹아 전신에 골고루 퍼지면서 농도가 낮아집니다. 그 이후 신진대사 활동을 통해 몸 밖으로 서서히 배출되고, 성인의 경우 80일 내지 100일이 지나면 체내에 처음 들어왔었던 양의 절반으로 그 양이 줄어드는 것으로 알려졌습니다.
반면에 불용성 방사성입자는 체액에 의해 녹지 않습니다. 예를 들어, 만일 그 입자가 폐의 가장 안쪽에 있는 허파꽈리에 달라붙으면 몸 밖으로 빠져나갈 때까지 수년의 시간이 걸릴 수 있다는 것입니다. 같은 양의 세슘일 경우에 수용성 세슘의 경우에 비해 폐의 방사선피폭선량이 성인의 경우에 약 70배 정도 커집니다. 유아의 경우에는 그 차이가 약 180배 정도가 됩니다.
이 불용성 방사성입자는 과거의 원전 사고에서는 거의 확인되지 않았습니다. 그런데, 왜 후쿠시마 원전 사고에서는 방출된 것인가?

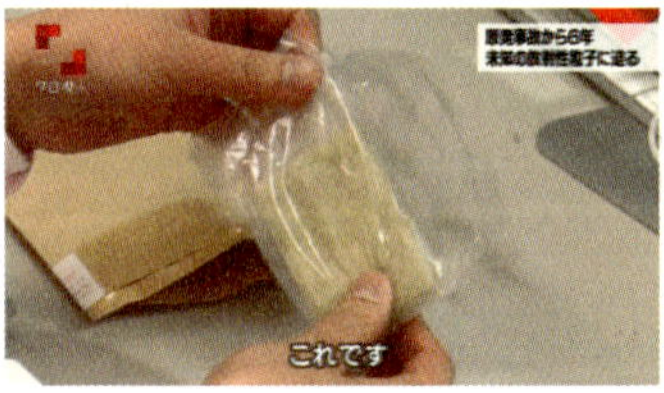

일본 원자력연구개발기구(JAEA)의 시히코 사토 씨 "바로 이것입니다"

이 입자에 대한 연구를 하고 있는 일본 JAEA의 시히코 사토 씨가 주목하고 있는 것은 유리 성분을 포함하고 있는 단열재입니다. 이것은 원전의 배관 등에 사용되었습니다. 특수 전자현미경으로 방사성입자와 단열재에 포함된 성분들의 경향을 분석하고 비교하고 있습니다. 유리의 주성분인 규소와 산소 등 여러 가지 원소들의 경향이 잘 일치하고 있습니다.

이 때문에 사토 씨는 방사성입자가 형성되는 시나리오를 다음과 같이 생각했습니다. 사고시 녹아내린 핵연료에서 방사성세슘이 방출된다. 원자로 안에 가득 찬다. 그리고 격납용기와 원자로 건물로 새어 나간다. 세슘은 건물 안의 단열재에 흡착되기 시작한다. 그리고 나서 원자로건물 1호기에서 수소 폭발이 일어난다. 단열재가 유리 상태로 녹을 때, 세슘이 그 안으로 들어간다. 그리고 수소 폭발로 주변 환경으로 배출되면서 흩어질 때 작은 입자가 되었다는 것입니다.

사토 씨가 발견한 방사성입자들의 크기는 직경이 0.5~500마이크로미터 정도입니다. 모양은 부드러운 둥근 것에서부터 울퉁불퉁한 것까지 매우 다양합니다.

일본 원자력연구개발기구(JAEA)의 시히코 사토 씨
"이러한 유리 같은 입자가 원전 사고로 방출된다는 것에 대한 기존의 연구 결과는 없습니다. 후쿠시마 사고에 고유한 현상이 무엇인가를 먼저 밝혀 가고 싶습니다."

일본 JAEA의 다쑤히코 사토 씨 : 우리는 각 개별 방사선의 거동을 계산할 수 있는 전산프로그램 PHITS를 사용해서 불용성 방사성입자에 의한 건강 영향을 평가해 보았습니다. 실제로 발견된 입자들이 폐로 들어갔다고 가정했습니다. 우리는 어떤 장기의 표면 한 위치에 불용성 방사성입자가 계속 붙어 있는 경우와 같은 양이 방사성물질이 균일하게 골고루 퍼져 있는 경우를 서로 비교해 보았습니다. 균일하게 퍼져 있는 경우와 불용성입자가 붙어 있는 경우에 방사성물질의 양이 같아도 선량이 달라지므로 건강 영향은 달라질 수 있는 것입니다.

일본 원자력연구개발기구(JAEA)의 다쑤히코 사토 씨
"입자들이 어떤 장기 내에서 같은 장소에 얼마나 오랫동안 머물 것인가에 대한 연구가 필요하다고 생각하고 있습니다."

실제로 불용성 방사성입자를 흡입했었을 사람에 대한 자료가 있습니다. 원전 사고시 많은 방사선피폭을 했었던 도쿄 전력 직원들에 대한 조사 결과입니다. 신체 내부에 있는 방사성물질의 양을 정기적으로 조사했는데, 가슴 부분 피폭량이 상대적으로 높아지고 있는 것으로 나타났습니다.

전신에 퍼져 있던 방사성세슘은 시간이 지남에 따라 감소하는 반면에, 가슴 근처에서는 감소하는 속도가 느렸습니다. 흡입한 불용성 방사성입자가 폐에 잔류하고 있다고 보입니다. 그러나 조사를 실시하고 있는 방사선의학종합연구소(NIRS)의 아키라 쿠리하라 씨는 국제방사선방호위원회(ICRP)의 권고에 의하면, 건강 영향은 걱정할 정도가 아니라고 말합니다.

방사선의학종합연구소(NIRS)의 아키라 쿠리하라 씨
"아마도 선량의 크기는 건강에 영향을 미칠 만한 수준에 이르지는 않을 것으로 생각합니다."

» 방사선에 의한 건강 영향과 방호 전문가인 미치아키 카이 씨. 불용성 방사성입자가 몸 속에 남아 있을 경우에 방사선량이 국부적으로 높아질 가능성이 있고 그 영향을 조사해야 한다는 전문가 의견이 있습니다. 이에 대해서 어떻게 생각하십니까?

미치아키 카이 씨 : 무엇보다도 우리는 방사선량의 크기가 건강 영향에 대한 "잣대"라는 것을 알고 있습니다. 그러나 그 선량을 비교할 때에 받은 방사선량의 크기가 작거나 또는 큰 경우에는 서로 비교할 수 없습니다. 일반적으로는 '방사선량이 클수록 건강 영향이 크다'고 할 수 있습니다. 그러므로, 피폭한 장기 또는 조직에서의 '평균 선량'이 클수록 영향이 커지게 될 것이고, 그런 의미에서 이 불용성 입자의 경우에도 장기적으로 평균 선량을 평가하는 것이 중요하다고 생각합니다. 하지만 선량이 국부적으로 매우 높아질 가능성이 있으므로, 제대로 선량을 평가해 나가는 것이 중요하다고 보고, 저도 그런 평가를 수행하고 있습니다.

(전체적인 피폭이 국부적인 피폭보다 영향이 큰가?)

같은 크기의 선량인 경우에 더 넓은 범위에 방사선을 받는 것이 영향이 더 크다고 할 수 있습니다.

(더 넓은 범위에 방사선을 받는 것이 영향이 더 크지만, 이 국부적 피폭에 대해서도 조사할 필요가 있다는 것이군요?)

제대로 검토하고 확인할 필요가 있다고 생각합니다.

» **그리고 불용성 방사성입자를 포함해서, 사고로 인한 방사능오염에 대한 조사를 수행하고 있는 유이치 모리구치 씨에게 질문을 드립니다만, 이러한 불용성 방사성입자가 어느 범위 정도로 존재하고 있는가요?**

유이치 모리구치 씨 : 입자는 다양한 크기의 것이 있습니다만, 비교적 큰 입자는 원전 근처에 한정해서 발견되고 있습니다. 하지만, 크기가 작은 입자는 바람을 타고 멀리까지 퍼져서, 관동 지방까지 도달했다는 것을 알 수 있습니다.

치아키 가마쿠라 (캐스터) : 그럼 조금 더 자세하게 알아봅니다.

모리구치 씨는 불용성 방사성입자를 크게 두 가지 종류로 나누었습니다. 각각 'A형', 'B형'이라고 합니다. A형은 크기가 10마이크로미터 이하로 비교적 작고 둥근 것이 많아, '세슘 볼'이라고 부릅니다. 입자가 작기 때문에 호흡을 통해 흡입되어 폐에 도달할 수 있습니다. 반면에 B형은 수십 마이크로미터 이상으로 비교적 크고 독특한 형태의 것이 대부분입니다. 따라서, 입자가 크기 때문에 폐에 들어가지 못하고, 피부 또는 점막 등에 달라붙습니다.

그리고, 이 A형과 B형의 입자들이 확산되어 분포하고 있는 지역이 조금씩 밝혀지고 있습니다. 비교적 크고 무거운 B 타입은 후쿠시마 원전 근처 20킬로미터 이내의 범위에서 발견되고 있습니다. 반면에, 작고 가벼운 A형은 관동지방에서도 발견되고 있습니다. 기상연구소가 발표한 시뮬레이션에 따르면 사고 직후인 3월 14일과 15일에 불었던 바람을 타고 A형의 입자들이 널리 확산된 것으로 보고 있습니다.

» **「A형」이라고 불리는 크기가 더 작은 입자가 사고 직후 관동지방까지 날아왔다는 것입니다만, 이것은 어떤 의미일까요?**

유이치 모리구치 씨 : 우리가 얼마 전에 있었던 학회에서 발표했지만, 현재 연구를 진행하고 있습니다. 저는 3월 15일에 방사성물질이 관동지방까지 날아왔다는 것을 예전부터 알고 있었습니다만, 그 중에 이 불용성의 방사성입자가 들어있었다는 것을 이번에 밝혀낸 것입니다. 그래서 언제 그런 것이 거기에까지 확산되었는가에 대해 지금 진상 규명을 하고 있는 것입니다. 어느 특정 시간대에 방사성물질이 방출된 것이 아닌가 하는 것이 조금씩 밝혀지고 있습니다.

(확인입니다만, 3월 14일부터 15일에 날아온 것이라는 것이군요?)
예.

» 어느 정도의 양이 확산되었다고 생각하시나요?

유이치 모리구치 씨 : "전체적으로 얼마나 많은 양이 확산했는지"에 대해서는 저는 아직 모르고 있습니다. 하지만 3월 15일 관동지방으로 날아온 것에 관해서는, 다른 연구 그룹의 연구 성과이지만, 80%~90%가 이 불용성 입자 A형일 것으로 보고 있습니다. 상당히 넓은 지역에까지 퍼졌으므로 후쿠시마 현에서부터 관동지방에 이르기까지 그 영향을 신중하게 평가해야 할 필요가 있다고 생각합니다.

» 카이 씨, 이 A형의 건강 영향에 대해서는 어떻게 보시는가요?

미치아키 카이 씨 : 방사선의 경우 외부피폭과 내부피폭이 있습니다. 유엔방사선영향과학위원회(UNSCEAR)의 보고에 따르면 "외부피폭에 의한 영향이 크다"고 되어 있습니다. 그렇지만 이런 불용성 입자가 발견된 것과 관련, 내부피폭의 영향을 검토할 필요가 있습니다. 그러나 내부피폭의 영향 크기가 바뀐다고 해서 외부피폭과 내부피폭의 영향을 합한 전체적인 영향이 크게 바뀌어지지는 않을 것으로 저는 보고 있습니다. 어쨌든 내부피폭 평가를 제대로 할 필요가 있다고 생각합니다.

» 유엔방사선영향과학위원회(UNSCEAR)는 수도권에서의 피폭선량에 대해서는 "건강에 미치는 영향은 없다"고 평가했습니다만, 이 평가가 뒤집힐 가능성이 있을까요?

미치아키 카이 씨 : 그러한 의미에서는 내부피폭에 의한 영향의 크기가 달라질 것입니다만, "외부피폭에 의한 영향이 크다"고 되어 있기 때문에, 그 평가가 뒤집히는 일은 거의 없을 것으로 생각합니다.

치아키 가마쿠라 (캐스터) : 한편, 원전 근처에서는 대피령이 해제되어 귀환을 시작한 사람도 있습니다. 이 불용성 방사성입자에 대해 현지 지자체는 어떻게 받아들이고 있는 것일까요? 예를 들어, 오쿠마정 환경 대책과에서는 "특별 대책은 취하고 있지 않지만, 귀환곤란지역에 들어갈 때 방호복을 입고 마스크를 하는 등의 지도를 실시하고 있으며, 실내 청소 때에는 먼지를 뒤집어쓰지 않도록 주의하도록 전하고 있다"는 것입니다. 보시다시피 현재 지자체에서는 기본적으로는

"방사성물질을 흡입하지 않도록 하고 몸에 달라붙지 않도록 한다"는 지금까지 해왔던 방호 대책으로 대응하고 있다는 것입니다.

» 모리구치 씨, 원전 근처에서는 대피령이 해제되어 귀환을 시작한 사람도 있을 것입니다만, 이런 분들이 어떤 점에 주의하면 좋을까요?

유이치 모리구치 씨 : 제염이 이루어지고 공간선량이 낮아져서 대피령이 해제되었지만 사실 제염은 야외 공간에서만 행해졌습니다. 그러나, 비록 공간선량률이 비교적 낮은 곳에서도 사고 직후에 이런 방사성입자가 실내로 들어가 있는 지역들도 있습니다. 따라서 사고 후 처음으로 실내에 들어갈 때 방사선방호 조치를 제대로 하고 실내에 방사성물질이 부유하지 않도록 실내 청소를 신중하게 해주는 것이 필요하다고 생각합니다.

» 이 불용성 방사성입자는 연구자들이 우려하는 또 다른 문제가 있습니다. 원전 부지 그리고 제염이 현재 끝나지 않은 지역으로부터 입자가 다시 확산해서 날아오는 "재확산"이라는 문제입니다. 사실 과거에도 실제로 재확산한 경우가 관측되고 있었습니나.

2013년 8월 19일에 후쿠시마 제1원전의 3호기 원자로 해체를 위해 잔해 철거 작업이 진행되고 있었습니다. 하지만 구내 방사선량이 상승했고, 작업자의 신체 오염이 발생한 것입니다. 바로 그 때에 교토대학의 연구 그룹이 원전에서 26킬로미터 정도 떨어진 지점에서 대기 중 방사성물질의 증가를 관찰하고 있었습니다.

교토대학 교수 아키오 고이즈미 씨
"보통 수준의 약 30배 이상이었기 때문에, 무슨 일이 있었다라고 생각했습니다."

또한 원전과 교토대학의 관측지점 사이에 있는 관측시설에서는 불용성 방사성입자가 채취되었습니다. 교토대학의 연구 그룹은 당일의 기상 자료 등을 바탕으로 방사성입자의 확산을 시뮬레이션했습니다. 그 결과 잔해 철거 작업에 의해 비산된 입자들이 넓은 범위에 걸쳐 확산되었고 관측지점에까지 도달했다는 것을 알 수 있었습니다.

교토대학 교수 아키오 고이즈미 씨

"보다 분명히 하기 위해 현장에서 현지 토양 오염 조사를 했습니다. 그 안에는 오직 원전에서만 찾을 수 있는 오염 물질이 약간 높은 농도로 존재하는 것을 확인했지만 건강에 영향을 미칠 만한 수준은 아니었습니다. 하지만, 농도 수준이 충분히 높았으므로 아마 원전(잔해 철거 작업)에서 날아온 것이라는 결론을 내렸습니다."

» 이 재확산의 문제를 실제 건강 영향의 관점에서는 어떻게 생각하면 좋은가요?

미치아키 카이 씨 : 저는 역시 방사선량은 비교적 작을 것으로 봅니다만, 역시 측정을 통해 제대로 확인해 보는 것이 중요할 것으로 생각합니다. 특히 연속먼지감시기(대기 중 방사성물질의 양을 측정하는 장치) 등이 현장 주변에 설치되어 있으므로, 그런 감시기들의 측정 결과를 주목해 나가는 것이 중요하지 않을까 생각합니다.

» 모리구치 씨는 이 재확산대책에 대해서 어떻게 생각하는지요?

유이치 모리구치 씨 : 재확산에 의해 큰 문제가 발생한다면, 이것은 매우 중요한 문제이고 또한 폐로 작업에 연관된 재확산 문제는 매우 중요하다고 생각하기 때문에, 이 문제에 대해 무엇보다도 충분히 주의를 기울여야 한다고 생각합니다.

» 또한 이 불용성 방사성입자가 농작물에 미치는 영향에 대해서는 어떻게 생각하시나요?

유이치 모리구치 씨 : 대기 중의 방사성물질 감시를 하고 있고, 농작물 자체에 대해서도 제대로 감시하고 있기 때문에, 그러한 정보를 충분히 알고 있는 것이 중요하다고 생각합니다.

(후쿠시마에서 출하되는 농작물에 대해 안심해도 좋은가요?)

예. 제대로 검사가 이루어지고 있다고 생각합니다.

» 모리구치 씨와 카이 씨는 입자가 어디로 확산했는지 그리고 그 피폭선량을 어떻게 평가하는지에 대해 계속 연구하고 있습니다.

이와 같이, 불용성 방사성입자의 위험의 실체를 지금 연구자들이 규명하고 있는 중입니다. 그리고 우리는 앞으로 계속해서 이 문제를 취재해 가려고 생각하고 있습니다.

이 문제를 불안하게 생각하는 분도 있다고 생각합니다만, 지금은 냉

정하게 정보를 받아들이는 것이 중요하다고 생각합니다.

댓글

질문 세슘볼이 신체 한 부위에만 큰 영향을 준다던데 그러면 약간의 세슘볼이라도 신체에 치명적일 수 있는건가요? 몸에서 배출도 잘 되지 않고 특정한 장기에 오랫동안 남아서 피폭되면 소량의 세슘볼일지라도 걱정되서요ㅠㅠ
2018. 4. 2. 23:26

답글 세슘볼이 몸 안으로 들어온 경우, 어느 특정한 장기에 오랫동안 머물러 있을 가능성이 있다는 것을 현재 연구하고 있고, 아직 결과가 나오지 않았습니다. 소량의 피폭이 어느정도 영향을 미칠지도 연구가 진행되고 있습니다. 조금 더 기다려 보아야 할 것입니다. 한편 현재 환경 중에 퍼져 있는 세슘볼의 양이 그렇게 많지 않아 영향도 그렇게 걱정할 수준은 아닌 것으로 보고 있습니다.
2018. 4. 3. 06:32

제17화

후쿠시마 사고 방사능이 우리나라 앞바다로 올 가능성은?

2017. 11. 28. 7:59
후쿠시마 이야기 제12탄(https://blog.naver.com/radsafe/221150181156)

일본의 동쪽 해안인 후쿠시마 앞바다에서 흐르는 쿠로시오 해류는 태평양을 서에서 동으로 가로지르면서 일단 미국 서부 해안 쪽으로 흘러나갑니다. 즉 후쿠시마 사고로 환경으로 배출된 방사성물질은 해류를 따라 일본에서 미국 쪽으로 흘러나가면서 태평양 바다에서 희석되어 갑니다.

후쿠시마 근해에서 출발한 해류가 미국 서부 해안까지 도달하는 데에는 보통 4-5년이 걸립니다. 미국 서부 해안에 도달하는 때에 후쿠시마 사고로 나온 방사성세슘(Cs-137)의 농도는 약 1리터당 3밀리베크렐 수준이 될 것으로 평가되었습니다.

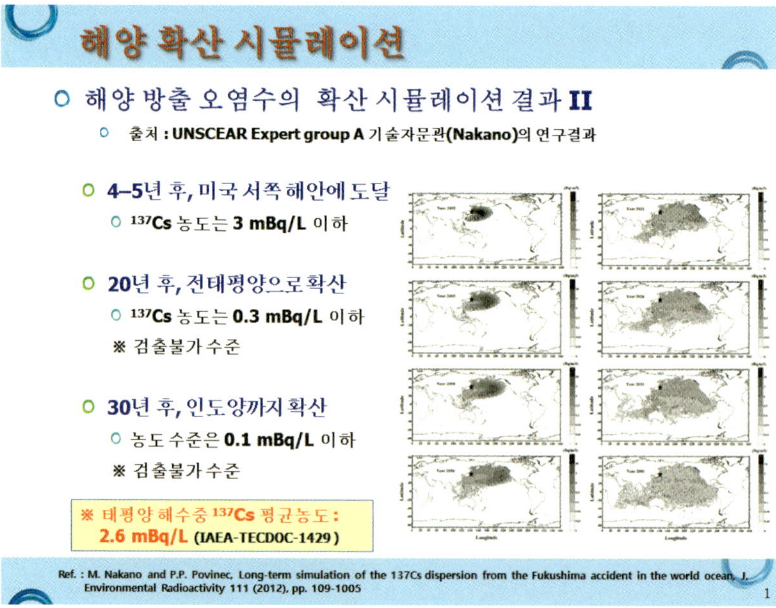

한편, 과거 1940~50년대 있었던 지상핵실험의 결과로 태평양 바닷물에는 방사성세슘-137이 현재 1리터당 약 2.6밀리베크렐 수준으로 들어 있습니다. 그리고, 태평양 바다의 총 물의 양은 약 6.6E+20리터이니, 후쿠시마 사고가 나기 전에 태평양에는 약 1E+18베크렐 정도의 방사성세슘(Cs-137)이 이미 들어 있었던 것입니다. (제2부 제9화 참고)

따라서, 후쿠시마 사고로 인해 태평양으로 배출된 방사성세슘(Cs-137)의 양은 8E+15 내지 1.4E+16베크렐 정도였으므로 사고 이전에 원래 태평양에 있었던 방사성세슘(Cs-137)의 양의 약 1% 정도가 후쿠시마 사고로 인해 태평양으로 추가된 것입니다.

그리고 해류는 미국 서부 해안에 부딪혀 적도 쪽으로 내려와서 적도를 따라 다시 미국에서 일본쪽, 즉 동에서 서로 흘러옵니다. 이렇게 다시 일본 쪽으로 되돌아오면서 전 태평양으로 퍼져서 한국 근처로 되돌아오는 데에는 보통 20년이 걸리게 됩니다.

이 때, 후쿠시마 사고로 나온 방사성세슘-137의 농도는 약 1리터당 0.3밀리베크렐 수준이 되어, 위에서 설명한 과거 핵실험으로 인해 이미 태평양 바다에 들어 있었던 방사성세슘(Cs-137) 농도의 약 1/10 수준이 될 것으로 평가되었습니다.

이렇게 후쿠시마 사고로 나온 방사성물질은 태평양 바다를 한 번 갔다가 되돌아오는 동안 태평양 바다에 완전히 희석되어 그 농도가 매우 낮아져서 측정이 불가능한 수준이 됩니다.

실제로 다음 그림에서 보듯이 한국원자력안전기술원이 후쿠시마 사고 이후부터 지금까지 계속해서 우리나라 근처 바다에서 방사성세슘(Cs-137)을 측정하고 있지만 그 방사능 농도는 후쿠시마 사고 이전과 비교해 볼 때 변화가 없습니다.

우리나라 해양 환경 영향

- 국내 해수중 방사성 핵종 감시 결과
  - 근거 : 원자력안전법 105조 및 동법 시행령 제147조 2항(해양환경 방사능의 조사 및 평가)

  - '11~'14년까지 국내 표층해수중 ^{137}Cs 농도: 불검출 ~ 4.77

	시료수	^{134}Cs (mBq/L)	^{137}Cs (mBq/L)
'11년도	207개	불검출	불검출~2.75
'12년도	132개	불검출	0.994~ 2.29
'13년도	158 개	불검출	불검출 ~2.35
'14년도	207 개	불검출	0.644 ~ 4.77

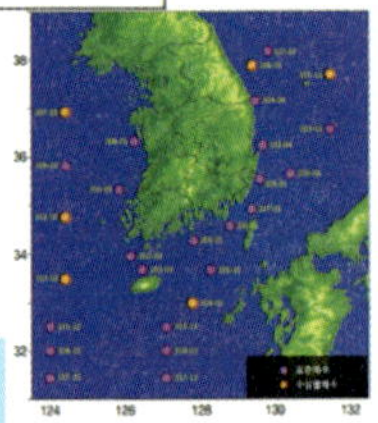

o 국내 해수중 후쿠시마 사고 이전 농도 범위 (1996~2010) :
- ^{134}Cs : 불검출
- ^{137}Cs : 불검출 ~ 7.00 mBq/L

댓글

질문 김ㅇㅈ?이란 사람이 희석해봐야 농도가 낮아지지 총량이 낮아지지 않는다고 희석해봐야 효과가 없다고 하던데 사실인가요? 2018.10.15. 15:22

답글 그렇지 않습니다. 내부피폭 선량을 줄일 수 있는 세 가지 방법이 곧바로 희석, 차단, 격리입니다. 방사선 방호에 대해 기본적인 지식을 가진 분들은 모두 다 알고 있고, 방사선 방호 기본 교재에 나오는 내용입니다. 외부피폭 선량을 줄일 수 있는 세 가지 방법은 시간, 거리, 차폐입니다. 2018.10.17. 14:26

질문 아 김ㅇㅈ이란 분이 원자력위원회?에 있길래 그 쪽 전문간 줄 알았는데 찾아보니 미생물학 전공이었네요.. 2018.10.17. 18:51

제18화

후쿠시마 수산물 수입금지 소송 - WTO 평결의 의미는?

2019. 4. 12. 16:10
후쿠시마 이야기 제28탄(https://blog.naver.com/radsafe/221511938268)

https://www.yna.co.kr/view/AKR20190412001152088

후쿠시마 수산물 수입금지 유지한다…WTO 분쟁서 예상깬 승소(종합2보)

한국의 일본 후쿠시마 주변산 수산물 수입금지 조치를 둘러싼 한일 무역 분쟁에서 한국이 예상을 깨고 사실상 승소했다.

세계무역기구(WTO) 상소기구는 11일(현지시간) 일본이 제기한 후쿠시마 수산물 수입금지 조치 제소 사건에서 1심 격인 분쟁해결기구(DSB) 패널의 판정을 뒤집고 한국의 조치가 타당한 것으로 판정했다.

무역분쟁의 최종심 격인 상소기구는 한국의 수입금지 조치가 자의적 차별에 해당하지 않으며 부당한 무역 제한도 아니라고 판단했다.

1심에서 일본의 손을 들어줬던 가장 중요한 두 가지 결정을 뒤집고 모두 한국의 손을 들어준 것이다.

상소기구는 세슘 검사만으로 적정 보호 수준을 달성할 수 있는데도 수입금지와 기타 핵종 추가 검사를 요구한 조치는 무역 제한이라고 본 1심 패널 판정을 파기하면서 과도한 조치가 아니라고 봤다.

1심 패널은 지난해 2월 한국의 수입 규제 조치가 WTO 위생 및 식물위생(SPS) 협정에 불합치된다며 일본의 손을 들어줬는데 SPS 관련 분쟁에서 1심 결과가 뒤집힌 것은 이번이 처음이다.

다만 상소기구는 한국 정부가 수입금지 조처와 관련해 일본에 충분한 정보를 제공하지 않았다며 절차적인 부분만 일본의 손을 들어줬다.

이에 따라 2013년 9월 후쿠시마현을 포함한 인근 8개 현에서 잡힌 28개 어종의 수산물에 대해 내려진 수입금지 조처는 계속 유지될 수 있을 전망이다.

해양수산부는 이번 판정과 관련해 "이번 결과로 현재 수입 금지 조치를 유지할 수 있게 됐다"는 입장을 밝혔다.

애초 상소기구 판정을 앞두고 1심 판정이 대부분 유지될 것이라는 관측이 나왔지만, 막상 일본에 유리하게 판정됐던 핵심 쟁점들이 줄줄이 파기됐다.

일본은 2011년 3월 후쿠시마 원전 사고 이후 수산물 수입금지 조치를 한 50여 개국 중 한국만을 상대로 2015년 5월 WTO에 제소했다.

정부 당국은 한국시간으로 12일 새벽 승소 소식을 접한 뒤 일본 식품에 대한 기존 검역절차가 그대로 유지될 것이라고 밝혔다.

산업통상자원부 관계자는 "그동안 SPS와 관련한 소송에서 이긴 적이 없었기 때문에 주변에서 비관적 분위기가 있었는데 정말 다행스럽게도 1심 판정이 뒤집혔다"며 안도의 한숨을 내쉬었다.

이어 "1심 패널에서는 식품 자체의 유해성에 문제가 있느냐 여부에 초점을 맞춘 반면 이번 최종심에서는 한국이 주장한 환경과 식품간 상관관계의 리스크 방지에 초점을 맞춰 법리적 판단을 제대로 내린 것으로 보인다"고 말했다.

1심 패널은 일본 식품을 표본 검사해 유해성 여부만 살피면 될 것이라며 방사성 핵종에 대한 한국의 검역체계가 지나치다고 본 반면 이번 상소심에서는 후쿠시마 원전 사고 이후 환경이 식품에 미치는 잠재적 위험성을 통제하는 데 초점을 맞추면서 한국의 손을 들어줬다는 설명이다.

식품의약품안전처 측은 "앞으로도 수입 수산물의 방사능 안전기준은 현행 수준을 유지할 예정이며, 국내에는 안전한 수산물만 유통될 수 있도록 철저히 관리하도록 하겠다"는 입장을 밝혔다.

해수부 관계자도 연합뉴스와의 통화에서 "전적으로 다행이라고 본다"며 "이번 판정을 계기로 해수부 차원에서 원산지 표시제를 강화하는 등 조치를 꾸준히 추진할 것"이라고 덧붙였다.

한편 정부는 이날 오전 세종청사에서 WTO 상소판정과 관련해 진행할 예정인 브리핑을 당초 '비공개'에서 '공개'로 전환하기로 했다.

이와 같은 WTO 평결의 의미를 방사선방호 기술적인 관점에서 조금 더 상세히 풀어서 알아봅니다.

세계무역기구(WTO) 상소기구의 판결문 중 핵심 내용의 영어 원문은 다음과 같습니다.

6 FINDINGS AND CONCLUSIONS

For the reasons set out in this Report, the Appellate Body makes the following findings and conclusions.

6.1 Article 5.6 of the SPS Agreement

A panel examining a claim under Article 5.6 of the SPS Agreement is charged with, inter alia, ascertaining the respondent's ALOP on the basis of the totality of the arguments and evidence on the Panel record. A panel is also required to identify the level of protection that would be achieved by the alternative measure proposed by the complainant. The Panel in this dispute accepted Korea's own articulation of the relevant ALOP as one containing the following elements concerning radioactivity levels in food consumed by Korean consumers: (i) the levels that exist in the ordinary environment; (ii) exposure "as low as reasonably achievable"; and (iii) the quantitative dose exposure of 1 mSv/year. While the Panel accepted Korea's articulation of this multi-faceted ALOP, its analysis focuses on the quantitative element of 1 mSv/year. The Panel reached conclusions with respect to Japan's alternative measure that leave unclear whether it considered the alternative measure to satisfy all of the elements of Korea's ALOP it had identified. The Panel's findings effectively subordinated the elements of ALARA and radioactivity levels "in the ordinary environment" to the quantitative element of exposure below 1 mSv/year. This is at odds with the articulation of the ALOP explicitly accepted by the Panel at the outset of its analysis.

a. We therefore find that the Panel erred in its application of Article 5.6 of the SPS Agreement in finding that Japan's proposed alternative measure achieves Korea's ALOP.

b. Consequently, we reverse the Panel's findings of inconsistency with Article 5.6 with respect to: (i) the adoption of the blanket import ban (except for the ban on Pacific cod from Fukushima and Ibaraki) and the 2013 additional testing requirements; and (ii) the maintenance of all of Korea's measures.

이와 같은 WTO 상소기구의 판결문에 따르면, 우리나라는 우리 국민을 보호하기 위한 ALOP(적절한 방호 수준)으로서 다음 세 가지를 제시했었습니다.

> 1. 수산물 방사능 오염 수준이 전 세계 보편적인 환경에서의 오염 수준을 만족할 것
> 2. 방사선피폭을 "합리적으로 달성가능한 낮게"(ALARA) 유지할 것
> 3. 연간 선량이 1mSv를 초과하지 않을 것

WTO 상소기구는 "1심에서는 3번에 집중해서 평결을 했음. 1심에서는 3번을 만족하면 1번과 2번은 자동 만족되는 것으로 결론내렸음. 하지만, 3번을 만족하는 것이 한국이 주장한 1,2,3번 모두를 만족시킨다고 할 수 없음. 따라서, 이러한 1심의 평결은 한국이 주장한 ALOP를 확실하게 만족했다고 볼 수 없음"이라고 판단했습니다.

이에 따라, 상소기구는 "일본이 취한 조치는 한국이 요청하는 ALOP를 만족한다"라는 1심의 판결에 오류가 있었다고 판단하며, "한국이 취한 일본 수산물 수입금지 조치와 2013년에 요구한 기타 핵종 추가 방사능 오염 검사는 부당하고, 한국이 자국민 보호를 위해 취하고 있는 조치들이 부당하다"고 했었던 1심의 판결을 뒤집어서 우리나라의 손을 들어주었습니다.

이와 같은 WTO 상소기구의 평결 의미는 우선 '일본 후쿠시마현 근해에서 생산되는 수산물 속의 방사능 오염 수준이 여전히 후쿠시마 사태 이전의 오염 수준으로 완전히 회복되었다고 보기 어렵다'는 점을 인정한 데에 있다고 볼 수 있겠습니다.

그리고 또 한 가지는 '수산물 섭취로 인한 방사선량이 비록 일반인 선량한도인 연간 1mSv를 만족한다고 할지라도, 일본은 방사선방호의 수준을 "합리적으로 달성가능한 낮게"(ALARA) 유지하기 위한 제반 조치들

을 취하고 있다는 것을 보여주지 못했다'는 점을 인정했다고 할 수 있겠습니다.

한편, 1심에서 우리나라가 패소했었던 이유인 우리나라의 3번째 요구 즉 "연간 선량이 1mSv를 초과하지 않을 것"은 상소기구에서도 여전히 만족하는 것으로 보았다고도 할 수 있겠습니다. 즉 우리나라 사람이 후쿠시마 근해 수산물을 수입해서 섭취한다고 해도 연간 방사선량이 1mSv를 초과하지는 않을 것으로 보았다고 할 수 있겠습니다.

그리고, 우리가 이 WTO 상소기구 평결문에서 또 한 가지 유의할 만한 점은 다음과 같습니다.

> 5.37 Our finding of error concerns the Panel's acceptance of an ALOP consisting of quantitative and qualitative aspects, and its comparison to an alternative measure in a manner that effectively focuses on achievement of protection to some degree "below" the quantitative threshold that forms only one part of that ALOP. We are not called upon to consider whether Korea's ALOP could be equated or reduced to exposure "below" or even "significantly lower" than 1 mSv/year. We do not express a view on the Panel's assessment of factual matters that are not challenged on appeal, including the levels of contaminants in Japanese food products, the relationship and ratios of different radionuclides based on releases from the FDNPP, and the potential dietary exposure of Korean consumers to radionuclides in food products.

즉, WTO는 일본 수산물의 방사능 위해성에 대한 기술적인 판단은 하지 않았다는 점입니다. 다시 말하면, WTO 상소기구는 이번 평결에서 '어느 정도 방사능 오염은 위험하고 어느 정도 오염은 위험하지 않다'라는 기술적인 판단은 하지 않았다는 점입니다.

위 평결문 중 'quantitative'라고 표현한 것은 일반인 선량한도인 연간 1mSv를 의미하고, 'qualitative'라고 표현한 것은 "합리적으로 달성가능한 낮게”(ALARA) 유지하는 것을 의미합니다.

또한, “We are not called upon to consider whether Korea's ALOP could be equated or reduced to exposure “below” or even “significantly lower” than 1 mSv/year.” 라고 표현한 부분이 “WTO 상소기구가 이번 평결에서 '어느 정도 방사능 오염은 위험하고 어느 정도 오염은 위험하지 않다'라는 기술적인 판단은 하지 않는다”라는 것을 의미합니다.

결국 이번 WTO 상소기구 평결의 의미는 '우리나라에서 생산되는 수산물과 일본 후쿠시마 근해에서 생산되는 수산물에서의 방사능 농도가 아직 서로 다르다'는 것일 뿐, '우리나라 수산물은 안전하고 일본 수산물은 위험하다'라고 기술적으로 판단한 것은 아니라는 점입니다.

'위험하다 또는 위험하지 않다'의 관점이 아니라, '아직 수산물 방사능 농도가 다르다'는 사실을 무역 불공정 시비에 대한 판단의 핵심으로 본 것이라고 하겠습니다.

즉 WTO는 “양국이 취한 조치가 WTO '위생 · 식물 위생 조치 적용(SPS)' 협정의 규정 위반이 되느냐 안 되느냐”의 관점에서만 판단을 내린 것입니다.

예를 들면, 이번 판결을 놓고 혹자는 “일본 후쿠시마 근해 수산물의 위험성을 WTO가 인정한 것이다”라고 얘기할 수 있습니다.

반면에 또 다른 이는 “ALARA가 무적의 칼이 되어가고 있다. LNT를 수정하지 않으면 방사능 공포는 절대 끝나지 않을 것 같다”라고 볼 수 있을 것입니다.

저는 이 두 가지 해석 모두 이번 WTO 상소기구의 평결을 자의적으로 확대 해석한 것으로 봅니다.

왜냐하면, 먼저 말씀드렸듯이 “WTO는 일본 수산물의 방사능 위해성에 대한 기술적인 판단은 하지 않았다”는 것입니다.

또한 LNT는 LNT 이론 자체가 문제가 아니고, LNT를 적용하는 데에 문제가 있기 때문입니다.

그리고 ALARA는 'reasonably achievable'(합리적으로 달성가능한)인데, 즉 어떤 나라의 고유한 사회적 및 경제적 요건을 감안해서 위험의 크기와 그 위험을 줄이기 위해 투입하는 비용 사이의 균형을 보고, 판단해서 방사선량을 낮추어 보라는 의미인데, 보통은 'reasonably achievable'을 그냥 'possible' 즉 사회적 및 경제적 여건은 감안하지 않고 '그냥 가능한 낮게'로 오해하는 경향이 팽배하기 때문입니다.

이를 조금 다르게 표현해 보면, '이론적 합리성과 실천적 합리성'의 차이라고 보는 것입니다.

"이론적으로는 합리적이나, 현실에서 실제로 적용하면서 합리성이 사라진다."

저는 이번 WTO 상소기구 평결을 보면서, 방사선방호 분야에서 "어떻게 하면, 합리적인 이론이 현실에서도 구체적으로 그리고 실질적으로 합리적으로 적용될 수 있을까?"에 대한 해답을 찾아 나가는 데에 우리들의 지혜를 모으는 것이 당면 과제가 아닌가 합니다.

댓글

질문 UNSCEAR랑 UN, 그리고 WHO은 후쿠시마는 우리가 생각했던 것보다는 덜 위험하다는데, 왜 일본이 진 거죠? 2019.4.12. 20:29

이웃1 수산물이 위험해서 진 게 아니고 수입을 금지한 한국의 행위가 SPS 무역협정상 위반되지 않았다고 한 거예요. 안전기준인 연간 1 밀리시버트 이하여서 한국 패소라는 분쟁해결기구 1심 패널 판단은 상소심에서도 동일했어요. 하지만 한국이 과학적으로 안전한 것만이 중요한 게 아니라 일본의 지리적인 상황이라든지 등등 기타 환경을 고려해서 수입하지 않겠다고 주장한 걸 상소심에서 인정을 한 거죠. sps협정은 국민 안전(주권이겠죠)을 위해서라는 이유로 과학적 증거가 있더라도 다른 이유를 함께 고려할 수 있기에 정말 말도 안되는 미친 비과학적인 이유가 아니라면 수입금지도 가능합니다. 그래서 방사선이 수산물에 미치는 영향이 객관적으로 어떠한지 위험한지 아닌지에 대해서는 판단하지 않았다고 상소보고서에 나와있는 거구요. WTO 무역분쟁은 말그대로 무역분쟁이에요. 과학적인 영역이 아닙니다. WTO 분쟁해결기구는 회원국의 조치가 무역협정에 위반하였느냐 아니냐를 판단하는 곳입니다.
2019.4.12. 20:39

질문 https://m.news.naver.com/read.nhn?oid=020&aid=0003210554&sid1=104&mode=LSD
이 기사에 나오는 WTO 판단은 여기 자강님이 올리신 거랑은 좀 다르네요. 이 기사는 마치 일본 수산물은 위험하다라고 말하는 것 같애요.
2019.4.13. 05:59

답글 세슘 이외에 다른 방사성물질이 들어있을 가능성에 대해 일본이 설명을 잘못했다는 것이 제 글에서 우리나라가 주장한 ALOP의 제1번을 만족하지 못했다는 것과 같은 의미입니다. "일본 수산물이 위험하다 또는 위험하지 않다"라는 점을 의미하지는 않는다고 봅니다. 2019.4.13. 06:06

질문 우아— 어려워서 여러 번 읽어봐야 할 것 같아요. 2019.4.12. 22:23

질문 안녕하세요. 항상 양질의 자료들 잘 보고 있습니다.
저는 평소에도 일본을 자주 가고, 또한 다음 학기에 일본 아키타에 있는 aiu에 가게 되었습니다. 그런데 jtbc에서 방영한 스포트라이트
https://youtu.be/vXlW16QXgzg
이 다큐멘터리를 보니 일본에서는 무엇도 먹어서는 안되며, 방사능이 일본 전국에 퍼져있다는 식으로 얘기를 해서 불안이 생겼습니다. 저 다큐멘터리를 보니 아키타에 가서 유학을 하는게 괜찮은건지 불안이 점점 생겨서.. 저 다큐멘터리에 대해서 좀 여쭈어보고 싶습니다.
그리고 또한 제 방에는 일본에서 생산한 여러 물품들을 백여개 이상 가지고 있는데 혹시 괜찮을까요? 대부분 도쿄에서 구매한거지만 생산한 곳은 잘 모릅니다. 게다가 저번 2018년 여름에 교통수단 환승 때문에 후쿠시마역에서 몇 시간 있었는데, 후쿠시마역은 안전하다고 할 수 있나요?
2019.6.9. 19:18

답글 네, 보내주신 JTBC 링크는 잘 보았습니다.
우선 먼저 말씀드리고 싶은 것은 제 생각에는 아키타 AIU에 가서 공부하려는 계획을 방사능 피해 염려 때문에 바꿀 이유가 전혀 없다는 것입니다.
다큐멘터리 관련 먼저 짚고 가야할 것이 있습니다. JTBC는 2011년 후쿠시마 원전 사고 이후 지금까지 지속적으로 후쿠시마 원전 사고 방사능 피해 우려에 대해 '매우 심각하다'라는 기조로 방송을 해왔던 대표적인 우리나라 방송에 속합니다. 지속적으로 후쿠시마 원전 사고 방사능 영향에 대한 부정적인 시각으

로 보도를 해 오고 있는 것입니다. 그 예로는 2011년 사고 이후 일본 내에서 대표적으로 반핵활동을 전개했었던 교토대 고이데 교수를 초청해서 인터뷰하는 영상 등이 있습니다. 고이데씨는 사실 정규 teaching professor가 아니고 교토대 실험용원자로 담당 연구교수였고 당시 은퇴를 거의 앞둔 상태였습니다.

한편, 보내주신 링크 영상도 위와 같은 기조하에 사고가 난지 5년이 경과한 2016년 시점에서 (당시는 찬핵정책을 유지하던 박근혜 정부 시절입니다) 제작된 것으로서 보도 내용중 앞 부분만을 보더라도 제가 보는 견지에서 객관적이지 못하거나, 내용의 오류 또는 과장 보도 내용 부분들은 다음과 같습니다.

1. 도입부 화면 자막 글 "심각한 방사능 오염 감추는 일본" - 먼저 방사능 오염이 심각하다는 것을 전제로 하는 제목입니다. 그리고 제목 안에 일본 정부가 사실을 은폐하고 있다는 것을 암시하고 있습니다.
2. 자막 글 "식수원에 버려지는 엄청난 오염수" - 사고가 난 후쿠시마 원자로 지하로 유입되는 지하수로 인해 발생하고 있는 오염수는 식수원에 버리지 않고, 사고 복구 현장에 설치한 정화시설에서 방사능을 필터로 거른 후에 사고 복구 현장에 새롭게 만든 큰 탱크들 안에 지금 현재 전량을 모두 보관하고 있습니다.
3. 말이 쓰러져서 고통스러워하는 장면과 방안에서 마스크를 쓰고 모로 누워 있는 여자 장면 등이 방사능 피폭 때문에 그런 증상이 나온 것이라는 과학적인 증거는 전혀 제시하지 않으면서, 그런 영상을 보는 사람으로 하여금 방사능 피폭 때문에 그런 장면들이 생겨나는 것처럼 생각하게 만드는 방사능 피폭 피해 정도를 과장하기 위한 의도가 분명한 장면입니다.
4. 앵커가 등장한 이후 나오는 공갈이 생긴 탱크가 폭발하면서 노란 화염이 발생하는 장면은 후쿠시마 원자력발전소가 아닙니다. 석유 탱크가 폭발하는 장면입니다. 하지만, 시청자들이 그 장면에서 공포감과 두려움을 연상하도록 유도하고 있습니다.
5. "사상 최악의 방사능 사고" - 후쿠시마 원전 사고 피해를 과장하려는 명백한 오류입니다. 자세한 내용은 제2부 제4화부터 제7화까지 글들을 보시면 좋겠습니다.
6. 방사능 누출을 9개월 안에 막겠다는 것과 사고 수습과는 전혀 별개의 문제입니다. 실제 사고 수습 즉 거의 사고 이전의 상태로 원전 부지를 다시 복구하는 과정은 30-40년 이상 걸리는 매우 긴 과정입니다. 상황이 조금 다르기는 하지만 1986년에 사고가 났었던 체르노빌의 경우만을 보더라도 사고 수습에는 매우 긴 시간이 필요합니다. 하지만 방사능 누출을 9개월 안에 막겠다고 한 것은 사고 수습을 의미하는 것은 아니고, 사고가 난 후쿠시마 원전들로부터 환경으로 관리되지 않고 배출되는 방사능을 막겠다는 것으로 전

이해합니다. 이 목표는 지금 현재 달성되었다고 볼 수 있습니다.

한편, 일본 또는 후쿠시마현에서 생산된 플라스틱 제품과 같은 공산품들이 방사능에 오염되었다는 것이 확인된 바는 아직까지 없습니다. 후쿠시마시 지역이 후쿠시마 원전 사고 방사능으로 영향을 받았었던 것은 분명합니다. 하지만, 현재 후쿠시마현에 위치한 공장에서 생산되는 제품이 방사능에 오염되어 있는가 또는 아닌가는 전혀 별개의 문제라고 생각합니다.

무엇보다도 공산품을 생산하는 회사가 자사 제품이 방사능에 오염되어 있는 것으로 확인된다면, 그 회사는 더 이상 운영할 수 없게되리라는 것을 너무나 잘 알고 있다고 봅니다. 따라서, 제품을 생산하는 과정에서 제품이 방사능에 오염되지 않도록 모든 조치를 취할 것으로 생각합니다.

님의 방에 지금 있는 제품이 방사능에 오염이 되었는지의 여부는 물론 측정을 해봐야 정확하게 알 수 있을 것입니다. 하지만 위와 같은 제 생각을 바탕으로 그러한 제품들이 방사능에 오염되어 있을 가능성은 거의 없다고 봅니다. 불필요한 걱정과 염려는 두려움을 키우고 건강을 오히려 해칠 수도 있습니다. 님의 생각 정리와 판단에 도움이 되시길 바랍니다. 2019.6.10. 22:27

질문 긴 글 감사합니다. 읽어보고 잘 생각해보도록 하겠습니다. 그리고 혹시 시중에 파는 방사선측정기는 신뢰할만한가요? 2019.6.10. 22:31

답글 아 네, 시중에서 파는 방사선 측정기는 공간감마선량률을 측정하는 것으로서 그 정확도 관점에서 차이가 많이 나는 편입니다. 즉 보통 수십만원 이하에 파는 제품들도 많이 있지만, 제가 사용하는 측정기는 약 350만원 정도 하는 매우 고가 제품입니다. 가격 차이가 측정 결과 정확도와 반드시 정비례하는 것은 아니지만, 방사능 측정에서 정확도는 매우 중요한 요소 중의 하나입니다. 2019.6.10. 23:05

질문 아 답변 감사합니다. 2019.6.10. 23:06

질문 자강님은 전문가로서 WTO 판결문을 보면서 자세히 설명해 주셨는데요, 한가지 의문은 일본 정부를 어떻게 잘 아시는지는 모르겠지만 일본 국민들도 믿지 못하는 일본 정부를 자강님은 어떻게 한결같이 일방적으로 믿고 계시는지 궁금합니다. 믿음의 객관적인 자료나 연구한 결과가 있으시다면(본인이 직접)블로그에 올려주시길 바랍니다.

https://youtu.be/2cuCqcG1EEA

- 독일 공영방송 ZDF의 다큐멘터리 〈후쿠시마의 거짓말〉

예전 일본의 총리였던 분도 일본 정부를 믿지 못한다고 독일공영방송에 인터뷰를 했는데요, 자강님은 현 일본정부의 고위인사와 인터뷰나 대담을 하신 적이 있습니까? 아니면 전문가로서 직접 후쿠시마 발전소에 가서 본인 눈으로 방사능 누출 현황을 확인, 조사하고 연구해서 근거 자료를 가지고 일본 방사능 누출 현황은 안전하고 일본 정부를 믿는다고 말씀 하시는 건가요?
혹시 일본 정부로부터 편의나 어떤 제공을 받고 있는건 아닌지 몹시 궁금 합니다. 제 글을 가리거나 삭제하지 말아주시길 바랍니다. 2019.6.26. 19:14

답글 현재 G20 정상회의 참석차 일본을 방문중인 문대통령께서 비행기에서 우산을 쓰고 트랩을 내리는 장면을 두고 '아베의 문재인 홀대론' 즉 우리나라에 대한 주최국인 일본의 결례 논란이 거셉니다.
이와같이 한일관계는 독도 영유권, 위안부 협상, 강제징용 배상 등과 같은 역사적인 문제들과 후쿠시마산 수산물 수입금지 조치와 같은 방사능 피해 문제가 주권국가로서의 위상과 국민들의 감정과 얽혀있으며 더우기 일부 언론과 정치인들의 정략적인 소재가 되어 함부로 이야기하기에 매우 조심스럽고 어려운 문제임이 사실입니다.
하지만 방사선방호에 대해 지난 40년간 공부해온 자로서 방사능 피해에 대한 과학적인 사실과 지식을 나눔으로써, 이를 바탕으로 제 글을 읽는 모든 독자들이 불필요한 방사능 피해에 대한 걱정과 염려로부터 벗어나면서 동시에 자신과 가족을 방사능 피해로부터 안전하게 스스로 잘 보호할 수 있게 되기를 바라는 것이 제가 블로그를 운영하고 있는 궁극적인 목적입니다.
어렵겠지만, 한일관계의 문제와 과학적인 사실 자료에 근거해서 후쿠시마 원전 사고 방사능 피해를 받지 않아야 한다는 문제를 구분해서 바라볼 수 있기를 바랄뿐입니다.
한편, 일본 정부를 믿고 믿지 못하고 또는 일본 정부가 발표한 자료를 믿고 믿지 못하고는 사실 우리들 각자가 판단해야할 사항이라고 봅니다. 제가 제 블로그에 일본 정부 발표 자료를 소개하면서 이 자료를 "믿는다" 또는 "믿는 것이 좋다" 또는 "믿을만하다" 하는 제 개인적인 판단과 의견을 적지는 않았습니다. 다만 그러한 자료들도 있다는 정보 제공 차원에서 올려드린 것입니다.
또한 일본 정부 발표 자료들도 제 블로그에서 볼 수 있지만, 동시에 제가 인용하는 자료들은 주로 다음과 같은 두 국제기구들에서 발표한 조사보고서들과 동료 전문가들의 검증을 거쳐서 발표된 학술논문들(peer-reviewed papers)에 담긴 내용을 요약한 것입니다.
즉 우리나라를 포함 총 27개국 정부 대표단 약 80명의 방사선영향 전문가들로 구성된 유엔방사선영향위원회(UNSCEAR)(www.unscear.org)와 우리나라 전문가 약 10명을 포함해서 전 세계 약 30개국의 방사선방호 전문가 약 300명이 활동하고 있는 국제방사선방호위원회(ICRP)(www.icrp.org)에서 발간한 보고서들에 담겨있는 과학적인 사실 자료들을 활용하고 있습니다. 올해 우리나라 어떤 방사선 전문가분이 UNSCEAR 부의장으로 피선된 좋은 소식도 있습니다.

한편 저는 사고가 난 후쿠시마 원전 현장에는 지금까지 두 번 방문했고 그 때마다 방사능 피해 실태에 대한 조사를 직접 수행했습니다. 물론 저는 일본 정부와는 아무 관계가 없고 지금까지 일본 정부로부터 어떤 편의를 제공받은 것도 전혀 없습니다. 오해 없으시길 바랍니다.

저는 제 블로그에 올리는 댓글에서 비속어를 사용하거나 또는 글이 상대방을 비방하는 감정적인 경우에는 삭제합니다. 저는 제 블로그가 방사능 피폭 영향에 대한 과학적이고 객관적인 사실 자료들을 서로 공유하는 곳이 되기를 희망합니다. 2019.6.30. 14:19

이웃 말씀하신 두 국제기구에서도 직접 후쿠시마를 방문하여 연구조사를 한 것이 아니고 일본정부나 일본정부의 영향 하에 있는 단체의 자료를 토대로 보고서를 작성한 것이라면 마찬가지 아닐까 싶습니다. 최근 그린피스에서 발간한 보고서는 읽어보셨으리라 생각됩니다. 후쿠시마를 직접 방문하여 조사한 후 일본정부에서 국제기구에 보고하는 자료마저 왜곡한 행태에 대해 신랄하게 비판하고 잠재적 위험이 22세기까지 지속될 것임을 경고한 것으로 알고 있습니다. 일본 정부와 학계를 너무 신뢰하지 않으셨으면 합니다. WTO 분쟁에서 우리측 방문조사도 거부하고 자료도 전혀 제공하지 않았다더군요.
2019.7.18. 22:24

답글 네, 위 제 글을 보셨겠지만, UNSCEAR와 ICRP의 보고서들은 '일본 정부나 일본정부의 영향 하에 있는 단체의 자료'를 토대로 해서 작성하지 않습니다.

또한 UNSCEAR와 ICRP의 많은 전문가들도 후쿠시마 사고 현장을 방문했었습니다. 네, 사실 확인을 위해 가장 필요한 것은 우리나라 정부가 공식적으로 한일 공동 후쿠시마 방사능 조사를 실시하자고 공개적으로 제안하는 것이라고 생각합니다. 일본 정부가 이런 제안을 거부하지 못하도록 하는 것이 필요합니다. 2019.7.18. 22:30

질문 "저는 일본 정부가 발표하는 자료가 '정확하다' 또는 '정확하지않다'는 것을 얘기하지 않습니다. 다만 '이런 자료를 일본 정부가 발표하고 있다'라고 소개하고 있습니다. 검증이 안된 자료의 신뢰성에 대한 판단은 우리 각자의 몫이라고 봅니다."

그렇다면 검증 하지도 못하는 신뢰성이 결여된 자료를 인용하거나 여기에 올리시는게 맞는 논리인지요?? 혹여 나중에 잘못된 자료라 밝혀지면 자강님이 그동안 인용한 자료들을 근거로 후쿠시마는 괜찮다는 느낌을 주셨으니 자강님의 의견을 듣고 잘못된 정보를 습득한 사람들은 어떻게 되나요??
2019.8.17. 14:23

답글 네, 안전규제기관에서 검증이라 함은 "검사해서 증명하다"로 통상 사용합니다. 영어로는 verification 입니다. 즉 먼저 검사를 해야하는 데, 검사는 방사능 문제의 경우에 측정을 의미합니다. 자료가 생산된 시료의 방사능을 직접 실제로 측정하지 않았기 때문에 검증이 안되었다 하는 것입니다.

"검증이 안된 자료는 반드시 항상 신뢰성이 결여되었다"라고 할 수는 없습니다. 인용하는 이유는 "그러한 결과도 있음을 참고하는 것이 좋겠습니다"라는 것입니다. 제 블로그에 올리고 있는 글들은 모두 '후쿠시마는 괜찮다' '괜찮지 않다'와 같은 방사선의 위험성에 대한 판단은 받은 '방사선량의 크기에 따라서 내려야한다'를 이야기하고 있습니다. "심오한 사고를 통해 정확한 판단을 내리고 그에 따른 행동을 해야한다"라는 것이 우리 각자의 몫이라는 것입니다.

제 글을 읽고 심오한 사고를 한 후 그에 따른 느낌을 갖는 정도는 사람마다 다 다를 것입니다. "잘못된" 자료일지 아니면 "올바른" 자료일지는 결국 시간이 지나면 사필귀정 밝혀질 것입니다. 잘못된 정보의 제공자는 제 블로그 공포의 방사능 퀴즈 시리즈의 출연자 "쫑이"입니다. 그 글을 읽고 쫑이와 자강 중 누가 맞는 이야기를 하는 가를 스스로 곰곰이 생각해보는 것이 우리 각자의 몫이라는 의미입니다.

쫑이의 잘못된 정보를 습득한 사람들은 어떻게 되나요?? 제가 되묻고 싶은 질문입니다. 2019.8.17. 14:51

질문 안녕하세요. 인터넷 검색을 하다 우연히 들어왔습니다. 글이 저한테는 어려워서 몇 가지 궁금한 게 있는데요. WTO에서는 기술적인 판단은 하지 않았다고 하셨는데, 그런 기술적인 판단(어느 정도의 방사능은 위험한지)이 없으면, 제소가 합리적이고 정당한 건지 어떻게 알 수 있나요? 예를 들어서 본문에 있는 후쿠시마 수산물에 대한 것도 방사능에 대한 걱정 때문에 분쟁을하는 건데, 만약에 우리나라가 원래의 기준치보다 터무니없는 낮은 기준을 요구한다고 해도 제소하는 것에는 문제가 없는 건가요? 또 후쿠시마식품에 대한 검사 중에서 한국이나 다른 국가에서 시행한 검사도 있나요? 일본의 검사결과를 신뢰할 수 있나요? 2019.8.27. 15:02

답글 네, WTO 상소기구가 "우리나라의 입장이 합리적이고 정당하다"고 본 이유는 우리나라가 제시했던 ALOP 세 가지를 일본이 모두 다 만족하지 못했다고 판단했기 때문입니다. 즉, ALOP중 3번은 일본이 만족했지만, ALOP 1번과 2번은 만족시키지 못했다고 판단했습니다.

우리나라가 ALOP에서 요구한 기준 2와 3은 터무니없이 낮은 것은 아닙니다. 2와 3은 모두 ICRP 방사선방호 제2원칙 최적화 원칙과 제3원칙 선량한도 원칙에 해당하는 것으로 매우 합리적인 기준입니다. 터무니없이 낮은 기준을 WTO가 수용하지는 않을 것으로 봅니다.

후쿠시마산 식품에 대한 수입 규제를 하고 있는 나라는 아래 링크에서 보듯이 우리나라, 중국, 싱가포르, 대만을 비롯해 20여개국이 됩니다. 이들은 모두 방사능 검사를 하고 있다고 봅니다.
https://thediplomat.com/2018/12/taiwan-votes-to-maintain-import-ban-on-fukushima-food-imports/
후쿠시마현산 농수산물에 대한 일본 방사능 검사 결과는 검사가 후쿠시마현청과 후쿠시마현 협동조합 주관으로 실시되는 만큼, 일단 믿을 수 있다고 봅니다. 하지만 우리나라와 일본 방사능 측정 전문가들이 공동으로 검사해서 확인해 보는 것이 가장 좋은 방법이 되겠습니다. 2019.8.27. 19:45

제19화

후쿠시마 오염수 안에 들어 있는 총 방사능 양은 얼마나 될까요?

2019. 8. 10. 17:28
후쿠시마 이야기 제33탄(https://blog.naver.com/radsafe/221612085558)

이번 주 우리나라 거의 대부분의 언론들은 현재 후쿠시마 제1원전 부지 위에 보관중인 방사능 오염수의 태평양 방류 가능성에 대해 일제히 보도하면서, 도쿄 올림픽과 우리나라에 미칠 영향에 대해 언급했습니다.

일본, 방사성 오염수 100만t 방류 계획?
https://www.ytn.co.kr/_ln/0103_201908081627384472

일본의 방사성 오염수 100만 톤 방류 계획. 이헌석 에너지정의행동 대표와 관련 내용 자세히 살펴보겠습니다. 어서 오십시오. …

앞서 저희 취재기자가 정리를 해 드렸습니다마는 100만 톤이라는 양이 어마어마한 양 아니겠습니까? 이게 어떻게 생겨나게 된 건가요? …

하루에 한 2,000톤에서 최대 4,000톤 정도로 예상이 되고 있고요. 하루가 아니고 일주일에 그렇고. 대략 올림픽 경기장으로 쓰이는 수영장 크게 1개에서 2개 정도가 일주일이면 생긴다 이렇게 보시면 될 것 같습니다.

… 100만 톤도 어마어마하지만 증가하는 속도도 어마어마한데. …

http://daily.hankooki.com/lpage/society/201908/dh20190808151148137820.htm

https://www.hankyung.com/international/article/201908095190i

http://news.chosun.com/site/data/html_dir/2019/08/09/2019080900934.html

https://news.sbs.co.kr/news/endPage.do?news_id=N1005387938&plink=ORI&cooper=DAUM

언론 보도에서 위와 같이 우려하고 있는 후쿠시마 방사능 오염수 안에 들어있는 총 방사능 양은 얼마나 되고, 이를 태평양으로 방류했을 경우 그 영향이 어느 정도일까에 대해 살펴봅니다.

지난 2011년 3월 사고가 난 후쿠시마 원전에서는 8년이 훨씬 지난 지금까지도 원자로 건물 아래로 지속적으로 유입되는 지하수로 인해 발생하는 방사능 오염수 처리 문제를 안고 있고, 이를 해결하기 위해 부단히 노력해 왔습니다.

2019년 6월 말 현재, 도쿄전력은 방사능 오염수 안에 세슘과 스트론튬 등 이온과 입자 형태로 존재하는 방사능을 제거하기 위한 다핵종제거설비(ALPS)를 가동하거나, 2018년 3월부터 완공 가동중인 동토차수벽 그리고 지하수와 빗물이 원자로 근처로 유입되는 것을 방지하기 위한 우회관의 설치 가동 등을 통해 방사능 오염수의 발생량을 2014년 시점에서는 하루에 470톤 정도였으나 2018년부터는 매일 170톤 정도로 줄였습니다.

그 결과, 2019년 7월 25일 현재 후쿠시마 제1원전 부지 저장 탱크에는 약 115만 톤의 오염수가 쌓여 있습니다.

이 오염수가 가지고 있는 주요한 방사능 문제는 방사성세슘-137과 물에 녹아서 남아 있는 삼중수소(H-3, T) 등입니다.

그럼, 먼저 2019년 7월 25일 현재 후쿠시마 원전 부지 저장 탱크에 담겨 있는 약 115만 톤의 오염수에는 방사성세슘-137 방사능이 얼마나 많이 들어 있는가를 알아봅니다.

후쿠시마 원전을 관리하고 있는 도쿄전력은 일본 정부에 일주일에 한 번씩 후쿠시마 방사능 오염수에 대한 현황을 보고하고 있습니다.

https://www4.tepco.co.jp/en/decommission/progress/watertreatment/index-e.html

이 보고 자료에 의하면, 2019년 6월 4일에 ALPS 설비를 두 번 통과해서 나온 오염수를 채취한 시료의 세슘-137 방사능은 리터당 400베크렐인 것으로 측정되었습니다. 그러므로 115만 톤 안에는 개략적으로 약 4.2E+11베크렐 정도의 세슘-137 방사능이 있다고 볼 수 있습니다.

그런데 제2부 제9화에서 볼 수 있는 것과 같이, 2011년 3월 후쿠시마 사고 당시에 태평양 바다로 배출되었던 방사성세슘의 총량은 8.0E+15 내지 1.4E+16베크렐 정도였습니다.

따라서, 지금 현재 후쿠시마 원전 부지 내 오염수에 들어있는 세슘-137의 총 방사능 양은 2011년 3월 사고 당시에 태평양 바다로 배출되었던 방사성세슘 방사능 총량의 약 0.003 내지 0.005퍼센트에 해당한다고 볼 수 있습니다.

그럼, 다음으로 후쿠시마 방사능 오염수에는 삼중수소 방사능이 얼마나 많이 들어 있는가를 알아봅니다.

삼중수소는 대부분 물(H_2O가 아닌 HTO물입니다)로서 존재하기 때문에 물 즉 수분과 똑같이 행동하므로 이온교환수지 또는 필터를 장착해서 이온 상태나 입자 상태로 존재하는 방사성핵종들을 걸러내는 ALPS 장치에서 걸러지지 않아, 계속 오염 냉각수 내에 남아있게 되고, 반감기도 12.3년으로 상당히 길어 자연 소멸되지 않고 상당기간 물에 녹아 남아 있습니다.

도쿄전력의 2019년 6월 27일자 "해체 및 오염수 관리 보고서"에 의하면, 오염수 내 삼중수소의 농도는 리터당 최저 110에서 최대 44,000베크렐 정도로서 측정하는 장소와 시기에 따라 매우 편차가 크게 나타나는 것을 알 수 있습니다.

또한, 도쿄전력이 2014년 3월 ORIGEN 컴퓨터 코드를 활용하고 현장에서 측정한 자료에 의하면, 그 당시 오염수 내 삼중수소 방사능 총량은 약 8.3E+14베크렐이었던 것을 알 수 있습니다.

따라서, 현재 후쿠시마 제1원전 부지에 보관중인 115만 톤의 오염수에 들어 있는 삼중수소 총 방사능은 대략적으로 최대 약 1.0E+15베크렐 수준 정도인 것을 알 수 있습니다.

한편, 자연에서 천연적으로 만들어진 삼중수소와 과거 1940~50년대 지상 핵실험에 의해 인공적으로 만들어져서 지금 자연계에 존재하는 삼중수소 등을 합해서 현재 우리 지구에는 총 약 7.0E+19베크렐의 삼중수소가 존재하고 있습니다.

https://www.sciencedirect.com/science/article/pii/0012821X80900849

결과적으로 현재 후쿠시마 원전 부지 내 오염수에 들어 있는 삼중수소의 총 방사능 양은 이미 이 지구 자연계에 존재하고 있는 총 삼중수소 방사능 양의 약 0.0014퍼센트 정도에 해당한다고 볼 수 있습니다.

그리고, 일본 정부가 법으로 정하고 있는 환경 중으로 배출하는 배수중의 방사능 농도 안전관리기준은 삼중수소가 리터당 6만 베크렐이고 세슘-137은 90베크렐입니다. 참고로 우리나라는 각각 리터당 4만 베크렐과 50베크렐입니다.

이상을 종합해 보면, 현재 후쿠시마 원전 부지 내에 쌓여 있는 방사능 오염수에 들어 있는 세슘-137 방사능은 리터당 약 400베크렐 수준이고, 삼중수소 방사능은 최저 110에서 최대 44,000베크렐 정도 수준입니다. 그리고, 일본의 배수중의 배출관리기준은 각각 90베크렐과 6만 베크렐인 것을 알 수 있습니다.

그런데, 제 개인적인 의견으로는 일본 정부가 방사능 오염수를 태평양으로 배출하는 것에 대한 최종 결정을 내릴 때에는 다음과 같은 점들을 고려할 것으로 짐작해 봅니다.

1. 방사능 오염수를 태평양으로 배출하는 것에 대해서 후쿠시마현 현지 어민들과 사전에 충분한 협의와 이해에 도달해야 하는 점.
2. 방사능 오염수 내에 세슘-137과 삼중수소를 비롯한 방사성핵종들이 아직 충분히 제거되지 않아 방류해야 할 경우 희석 등이 필요한 점.
3. 오염수 내에 아직 잔류하고 있는 각 핵종별 정확한 방사능 농도 분석 결과에 따른 배수중의 배출관리기준 만족 여부.
4. 지금 시점에서 방사능 오염수를 태평양으로 배출했을 때에 예상되는 국제 사회의 비난 여론과 이것이 2020년 도쿄 올림픽에 미칠 영향

한편, 삼중수소의 기본적인 방사능 특성에 대해 알아봅니다.

국제방사선방호위원회(ICRP) 자료에 의하면, 삼중수소는 그 방사성독성이 자연방사성핵종인 칼륨-40에 비해서는 수십분의 일 내지 수분의 일이고 세슘-137에 비해서는 백분의 일 내지 십분의 일 정도로서 모든 방사성핵종 중에서 그 독성이 가장 낮습니다. 이런 배경으로 삼중수소에 대한 배수중의 배출관리기준 농도가 다른 핵종들에 비해 상대적으로 높은 것입니다.

참고로, 우리가 먹는 모든 음식물에는 위와 같이 삼중수소보다 방사능 독성이 강한 자연 방사성핵종인 칼륨-40이 제2부 제13화 글 맨 아래에 있는 그림에서 보듯이 약 100Bq/kg 정도 들어 있고, 태평양 바닷물에는 칼륨-40이 약 10Bq/리터 정도 들어 있습니다.

또한 후쿠시마 앞바다로 배출된 방사능 오염수가 태평양 바다에서 해류를 타고 미국 서부 해안 방향으로 퍼져 나가면서 희석된 후 다시 우리나라 근해로 되돌아올 가능성에 대해서는 제1부 제17화를 보시면 좋겠습니다.

이와 같은 사실을 종합해 볼 때, 만일 일본이 결국 삼중수소와 방사성 세슘이 상당량 들어있는 후쿠시마 오염수 상당량을 태평양으로 방출한다고 하더라도, 이 방사능은 해류의 흐름에 따라 태평양으로 조만간 희석되어서, 이로 인해 우리나라 사람들과 주변바다 환경에 미칠 방사능 영향은 거의 없을 것으로 예상됩니다.

(※ 물론 정확한 오염수 내 방사능 농도 분석 결과에 따라 이 글의 내용은 달라질 수 있습니다.)

(참고)

1. 환경 중의 방사성핵종 관리기준 (단위 : Bq/L)

방사성핵종	목표 값	일본 안전기준	우리나라 안전기준※2	WHO 음용수 기준
세슘 Cs-134	1	60	40	10
세슘 Cs-137	1	90	50	10
전 알파 Gross α	-	-	-	-
전 베타 Gross β	3(1)※1	-	-	-
삼중수소 H-3	1,500	60,000	40,000	10,000
스트론튬 Sr-90	-	30	20	10

※1 10일에 한번씩 시료채취해서 측정하는 전 베타 값의 목표치는 1임.

※2 "방사선방호 등에 관한 기준"(원자력안전위원회고시 제2017-36호, 2017.12.26.)[별표 3]의 배수중의 배출관리기준

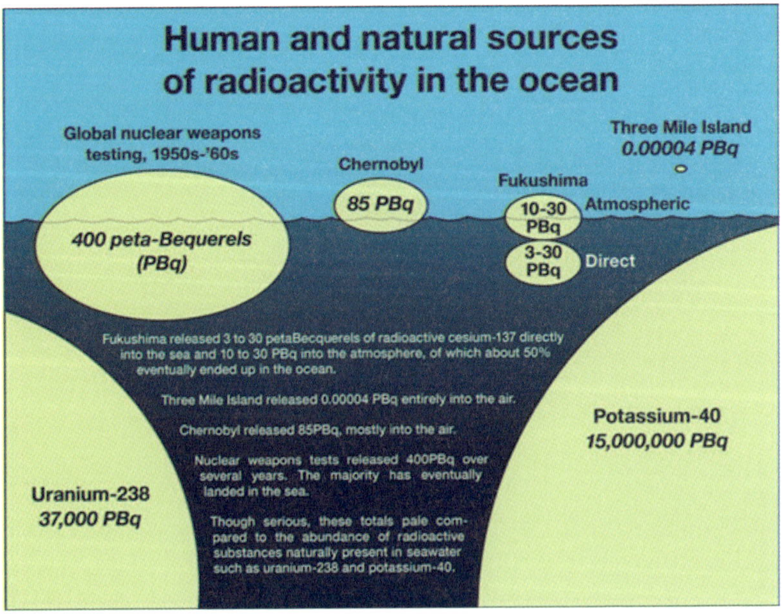

댓글

질문 첨부하신 Human and natural sources of radioactivity in the ocean 그림은 출처 혹은 계산을 어떻게 하셨는지 문의드립니다. 그리고 블로그 글에 대해 감사드립니다. 2019.8.10. 21:53

답글 아 네 그 그림은 제가 그린 것이 아니라 인터넷에서 찾은 것입니다. 출처는 Woods Hole Oceanographic Institution입니다.
https://www.whoi.edu/multimedia/source-of-radioactivity-in-the-ocean/
2019.8.11. 05:48

질문 https://mnews.joins.com/article/23551345
한국 정부는 지금 교수님이 올려주신 정보들을 몰라서 이렇게 대꾸하고 있나요? 2019.8.13. 20:00

답글 네, 한일간 과거사 처리 문제를 우리나라에 대한 수출 규제로 풀어보려는 일본의 의도로 촉발된 한일 무역전쟁에서 일본 후쿠시마 방사능 위험성 문제는 우리나라 정부가 꺼내든 대응 카드라고 봅니다.
결국 한일 과거사 문제의 해결 실마리를 찾으면, 후쿠시마 방사능 문제도 자연 사라질 것으로 예상합니다. 2019.8.13. 20:16

질문 안녕하세요. https://m.blog.naver.com/p1401/221610997479
제가 일본 방사능에 대해서 찾아보다가 알게된 사실입니다. 이게 사실인지 아닌지 궁금합니다. 혹시 이전에 올리셨다면 관련 링크 올려주시면 감사하겠습니다. 2019.8.12. 02:01

답글 네, 링크 글에 제가 다른 분에게 이전에 적어 드린 답글입니다.
"일본인 여성이 이가 이유없이 빠지고 피부에 이상현상이 일어나는 건"은 후쿠시마 사고가 발생한 지 약 1년 후인 2012년 3월 9일에 방영된 아랍 방송국인 알자지라 영어 프로그램의 영상입니다.
영상에 처음 등장하는 에미코 나마우치씨는 후쿠시마 원전으로부터 약 25 km 떨어진 미나미소마시에 거주하는 고등학교 교사였던 40세 전후 정도로 짐작되어 보입니다. 그녀는 영상에서 사고 이후 머리카락과 치아가 빠지고 허벅지에 발진이 나는 증상을 보여주면서, 그녀가 지난 일년동안 먹었던 방사능에 오염된 음식물이 이러한 증상의 원인일 것이라고 호소하고 있습니다.
먼저 말씀드리고 싶은 것은 방사능에 피폭해서 탈모현상이 발생하는 예는 암세포에 보통 단기간에 보통 약 60,000 밀리시버트 정도를 받는 암환자의 경우입니다. 하지만, 치아가 빠지는 증상은 방사선 피폭의 결과로 아직 보고된 바가 없고, 또한 피부가 매우 많은 양의 방사선 에너지에 노출되었을 때에는 발진이 아니라 홍반과 피부 괴사가 일어나게 됩니다.

탈모현상이 발생하기 위해서는 단기간에 최소 4,000 밀리시버트 이상을 피폭해야 하고, 피부에 홍반이 발생하기 위해서는 단기간에 최소 3,000 밀리시버트 이상의 방사선 에너지를 받아야 합니다.

이와 같은 점을 종합적으로 감안해 볼 때, 에미코 나마우치씨가 영상에서 얘기하는 증상들이 후쿠시마 방사능으로 오염된 음식물을 먹어서 생긴 것이라고 간주하기에는 매우 무리가 있다고 말씀드릴 수 있습니다.

방사능에 오염된 음식물을 먹었을 때, 방사선 피폭량을 평가하는 방법과 어느정도 방사능에 오염된 음식을 먹었을 때, 우리가 받을 방사선량이 어느정도 될 것인가에 대해서는 제3부 제3화 글을 보시면 좋겠습니다.

한편 이 영상이 방영된지 7년이 지난 현재 에미코 나마우치씨가 어떤 상태인가를 확인해 보기 위해 구글을 서치해 보았으나, 이 분의 현재 상태에 대해서는 어떠한 내용도 발견할 수가 없었습니다.

참고로, 같은 영상 후반부에서 나오는 순타로 히다(Shuntaro Hida)씨는 1945년 8월 히로시마에 원자폭탄이 떨어졌을 때, 폭발 지점으로부터 약 6 km 거리에 있었던 당시 28세의 일본육군소속 의사였으며, 이후 원폭생존자들을 지속적으로 치료해 오면서 피해보상과 핵무기 폐기를 위해 일평생 노력하다 100세의 나이로 지난 2017년에 폐렴으로 사망한 분으로 구글에 나옵니다.

위의 후쿠시마 원전으로부터 25 km 거리에 거주하는 에미코 나마우치씨와 히로시마 원폭 폭발 지점으로부터 6 km 거리에서 원자폭탄 방사능에 피폭했던 순타로 히다씨의 경우를 비교해 보는 것도 충분히 의미가 있을 것으로 생각합니다. 2019.8.12. 05:56

질문 감사합니다~ 2019.8.12. 10:46

제20화

2011년 후쿠시마 사고 때에 도쿄도 심하게 오염되었나요?

2017. 12. 13. 8:49
후쿠시마 이야기 제20탄(https://blog.naver.com/radsafe/221161848758)

유엔방사선영향위원회(UNSCEAR)가 지난 2014년 4월에 발간한 『후쿠시마 사고 조사 2013년 보고서』와 2017년 6월에 발간한 『후쿠시마 사고 조사 백서 2017년판』에 의하면, 후쿠시마 사고로 인해 대기중으로 배출된 총 방사능 양은 방사성요오드-131이 100~500PBq, 방사성세슘-137이 6~20PBq로서 1986년 체르노빌 사고 시에 대기중으로 배출되었던 양의 각각 10%와 20%에 해당한다는 것을 제1부 제10화에서 알아보았습니다.

그럼 지금부터 왜 후쿠시마 사고 때에 방사성물질이 체르노빌 사고 때보다는 적게 나왔는지를 알아보고, 사고 당시 후쿠시마에서 약 300km가 떨어진 도쿄가 어느 정도로 방사능 오염이 되었는가를 알아봅니다.

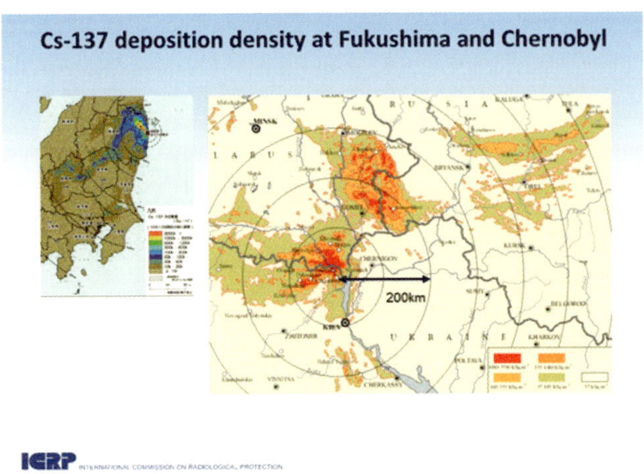

그림 1. 후쿠시마와 체르노빌 사고로 인해 주변 환경이 방사성세슘-137에 의해 오염된 정도를 보여주는 지도

위 그림 1은 후쿠시마 사고와 체르노빌 사고 때에 방사성세슘-137 환경 오염 정도를 같은 축척으로 보여주는 지도입니다.

이 방사능 오염 지도를 보아도 한눈에 체르노빌의 경우에 방사능 오염이 더 심했다는 것을 알 수 있습니다.

그 이유는 그림 2로 설명할 수 있습니다. 즉, 모든 금속은 보통의 상온에서는 고체 상태이지만 그 온도가 올라가면 녹아서 액체가 되고 온도가 더 올라가면 결국 기체 상태가 됩니다.

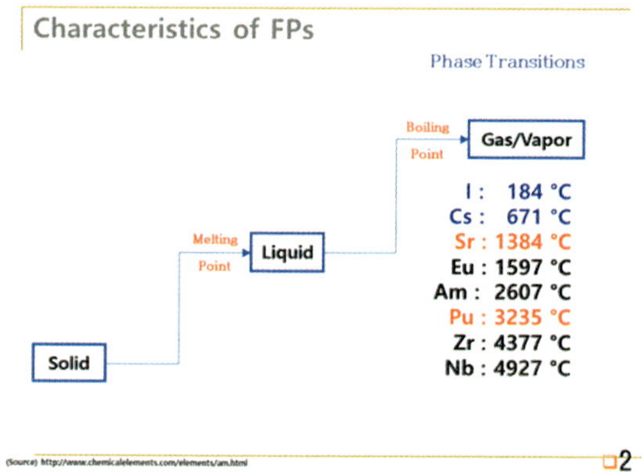

그림 2. 원자로에서 생기는 방사성물질인 금속 핵분열생성물들이
온도에 따라 고체-액체-기체 상태로 변하는 온도

원자력발전소의 원자로에서 생기는 방사성물질인 핵분열생성물들은 사고가 발생해서 원자로 온도가 매우 높아지면 핵연료가 녹게 되고 이 때 온도가 매우 높게 올라가면 세슘이나 스트론튬 같은 금속 핵분열생성물들은 기체 상태로 변할 수 있고, 기체 상태인 방사성물질은 주변 환경으로 쉽게 확산되어 배출될 수 있습니다.

따라서, 요오드나 세슘같이 금속 고체가 기체가 되는 온도가 섭씨 1,000도에 미치지 못하는 것들은 사고 시에 대부분이 기체로 변해서 손쉽게 대기중으로 배출될 수 있지만, 스트론튬이나 플루토늄같이 그 온도

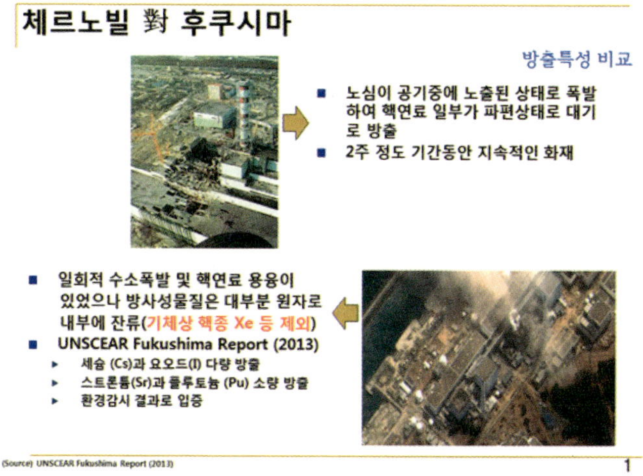
체르노빌 對 후쿠시마
방출특성 비교
노심이 공기중에 노출된 상태로 폭발 하여 핵연료 일부가 파편상태로 대기로 방출
2주 정도 기간동안 지속적인 화재
일회적 수소폭발 및 핵연료 용융이 있었으나 방사성물질은 대부분 원자로 내부에 잔류(기체상 핵종 Xe 등 제외)
UNSCEAR Fukushima Report (2013)
세슘 (Cs)과 요오드(I) 다량 방출
스트론튬(Sr)과 플루토늄 (Pu) 소량 방출
환경감시 결과로 입증
(Source) UNSCEAR Fukushima Report (2013)
1

그림 3. 후쿠시마 사고와 체르노빌 사고의 특성 차이를 보여주는 그림

가 섭씨 1,000도를 훨씬 넘는 금속 방사성물질들은 상대적으로 기체로 변하는 양이 적어 환경중으로 배출될 가능성이 떨어지는 것입니다.

그런데, 체르노빌 사고는 감속재로 사용하고 있던 흑연에 화재가 발생해 원자로가 매우 높은 온도로 2주 이상 머물러 있었기 때문에 상대적으로 많은 양의 금속 핵분열생성물들 즉 방사성물질들이 대기중으로 배출되었지만, 후쿠시마 사고는 원자로 건물 상단부에 쌓인 수소가 1호기와 3호기에서 각각 1회 폭발하는 사고였으므로 비록 원자로가 높은 온도로 올라가서 핵연료가 녹는 현상이 발생했지만 원자로가 매우 높은 온도에 머물렀던 시간이 상대적으로 매우 짧아서 금속 핵분열생성물들이 기체로 변할 수 있는 시간이 짧아 체르노빌 때보다는 적은 양의 방사성물질이 대기중으로 배출되었던 것입니다.

그림 4의 표는 1986년 체르노빌 사고 때에 사고 현장에서 직접 방사능을 분석했었던 구 소련 과학자들이 2011년 3월 후쿠시마 사고가 나자마자 일본으로 건너와서 2011년 5월에 일본에서 방사능을 분석한 결과입니다.

이 표를 보면 지르코늄(Zr)이나 니오비움(Nb)같이 금속 고체가 기체

Average ratio of R_i to ^{137}Cs in soil

(Fukushima: Measurement up to May 31, 2011)

Area	Average relative ratio to ^{137}Cs				
	^{95}Zr, ^{95}Nb, ^{141}Ce, ^{144}Ce	^{106}Ru, ^{103}Ru	^{140}Ba, ^{140}La	^{132}Te	^{134}Cs
Central spot (~ 60 km)	2-5	1-3	3	20	0.5
Gomel-Mogilev spot (~ 200 km)	0.06-0.11	0.7-2	0.7	10	0.5
Fukushima (northwest zone)	ND	ND	traces	5-9	0.8-0.9

ICRP – Committee 4 Meeting – Moscow, 24-28 September 2012 Courtesy of Mr. Sergey Shinkarev, ICRP C4

그림 4. 1986년 체르노빌 사고 결과를 측정했던 구소련 과학자들이
2011년 5월 후쿠시마 사고 방사능을 측정한 결과

로 변하는 온도가 섭씨 4,000도가 넘는 방사성물질들이 체르노빌의 경우에는 환경으로 배출되었던 것이 방사능 측정으로 확인되었지만, 후쿠시마의 경우에는 이런 금속 방사성물질들은 전혀 측정되지 않아 환경으로 배출이 없었던 것을 알 수 있습니다.

또한, 그림 5의 표는 같은 구 소련 과학자팀이 후쿠시마 사고 당시 도쿄에서 방사성요오드-131에 방사능 피폭한 정도를 측정한 결과입니다.

Chernobyl vs Fukushima

Type of dose	Age-group	Absorbed dose in the thyroid from ^{131}I, mGy	
		Minsk (480 km)	Tokyo (289 km)
average	adult	17	0.2
	1y child	170	0.4
maximum	adult	230	2
	1y child	1600	4

ICRPC4 Meeting 2011 Bethesda, USA Courtesy of Mr. Sergey Shinkarev, ICRP C4

그림 5. 체르노빌과 후쿠시마 사고 시에 각각 주변에서 제일
큰 대도시에서 측정했던 방사능 영향 결과

이 표를 보면, 체르노빌에서 약 500km 떨어진 체르노빌 주변에서 제일 큰 도시인 민스크에서 사람들의 갑상선 흡수선량이 후쿠시마에서 약 300km 떨어진 일본에서 가장 큰 도시인 도쿄에서 사람들의 갑상선 흡수선량보다 약 80~400배 정도 더 많이 피폭했던 것을 알 수 있습니다.

그리고 2011년 6월에 후쿠시마 지역 토양에서 방사능을 측정한 결과인 그림 6의 표를 보면, 후쿠시마 사고의 경우에 세슘은 스트론튬보다 약 1,000배 그리고 스트론튬은 플루토늄보다 다시 약 1,000배 정도 높게 측정되었던 것을 알 수 있습니다.

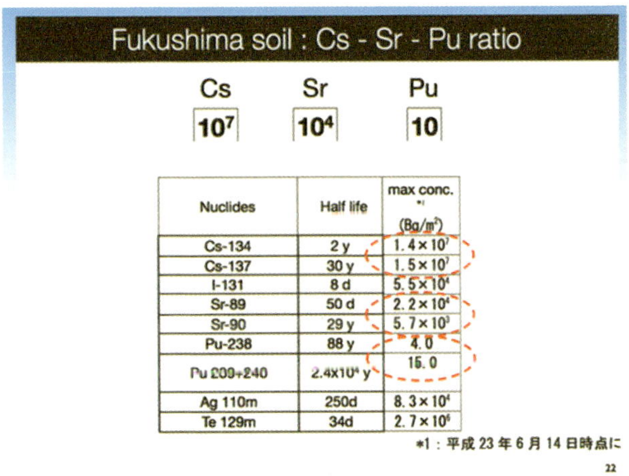

Nuclides	Half life	max conc. *1 (Bq/m^2)
Cs-134	2 y	1.4×10^7
Cs-137	30 y	1.5×10^7
I-131	8 d	5.5×10^4
Sr-89	50 d	2.2×10^4
Sr-90	29 y	5.7×10^3
Pu-238	88 y	4.0
Pu 239+240	2.4×10^4 y	15.0
Ag 110m	250d	8.3×10^4
Te 129m	34d	2.7×10^6

*1 : 平成 23 年 6 月 14 日時点に

22

그림 6. 사고가 난 지 약 3개월 후인 2011년 6월 후쿠시마 토양에서 방사능을 측정한 결과

(참고)

1. 1PBq = 1 × 10^{15}Bq = 1E+15Bq
2. 1986년 체르노빌 사고와 2011년 후쿠시마 사고 시에 주변 환경으로 배출된 총 방사능 양

Chernobyl vs Fukushima

Area	Estimates of the total release (PBq)				
	^{131}I	^{137}Cs	^{133}Xe	^{132}Te	^{140}Ba, ^{140}La
Chernobyl	1,760	85	6,500	1,150	240
Fukushima	100 ~ 500[1)3)] (120) 9 ~ 18[4)] 60 ~ 100[5)]	6 ~ 40[2)3)] (8.8) 3 ~ 6[4)] 5 ~ 8[5)]	7,300[3)]	29[3)]	-

1) 2 ~ 8% of the total inventory of ^{131}I in the three operating reactors (Units 1-3) at the time of the accident
2) 1 ~ 6% of the total inventory of ^{137}Cs
3) Release to the atmosphere
4) Direct release to the marine environment
5) Release to the marine environment by deposition from the atmosphere. About 5% deposited on the ocean surface was estimated to have deposited within 80 km from the FDNPS

Refs: UNSCEAR 2014 Report Annex A Levels and effects of radiation exposure due to the Fukushima nuclear accident

댓글

질문 안녕하세요 꺼누님~! 눈팅으로 잘 보고 있습니다. 벌써 여러번 들렀어요. ㅋ 항상 좋은 정보, 그리고 친절한 답변 남겨 주시는 거 보고 참 좋은 분이라는 생각이 드네요.

다름이 아니라 저도 질문이 하나 있어서 이렇게 염치 불구하고 댓글을 남깁니다. 저는 30대 초반으로 내년쯤 도쿄쪽으로 유학을 고민하고 있는데요. 한 2년 정도 생각하고 있습니다. 그 이후에 취직이 된다면 더 있을 수도 있겠지요. 꺼누님 블로그 내용들 보면 도쿄쪽 여행같은 경우 아무 걱정 없이 다녀오라고 말씀하시더라구요~ 근데 혹시 2년 정도 거주하려는 사람은 어떨거 같으십니까? 꺼누님 글 보면 괜찮을거 같지만 그래도 짧은 기간도 아니고 건강이 달린 일이라 걱정이 자꾸 되서 이렇게 댓글 남겨봅니다.

인터넷에 유언비어도 참 많아서..(그런 것들 무시하려 하지만 그래도 소심해지네요... ㅋ) 답변 주신다면 정말 감사하겠습니다. 꺼누님도 항상 건강하셔서 좋은 정보 많이 남겨주시길 응원하겠습니다^^ 2018.3.25. 23:32

답글 네, 님과 비슷한 경우에 있는 분들이 꽤 많이 있으신 것으로 보입니다. 제 의견은 다음과 같습니다. 방사선 피폭으로 내 몸 건강에 해로운 영향이 있지 않을까 하면서 걱정이 되는 경우에는 제5부 제3화 글을 보시면 좋겠습니다.

요지는 다음 세 문장으로 요약해 볼 수 있습니다.

1. 우리는 누구나 자연에 있는 방사선으로부터 일년에 3 밀리시버트 정도를 받으면서 살고 있다.
2. 해로운 건강 영향이 있느냐 없느냐는 얼마나 많은 양의 에너지를 방사선으

로부터 받느냐에 달려 있다.

3. 늘 신중하고 조심하는 자세로 불필요한 방사선 피폭은 피하고, 불가피한 경우에는 최소한으로 줄여나가도록 노력한다.

위와 같은 생각을 바탕으로 답을 드려 봅니다. 도쿄에서의 방사능 오염 상황은 일본에서 후쿠시마 사고와 같은 사고가 또 다시 일어나지 않는다면 지금 현재의 상황보다 더 악화될 가능성은 없을 것으로 봅니다.

따라서 도쿄에서 약 2년 정도 유학을 하고 또 계속 거주하는 데에 방사능 오염은 문제가 되지 않을 것으로 생각합니다. 원하시는 바를 꼭 이루시길 바랍니다.

후쿠시마 사고 이후 지난 몇 년 동안 인터넷 상에 여러가지 이야기들이 올라와 있고 일부 언론에서도 일본 방사능 오염과 피해 수준이 심각하다는 취지의 보도를 하고 있는 것을 잘 알고 있습니다.

그런데 방사선 분야 공부를 30년 넘게 해 온 사람으로서 그러한 상황을 가만히 지켜만 보고 있어서는 안되겠고 우리가 보다 사실적이고 객관적인 자료를 토대로 올바른 시각으로 방사선 피해 문제를 들여다봐야 하지 않겠나하는 생각으로 이렇게 개인 블로그를 오픈해서 운영하고 있는 중입니다.

2018.3.26. 06:44

실분 아 그렇군요? 답변 덕분에 정말로 속이 시원해집니다~! 정말 감사드리고, 꺼누님의 의견을 참고하여서 잘 계획해보도록 하겠습니다. 다시 한 번 감사합니다. 2018.3.26. 11:49

질문 https://m.insight.co.kr/news/170341

그럼 이 기사는 대체 뭔가요? 2019.3.3. 21:43

이웃 저기서도 비교적 무난한 수치라고 하는디요. 2019.3.23. 02:12

답글 댓글들을 다시 살펴보다가 질문자님께서 보내주셨던 질문에 대해 제가 답글을 드리지 못했던 것을 지금 발견했습니다. 비록 시간이 매우 많이 지났지만 지금이라도 아래와 같이 답글을 적어봅니다. 너그러이 이해해 주시기를 바랍니다.

보내주신 링크의 언론 보도는 제1부 제21화 글의 사례와 매우 유사한 경우입니다. 즉 공기중에서 시간당 0.08-0.09 마이크로시버트 정도로 측정되다가, 땅에 가까워질수록 1.04까지 수치가 올라가는 것과 그 땅의 사진을 보면 흙인 것을 알 수 있기 때문입니다. 핫스팟을 측정한 것으로 봅니다. 물론 매우 넓은 지역이 광범위하게 시간당 공간선량률이 높을 경우 그 지역은 방사능 안전 관리를 위해 출입제한을 해야하는 구역이 될 것입니다. 예를 들면 아직도 여전히 후쿠시마 원전 근처에는 이런 출입 제한이 필요한 지역들이 남아있습니다.

제2부 제2화 글도 참고로 보시면 좋겠습니다. 2019.7.24. 18:51

질문 답글 감사합니다. 그럼 도쿄에서는 공원만 조심하면 되나요...? 아스팔트같이

포장된 도로에는 방사능 핫스팟이 없는 거죠? 2019.7.24. 19:01

답글 네, 물론 아스팔트와 같이 흙이 없는 곳에는 핫스팟이 없습니다. 공원에 가지 않는다면 핫스팟을 충분히 피할 수 있습니다. 2019.7.24. 19:11

질문 그렇군요. 알려주셔서 감사합니다!! 2019.7.24. 19:17

질문 자강님. 포스팅 잘 봤습니다. 도쿄가 안전한 편이라면 몇 년 전 도쿄에서 비를 엄청 맞은 저도 안전한 거 맞겠죠? 제발..... 2019.8.22. 23:05

질문 누가 도쿄역에서 측정 인증 글을 봤는데, 거기 시간당 방사능량? 하고 연간 방사능량?과 비슷하다는 걸 보고 너무 무섭더라구요. 실제로 17배라는 소리도 있고.... 후쿠시마에서 40km 떨어진 곳에 취재 갔던 PD들이 수백배 피폭 당했다는 사실도 있어서 엄청 두렵네요... 2019.8.22. 23:09

답글 네, 도쿄 지역은 2011년 3월 11일 후쿠시마 원전 사고가 난 이후에 3월 15일과 16일 이틀간 매우 약한 농도의 방사능 구름이 바람을 타고 온 적이 있었지만, 그 이후에는 도쿄 지역 상공에 후쿠시마 방사능 구름이 온 적이 전혀 없었습니다. 따라서, 님께서 몇 년 전에 맞았던 비에는 후쿠시마 방사능이 들어있지 않았습니다. 님이 맞았던 그 비와 방사능은 아무런 관련이 없습니다.

시간당 방사선량 즉 보통 휴대용 방사능 계측기로 측정하는 값인 공간감마선량률의 의미에 대해서는 이를 자세히 설명해 주고 있는 다음 링크 글을 보시면 좋겠습니다.

https://news.sbs.co.kr/news/endPage.do?news_id=N1005404446

PD도 "수백배 피폭을 당했던" 것은 아니고, "선량률이 수백배 높은 곳에 잠시 동안 머물렀던" 것으로 이해합니다. 저도 사고가 난 후쿠시마 원전에 가서 수백배 높은 곳을 가 보았고 저도 잠깐 머물다 온 적이 있었습니다. 님의 경우에는 방사능 피해를 걱정할 이유가 전혀 없습니다. 2019.8.23. 06:16

질문 감사합니다. 친절하시군요. 덕분에 안심하기도 하고 많이 알아갑니다...! 2019.8.23. 11:27

도쿄 공원이 방사능에 오염되었나요? 도쿄를 출입제한 지역으로 정해야 하나요?

2019. 7. 23. 21:42
후쿠시마 이야기 제32탄(https://blog.naver.com/radsafe/221593542144)

여기마저.. 도쿄내 공원 흙 방사능 오염지도 충격

2019.07.23. 01:00

https://news.v.daum.net/v/20190723010058838

미즈모토공원 15곳 토양 중 4곳서 '방사선 관리구역' 상회 수치 측정

일본 도쿄 도내 공원의 흙에서 '방사선 관리구역'에 해당하는 방사능 오염이 측정돼 파문이 일고 있다. 후쿠시마 원전사고가 터진 지 8년이나 지났고 폭발 원전에서 직선거리로 200㎞ 이상 떨어진 도쿄에서조차 출입제한 수준의 수치가 나오자 일본 네티즌들은 불안감을 감추지 못하고 있다.

'진실을 위해 핫스팟을 조사하는 사람들'(Hotspot Investigators for Truth, 이하 HIT)이라는 블로거가 수시로 도쿄 도내 곳곳을 돌며 방사능 오염 수치를 검사해 공개하는 자료가 파문의 진원지다.

...

HIT의 조사에 따르면 토양 시료 15개 중 4개에서 방사선 관리구역 설정 기준인 1㎡당 4만 베크렐(4만 Bq/㎡) 이상의 수치가 나왔다.

...

지난 2월 24일 오후 4시 25분부터 5시 7분까지 평평한 들판인 C4 구역에서 측정한 토양의 방사능 오염도는 무려 7만 7,085Bq/㎡이었다. 같은 날 오후 5시 20분부터 5시 51분까지 다목적 광장 동쪽의 초원지대 C5에서 채취한 토양의 방사능 오염도는 6만 3,504Bq/㎡로 두 번째로 높았다.

...

통상 4만 Bq/㎡ 이상의 수치가 나오면 방사선 관리구역으로 분류된다. 이 구역으로 지정되면 18세 이하의 노동이 금지되고 취식과 화장 등이 금지된다. 병원 같은 방사선

취급 시설에서는 불필요한 피폭을 줄이기 위해 방사선 관리구역을 설정해 출입을 제한한다.

그러니까 도쿄 도내 공원의 흙이 출입제한 수준으로 오염됐다고 볼 수 있다.

http://hotspot-i-t.blogspot.com/

위와 같은 언론 보도 글에 대한 팩트체크를 해봅니다.

먼저, 도쿄의 일부 지역 곳곳에 핫스팟이 아직도 여전히 남아 있을 가능성은 충분히 있고, 실제로 이런 핫스팟이 측정된 것으로 봅니다.

하지만, 이 보도 내용이 가지고 있는 핵심 문제점은 "이렇게 핫스팟이 측정되고 있는 사실을 과연 도쿄 지역 전체가 오염된 것으로 볼 수 있느냐?"입니다.

정답은 "그렇지 않습니다"입니다. 대부분의 도쿄 지역에서는 이런 높은 농도의 세슘이 측정되지 않습니다.

그럼, 위와 같이 핫스팟이 측정된 것을 어떻게 이해해야 할까요?

지금부터 자세하게 팩트체크를 해봅니다.

위 언론 보도와 같이 아직도 여전히 도쿄 지역에 핫스팟이 남아 있을 수 있는 이유는 다음 두 가지입니다.

우선, 2011년 3월 11일에 발생한 후쿠시마 원전 사고는 3월 12일과 3월 14일에 각각 1호기와 3호기의 수소폭발이 있었고, 이로 인해 많은 양의 방사성물질이 이 시점에서 환경으로 배출되었습니다.

하지만, 환경으로 나온 대부분의 방사성물질은 태평양 바다 방향으로 부는 바람을 따라 퍼져 나갔고, 비가 내리면서 잠시 바람이 후쿠시마 원전의 북서 방향인 이타테 마을을 오염시켰습니다. (제2부 제9화 참고)

그 이후, 3월 15일과 3월 16일 이틀 동안에는 바람이 도쿄와 요코하마시를 포함하는 관동지방 방향으로 불어서 이 일대를 미약하게나마 후쿠시마 원전 방사능으로 오염시켰습니다. (제1부 제20화 참고)

Kotoba - Dialogues à Fukushima :

http://www.fukushima-dialogues.com/

또 한 가지 다른 이유는 세슘은 물에 매우 잘 녹고 흙에 잘 달라붙어 있는 성질이 있기 때문입니다. 즉 방사성세슘으로 오염된 이후에 그 지역에 비가 오는 경우에 지붕이나 아스팔트 위에 있었던 세슘은 물에 녹아서 하수구로 빠져 나가거나 또는 배수구 쪽으로 흘러가다가 마지막 배수 지점 근처 흙에 모여 농축되는 경향이 뚜렷하게 나타나기 때문입니다.

영국 BBC 방송이 지난 2019년 5월 29일자로 내보낸 후쿠시마 방사능 현황에 대한 다음 영상 속에서도 이러한 세슘의 특성이 영상의 중간 부분에서 잠깐 언급됩니다.

https://www.bbc.co.uk/news/world-asia-48433222

그럼, 위 보도 내용을 이해할 때에 주목해야 할 점은 무엇일까요?

실제로 핫스팟의 오염도 측정 데이터는 킬로그램당 베크렐(Bq/kg) 농도로 얻어지지만, 이를 제곱미터당 베크렐(Bq/m^2)이라는 표면오염도로 표기한 점입니다.

이는 광범위한 지역이 방사능에 오염되어 있는 것으로 오해하게 만들 수 있다는 점입니다. 실제로 기사 내용에서도 핫스팟으로 오염된 사실을 방사선 관리구역을 정하는 표면오염도 기준과 비교하거나 또한 출입제한 등의 표현을 사용하면서 '도쿄 지역 전체가 심하게 방사능에 오염되어 있다'라는 생각을 들게 합니다.

핫스팟은 말 그대로 핫스팟입니다. 즉, 매우 한정된 일부 지점에만 방사능이 있는 상태입니다. 핫스팟을 조금만 벗어나도 방사능은 측정되지 않는 상태입니다.

보도 내용의 근거 자료를 제공한 '진실을 위해 핫스팟을 조사하는 사람들'(Hotspot Investigators for Truth, HIT) 홈페이지에 들어가 보면, 아래 사진에 보이는 것과 같은 전문가들이 흙 시료 채취할 때 통상적으로 사용하고 있는 직경 5cm 높이 5cm 크기의 스텐레스 용기를 사용해서 한 군데 지점 또는 두 군데 지점에서 흙 시료 채취를 했던 것을 알 수 있습니다.

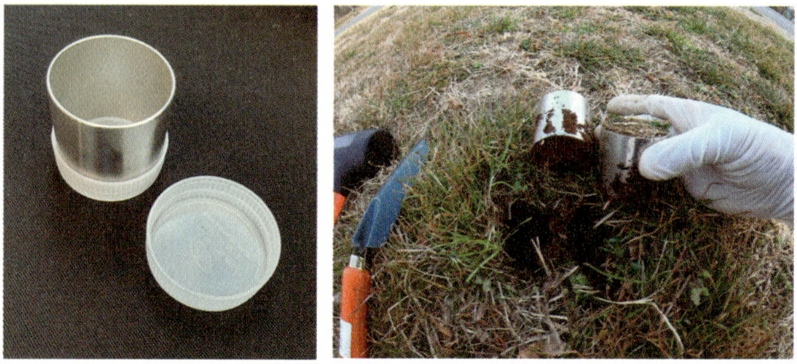

직경 5cm, 높이 5cm인 표준 스테인리스 용기를 이용한 흙 시료 채집

또한, HIT 홈페이지에 있는 다른 측정 결과들을 보면, 포장도로 위에서는 세슘 낙진이 모두 빗물에 씻겨나가고 없다는 것을 밝히고 있고, 또한 핫스팟 측정을 위해 시료를 채취한 면적은 가로 8cm, 세로 10cm 정도이고, 핫스팟이 존재할 것으로 본 흙의 깊이도 약 5cm 정도인 것으로 간주하고 5cm 깊이로 흙 시료를 채취했다고 밝히고 있습니다.

"지난 2월 24일 오후 4시 25분부터 5시 7분까지 평평한 들판인 C4 구역에서 측정한 토양의 방사능 오염도는 무려 7만 7,085Bq/㎡이었다." 라고 위 기사에서 언급한 HIT 홈페이지 자료를 살펴보면(참고 1), 실제로 위 용기를 사용해서 인접한 두 지점에서 흙 시료를 채취했었던 것을 알 수 있습니다. 실제 측정한 시료의 양도 78.9그램으로 표기되어 있습니다.

또한, 같은 자료를 살펴보면 이 핫스팟 오염 지점 위에서 측정한 공간

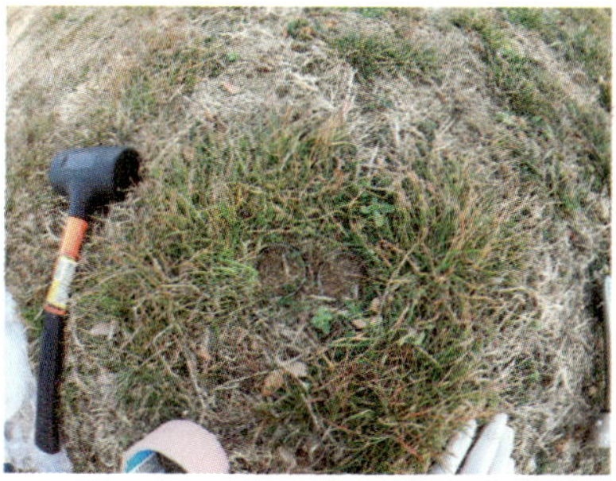 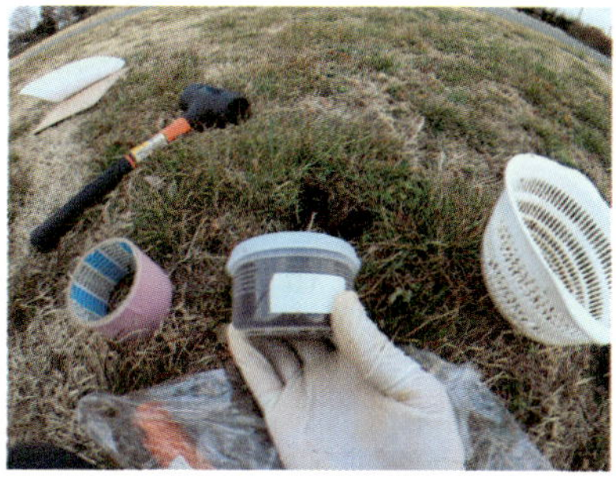

방사선량률을 보면 시간당 0.12마이크로시버트 정도인 것을 알 수 있습니다. 이런 정도의 수치는 물론 도쿄에서는 정상 수준의 약 두 배 정도로 높은 것이지만, 우리나라 서울에서 자연방사능 때문에 보통 측정되는 공간방사선량률 수준에 해당합니다.

따라서, 위 언론 보도 내용은 측정 결과를 제곱미터당 방사능 농도로 이야기함으로써, 실제로 매우 국소적인 지역에 한정되어 있는 핫스팟 오염 상태를 마치 넓은 광범위한 지역이 그런 오염도로 오염되어 있는 것 같은 오해를 불러일으키고 있다는 점을 주목해야 합니다.

물론 도쿄 지역을 높은 방사능을 이유로 출입제한 구역으로 지정해야 할 필요도 없습니다.

한편, 흙 시료 방사능을 측정한 결과인 Bq/kg 데이터를 표면오염도인 Bq/m^{2}의 단위로 환산하기 위해서는 1Bq/kg이 65Bq/m^{2}에 해당하는 것으로 보면 됩니다. 자세한 환산 과정은 참고 2를 보시길 바랍니다.

참고로, 후쿠시마 원전 사고 방사능이 우리나라에 어떤 영향을 미쳤는가를 보여주는 우리나라 전문가들의 발표 자료에 의하면, 제주도의 12군데 지점의 흙과 이끼 시료에서의 방사능을 측정해 본 결과, 흙에서는 Cs-134가 최소검출치이하(MDA)에서부터 17Bq/kg까지 그리고 Cs-137은 12 내지 109Bq/kg이 측정되었고, 이끼에서는 Cs-134가 6 내지 39Bq/kg

그리고 Cs-137은 15 내지 41Bq/kg이 각각 측정된 것을 알 수 있습니다.

https://www.sciencedirect.com/science/article/pii/S0969804313001565

이 값을 위 언론 보도에서 "지난 2월 24일 오후 4시 25분부터 5시 7분까지 평평한 들판인 C4 구역에서 측정한 토양의 방사능 오염도는 무려 7만 7,085Bq/m^{3}이었다."라고 한 농도값과 비교해보면, 약 10배 정도 차이가 나는 것을 알 수 있습니다.

이를 통해서도 도쿄 공원 핫스팟의 오염도가 그렇게 심각한 오염 정도는 아니라는 것을 또한 알 수 있습니다.

한편, 우리나라 제주도에도 후쿠시마 방사능이 미약하게나마 영향을 미쳤다는 사실은 반감기가 2년인 Cs-134가 측정되었다는 것과 또한 이끼에서 Cs-134와 Cs-137이 거의 1:1에 가까운 농도로 측정되었다는 점을 통해서 알 수 있습니다.

또한, 다음 그림에서 보듯이 세슘 방사능은 겉 표면의 흙에 잘 달라붙어 있다는 것을 쉽게 알 수 있습니다. 왼쪽 그림의 Cs-134은 표면으로부터 약 1cm 깊이까지 집중적으로 분포하고 있고 거의 3cm 깊이까지도 내려가지 못한 것을 알 수 있습니다.

반면에 오른쪽 그림의 Cs-137은 1940-50년대 지상핵실험에서 온 것

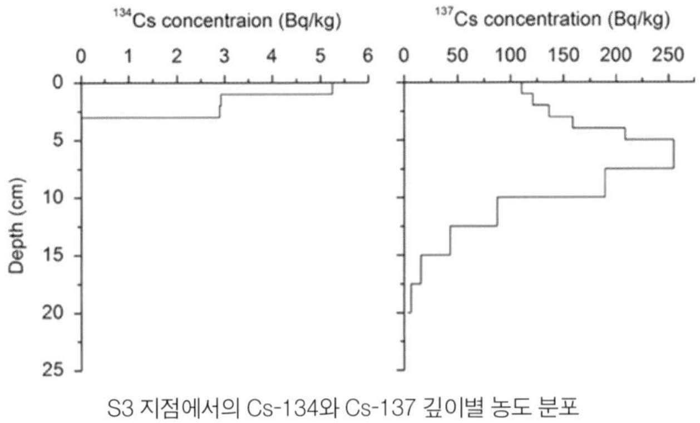

S3 지점에서의 Cs-134와 Cs-137 깊이별 농도 분포

들과 후쿠시마 원전 세슘이 서로 섞여 있으므로, 5cm 정도 깊이에서 농도의 최고치가 보이고 또한 그 아래 깊이까지 내려가서 Cs-137이 존재하고 있는 것을 알 수 있습니다.

(참고)

1. HIT 홈페이지에 있는 2019년 2월 24일 오후 4시 25분부터 5시 7분까지 시료 채취한 흙의 방사능 측정 결과

水元公園Cブロック　梅林（平坦な草地であり林の中では無い。）　C4

採取年月日2019年2月24日　16：25～17：07

当日の天候　晴れ　　調査日以前の降水状況　前日晴れ

公開住所　〒125-0041　東京都葛飾区東金町8丁目30

緯度　35.783493　経度　139.886998

空間線量計名　ホットスポットファインダー（HSF）（30秒平均値）

地上５ｃｍ　0.114μSv/h

地上50ｃｍ　0.117μSv/h

地上１ｍ　0.115μSv/h

第三者機関による測定結果

福島県保健衛生協会

ゲルマニウム半導体検出器による測定結果

測定日2019年5月21日

測定時間　3600秒　測定試料量　78.9ｇ

Cs134　144Bq/Kg±6.58Bq/Kg

Cs137　1,810Bq/Kg±23.1Bq/Kg

Cs合算値　1,954Bq/Kg

平方メートル換算による値

77,085Bq/㎡

放射線管理区域レベルの値

2. Bq/kg 방사능 농도를 Bq/m^{2}로 환산하기

채취한 시료 흙의 농도를 계측하면, 결과가 Bq/kg으로 나오게 됩니다. 이를 Bq/m^{2}로 환산해서 땅의 표면이 어느 정도로 오염되었는가를 의미하는 표면오염도로

환산하는 방법은 다음과 같습니다.

이 환산에서 가장 주요한 두 가지 변수는 먼저 흙의 밀도와 시료를 채취할 때에 얼마의 깊이로 채취했느냐입니다.

예를 들어, 5센티미터 깊이로 흙 시료를 채취했고, 밀도는 보통 흙의 밀도인 $1.3g/cm^3$ 값을 사용하면, 무게 = 부피 × 밀도이므로,

흙 1kg의 부피는 $1kg \div 1.3g/cm^3 = 1kg \div (1.3 \times 10^{-03})\ kg/cm^3 = 769cm^3$에 해당합니다.

그런데, 5센티미터 깊이로 흙 시료를 채취했으므로, 부피 $769cm^3$에 해당하는 흙의 표면적은 $769cm^3 \div 5cm = 154cm^2$이 됩니다.

따라서, $1Bq/kg = 1Bq/154cm^2 = 1Bq/(154 \times 10^{-04})\ m^2 = 65Bq/m^2$로 환산할 수 있습니다.

결론적으로 "5센티미터 깊이로 흙 시료를 채취한 경우, 방사능 농도 1Bq/kg는 표면오염도 $65Bq/m^2$에 해당한다"라고 할 수 있습니다.

물론, 흙의 밀도와 시료 채취 깊이가 달라지는 경우에는 이 환산계수도 그에 따라 달라지게 됩니다.

또한 흙의 밀도는 흙 속에 들어있는 각종 미네랄과 수분의 함량에 따라 달라집니다. 따라서, 흙 시료의 질량과 측정 결과를 표기할 때에 전문적으로는 kg-wet 또는 kg-dry와 같이 수분의 정도를 표기하기도 합니다.

그런데, HIT 홈페이지에서 2019년 2월 24일 오후 4시 25분부터 5시 7분까지 시료 채취한 흙의 방사능 측정 결과인 1,954Bq/kg을 $77,085Bq/m^2$으로 환산하고, 같은 날 5시 20분부터 5시 51분까지 채취한 시료의 측정값인 1,568Bq/kg을 $63,504Bq/m^2$로 환산해 놓은 것으로 보면, HIT에서는 흙의 밀도를 $0.8g/cm^3$으로 본 것으로 보입니다. 이는 보통 흙의 밀도가 1.0 내지 $1.5g/cm^3$인 점을 감안하면, 농도를 표면오염도로 단위를 환산하는 과정에서 오류가 있었던 것으로 이해됩니다. 이런 이유인지는 모르지만, 3월 2일에 채취한 시료의 측정 결과부터는 데이터를 표면오염도로 환산해 놓고 있지 않습니다.

댓글

질문 특정 지점에서는 높은 농도가 나올 수도 있다는 거군요. 핫스팟 측정방식으로 지역전체의 농도를 판단하는 건 굉장히 섣부른 행동이겠군요.
개인이 측정하는 방식은 아무래도 뭔가 한계점이나 맹점이 존재하지 않을까 했었는데 역시나였네요. 2019.7.23. 22:23

답글 네, 방사능 측정은 측정 자체도 정확한 방법을 사용해서 잘 해야 하지만, 동시에 측정으로 얻은 수치들을 제대로 평가하고 잘 이해하는 것이 꼭 필요합니다.
2019.7.23. 22:26

질문 쪽지를 보내긴 했는데 쪽지를 잘 확인을 안하시는 것 같아서 두가지 정도의 질문을 드리겠습니다.
1. "IAEA-후쿠시마 비밀유지합의, 정보은폐 우려"〈日신문〉 (2013.12)
https://news.v.daum.net/v/20131231164005454
아마 그해 이슈화된 비밀보호법과 관련해서는 자강님이 관련 글도 쓰셨고 일단 대중들에게도 그 이름이 많이 알려져 있는지라 어느정도 오고 간 얘기들이 많았을텐데... 이 부분은 저도 첨알게 되기도 했고 아마 많은 사람들이 이 이야기하며 IAEA도 믿을 수 없다. 중요한 정보는 IAEA가 공개를 안할것이다 이런식으로 나올거라 생각합니다. 이 부분에 관련해서 혹시 아시는 부분이 있다면 알려주셨으면 합니다. 이 부분은 굉장히 중요하다고 생각되네요. IAEA 신뢰도에 대한 문제기 때문에
2. "일본, 방사능 기준치 20배 올려 후쿠시마에 쌀농사 허용…그 쌀을 올림픽 선수난에"
http://news.khan.co.kr/kh_news/khan_art_view.html?art_id=201907231653011
쫑이가 또 헛소리를 해댔는데요. 이 기준치와 관련해서 한번 이야기를 해주셨으면 합니다. 솔직히 전후맥락이 잘 이해가 되시가 않네요. 8000 Bq/kg을 말하는 것이라면 이전에 400 Bq/kg 기준이라는 얘기인데 그런 정보는 찾아지기 않고 100 Bq/kg의 저준위 폐기물을 말하는 것이라면 그것도 이해가 안되고 전후맥락에 대해서 이해가 되질 않네요. 이 부분은 아마 지난글을 한번 보시라고 하실것 같은데 그 지난글을 안봐서가 아니라 그 이후 다시 어떻게 업데이트 되었는지 그 부분에 대해서 다시 알고 싶어서 질문을 드리는 것입니다.
2019.7.24. 02:15

답글 네, 1번 질문에 대한 답글은 준비되는데로 올려드리겠습니다.
2019.7.24. 20:00

답글 2번 질문에 답을 적어봅니다.
먼저 현재 일본이 후쿠시마 원전 사고 복구와 관련해서 적용하고 있는 기준은 다음과 같습니다.
1. 연간 50 mSv가 넘는 구역은 귀환곤란구역
2. 연간 20 mSv에서 50 mSv는 거주제한구역 = 출입 가능, 숙박 금지, 일부 사업 활동 가능
3. 연간 20 mSv 이하는 피난 지시 해제 준비 구역 = 출입 가능, 숙박 금지, 사업

활동 가능

그리고 피난 지시 해제 준비 구역에서 다음 조건이 만족되면, 실제로 피난 지시를 해제합니다.

1. 연간 20 mSv 이하가 되는 것이 매우 확실
2. 주거환경이 일상생활을 하는 데에 불편함이 없도록 갖추어지고, 특히 어린이 방호를 위한 제반 여건이 충분
3. 지자체와 지역 주민들과 충분한 협의 이후

한편, 방사능 제염 관련해서는 다음과 같이 구역을 분류하며, 제염 조치의 장기적 목표는 1밀리시버트 이하입니다.

1. 제염특별구역 - 연간 20 mSv 이상 구역, 중앙 정부가 제염
2. 오염상황중점조사구역 - 연간 20 mSv 이하 구역, 지자체가 제염, 중앙 정부는 지원

이상과 같은 일본의 기준을 종합해 볼 때, 쭁이가 "20배" 운운하는 것은 저로서는 사실 그 이유를 알 길은 없지만, 아마도 ICRP가 권고하는 일반인 연간 선량한도가 평상시 조건에서 1 밀리시버트이고, 위 기준에서와 같이 일본 정부가 현재의 후쿠시마 재난 상황을 타개하기 위한 목적으로 20 밀리시버트라는 값을 주요한 기준값 중의 하나로 사용하고 있는 것을 이야기하는 것이 아닌가 하고 추측해 봅니다. 이해에 도움이 되시길 바랍니다. 2019.7.24. 20:09

질문 도움이 많이 되었네요. 감사합니다. 2019.7.25. 01:47

질문 블로그 글들 잘 봤습니다. 지금 일본에 사는데, 꺼누님 생각대로면 후쿠시마산이라고 적힌 걸 먹어도 괜찮다고 이해해도 될까요? 굳이 후쿠시마산을 찾아 먹는 건 아니지만, 요즘 암암리에 일본 외식점들은 대부분 가격이 싼 후쿠시마산을 사용한다고 해서...

저도 나름 이과랍시고 어디 근거도 없이 위험하다 선동하는 환경단체 같은 거보다 국내외 교수님들의 여러가지 학술적 자료를 기반으로 한 글들을 믿는 편이긴 한데, 그래도 괜히 "후쿠시마" 적힌 거나 외식할 때는 찜찜하네요ㅎㅎ...

2019.7.24. 02:41

답글 네, 그 심정 충분히 공감합니다. 저라도 후쿠시마산이라고 하면 머리로는 문제없다 하겠지만 심정적으로는 안먹고 싶다 할 것입니다.

물론 후쿠시마산 음식물을 먹었을 때 위험은 과학적으로는 전혀 없습니다. 하지만 심리적인 점이 문제가 될 수도 있겠습니다. 어느 지역에서 온 식재료인가를 아예 신경끄고 사는 것이 제일 좋고, 또한 그렇게 하셔도 과학적으로는 건강에 전혀 문제될 것이 없다고 봅니다. 2019.7.24. 06:27

질문 넵, 감사합니다. 일단은 이번 연말까지 있다가 귀국하고 나서, 가고 싶은 기업이 일본에 있기에 일본취직을 희망하는데, 일본에서 계속 살거면 장볼 때 후쿠

시마산인지 확인하는 것 외에 외식같은 건 그냥 신경끄는게 오히려 속편하겠네요 ㅎㅎ.. 감사합니다. 블로그 글들도 잘 보고 있습니다! 2019.7.24. 06:55

답글 네, 앞으로 상황과 여건은 지금보다 계속해서 나아질 것으로 봅니다. 행복한 생활이 되시길 바랍니다. 2019.7.24. 07:18

질문 출장으로 어쩔 수없이 도쿄를 가야한다면 5살 아이와 가족이 일주일 머무는건 괜찮을까요? 조심해야될 것이 있을까요? 2019.7.24. 06:48

답글 네, 어린아이와 같이 가니 방사능 피해가 더 염려되실텐데요.

사실 도쿄 음식점에서 식사를 할 때 후쿠시마산 농산물이 전체 일본내에서 차지하는 비율을 감안해도 후쿠시마산 식재료로 된 음식을 만나기는 어려울 것으로 봅니다. 또한 후쿠시마산임을 밝히지 않는 식당도 있지만 반면에 후쿠시마산 식재료를 사용하고 있는 것을 밝히고 있는 식당도 있습니다. 만에 하나 후쿠시마산 농수산물로 된 음식을 먹었고 그 음식이 방사능에 약간 오염되어 있다고 하더라도 먹는 총 음식물 양이 그다지 많지 않기 때문에 그로인한 건강 피해를 걱정할만한 수준에는 결코 이르지 않을 것으로 봅니다.

따라서, 제 생각엔 그냥 방사능 생각은 싹 지워버리시고 여행을 즐겁게 다녀오시는 것이 심리적으로 훨씬 더 좋을 것으로 봅니다.

일주일 정도 도쿄를 지금 다녀오시면서 방사능 피해 걱정을 할 이유는 전혀 없다고 봅니다. 저도 사실 다음 주에 2박3일 동안 도쿄에서 볼 일을 보고 올 예정입니다. 2019.7.24. 07:36

질문 50대 중반인 사람입니다. 작년에 우연히 들러 선생님의 글들을 보게 되었습니다. 나름 반핵집회도 나가고 그리 살아왔는데, 지금은 제 생각이 많이 바뀌었습니다. 고마운 마음을 전합니다. 날 더운데 강건하시길... 2019.7.30. 14:12

답글 네, 그러시군요. 격려 감사합니다. 우리들은 항상 실제 측정한 데이터에 근거해서 판단하고 대처하는 태도가 필요하다고 봅니다. 2019.7.30. 22:20

질문 혹시 토론중 자강님 블로그링크를 걸어도 될까요? 너무 논리정연하고 좋은 글이라... 2019.8.1. 23:25

답글 네, 자료의 출처를 밝히신다면, 좋습니다. 2019.8.2. 07:47

질문 다른걸 떠나서 평생 가족들과 함께 도쿄에서 살 수 있을 정도로 안전한가... 자강님은 그렇게 살 수 있는 환경이라고 생각하는지 궁금하네요. 아니라면 굳이, 이렇게 생각보다 심각하지 않다고 일본을 대변할 필요는 없어보입니다. 2019.8.4. 19:17

답글 네, 제 생각엔 방사능 피해를 염려해서 도쿄에서 평생 사는 것을 회피해야 할 이유는 없습니다. 도쿄에서 사는 것과 후쿠시마 원전 사고 방사능과는 관련이 없습니다.

저는 일본을 대변하는 것이 아닙니다. 후쿠시마 원전 사고 방사능에 대한 팩트를 많은 분들과 공유하고자 하는 것입니다. 이 경험을 바탕으로 우리 모두가 방사능 피해에 대한 막연한 두려움과 걱정에서 벗어나고 동시에 나와 내 가족을 방사능 피해로부터 안전하게 스스로를 잘 보호할 수 있게 되기를 희망하고 있습니다.

방사능은 분명히 우리가 많은 양의 에너지를 받았을 경우에는 치명적인 위험을 불러올 수 있습니다. 하지만, 받은 에너지의 총량이 그다지 많지 않을 경우에는 결코 두려워해야할 대상이 아닙니다. 2019.8.4. 20:13

질문 안녕하세요, 글 잘 읽고 있습니다.

https://news.v.daum.net/v/20190724000459579

이 글에서 산과 들, 강에 쌓인 세슘은 제염이 불가능하다고 주장하고 있는데 사실인가요? 2019.8.5. 13:38

답글 네, 산 속 안으로 떨어져 내린 방사성세슘은 빗물에 씻겨 내려 산의 표면 흙에 달라붙어 있을 것이므로 산의 숲을 고려한다면 사실상 산속 겉 표면 흙을 걷어내는 것이 현실적으로 매우 어렵다고 볼 수 있습니다.

또한 빗물에 녹아서 강으로 흘러들어온 세슘은 강 바닥에 있는 진흙과 같은 뻘에 달라붙어 있게 됩니다. 이 또한 강 바닥의 진흙을 전부 걷어내는 것도 사실상 매우 어렵다고 볼 수 있습니다. 산과 강바닥 진흙에 붙어 있는 세슘을 제염하는 것은 거의 불가능하지만 그런 세슘의 농도가 낮고 또한 주민들의 일상생활과 충분히 격리시킨다면 그로인한 방사능 피해를 최소화하고 위험한 수준에 이르지 않도록 충분히 관리해갈 수 있을 것으로 봅니다. 2019.8.5. 15:08

질문 후쿠시마 일대의 산과 강 등의 제염이 어렵다는 것으로 받아들이겠습니다.

글에서, "그런데 산과 강, 들 같은 곳이 문제죠. 제염이 아예 불가능하기 때문입니다. 그 땅과 물로 나고 자란 농산물로 만든 음식물을 섭취하면 내부피폭을 당하게 됩니다."라는 인용이 있습니다.

후쿠시마의 쌀의 재배지는 제염을 통해 안전하다고 해도, 일대의 자연이 오염된 상태이기 때문에 쌀을 생산하는 과정에서 추가로 오염이 될 가능성이 있지는 않은지 궁금합니다. 2019.8.5. 16:55

답글 네, 물론 오염된 산의 흙에서 자라난 버섯과 산채들에서는 아직도 높은 농도의 세슘-137이 측정되고 있어서 일체 식용으로 사용하지 말라고 권고하고 있습니다. 즉 내부피폭을 당할 수 있습니다. 그렇다고 이런 농산물들이 일본 시중에 유통되고 있는 것은 또한 전혀 아닙니다. 지속적으로 채취해서 방사능을 분석해서 오염도의 변화 추이를 관찰하는 목적으로만 활용하고 있습니다.

강에서는 말씀드린 바대로 강바닥의 진흙에만 세슘이 달라붙어 있다고 보시면 됩니다. 강물은 끊임없이 흘러나가기 때문에 이런 흐르는 강물을 논의 물대기에 활용한다고 해도 쌀이 세슘에 오염된다고 보기는 어렵습니다. 최종적으로 후쿠시마현에서 매년 수확하는 모든 쌀에 대해서 방사능 측정을 하고 있고, 2015년 이후부터 지금까지 전량 오염되지 않은 것으로 확인되었습니다.
2019.8.5. 21:54

질문 광우병 선동 생각나요. 사람들은 눈에 안 보이고 먹는 거라면, 두려워 하고 그렇게 되면 또 분노하잖아요. 지식이 모자른 사람들과 언론은 그것을 부추기고요.. 한국 방사능 식품 테마(동원 사조 등) 주식들 오르는 거 보면, 더욱더 그렇게 되길 바라는 사람들이 있을지도 모르겠습니다. 중요한 것은 팩트이고 이념이 아닌데 말이죠. 21세기 선진국 어느 나라도 일부러 자국민들을 죽으라고 밀어 넣는 행동을 하지 않습니다. 이미 시스템이 있고 프로토콜이 정해져 있기 때문이죠. 우리나라도 마찬가지 입니다.
전 조만간 또 촛불 들고 유모차 끌고 광우병처럼 시위 시작될까 걱정이네요. 그곳에 또 시민과 국가의 에너지가 소모될 생각을 하니 암담합니다. 분명히 이떠한 조직과 단체는 그 진두에 서서 이야기를 할 것입니다. 여러분의 아이를 미래를 지키세요! 분노하세요! 그때 블로그 주인장님께서 친일파 등으로 매도되지 않았으면 진심으로 바라겠습니다. 진실을 알리는 애국자 이십니다.
2019.8.15. 18:37

답글 네, 한일간 과거사 처리 문제를 우리나라에 대한 수출 규제로 풀어보려는 일본의 의도로 촉발된 한일 무역전쟁에서 일본 후쿠시마 방사능 위험성 문제는 우리나라 정부가 꺼내든 대응 카드라고 봅니다. 결국 한일 과거사 문제의 해결 실마리를 찾으면, 후쿠시마 방사능 문제도 자연 사라질 것으로 예상합니다.
2019.8.15. 19:06

질문 완벽히 동의합니다. 다시 말하자면 선거 이전에 까지는 안풀릴 가능성이 높겠네요. 2019.8.15. 22:44

제22화

일본 특정비밀보호법 제정

2017. 8. 19. 19:24
후쿠시마 이야기 제3탄(https://blog.naver.com/radsafe/221077585239)

일본 정부는 2013년 12월 13일 특정비밀보호법(特定秘密保護法)을 제정했습니다.

이 법의 목적은 일본 국가 안보에 영향을 주는 국방, 외교, 테러 등 관련 정보를 적절히 보호하기 위함입니다.

하지만, 우리나라 일부에서는 일본이 이 법을 새롭게 만든 이유는 2011년 3월 발생한 후쿠시마 원전 사고와 관련된 방사능 관련 정보를 일본 국외로 나가지 못하도록 통제하기 위해 만들었다는 생각을 가지고 있는 것으로 보입니다.

다음은 일본 정부가 이 법의 목적과 취지를 설명하기 위한 목적으로 만든 요약 자료와 법 전문을 일어 및 영어로 볼 수 있는 URL입니다.

http://www.cas.go.jp/jp/tokuteihimitsu/

꺼누의 일본인 지인은 이 법에서 보호하고자 하는 정보에는 후쿠시마 관련 방사능 정보와 루머는 포함되지 않는다고 합니다. 하지만, 이 법에 관한 더 이상의 구체적 분석은 어렵습니다. 독자들께서 스스로 판단해 주시면 좋겠습니다.

제2부

후쿠시마 방사능 팩트체크 시리즈

제1화

일본 국토 70%가 방사성세슘으로 오염?

2017. 8. 11. 18:20
공포의 방사능 퀴즈 시리즈 제15탄(https://blog.naver.com/radsafe/221072000435)

2011년 후쿠시마 원전 사고로 일본 국토는 방사성세슘(Cs-137)에 지금 얼마나 오염되어 있을까요? 그리고 오염된 지역에서 생산되는 농산물에는 어느 정도의 방사성세슘(Cs-137)이 들어 있을까요?

(뜜이의 생각 1)

"미국국립과학원회보"(PNAS)에 따르면, 후쿠시마로부터 반경 350㎞까지 고농도로 오염되어 있다고 해요. 도쿄도 포함됩니다. 일본 땅의 70%에 해당하죠. 우리로 치면 고리원전에서 의정부까지의 거리입니다. 사고가 터지면 남한 전체가 고농도오염지역이 된다는 얘기입니다."

(뜜이의 생각 2)

일본 땅의 70%가 방사능에 오염됐다는 주장에 대해 김 교수는 "오염의 의미를 서로 다르게 해석했기 때문"이라고 말했다. 국제학술지 '미국국립과학원회보(PNAS)' 2011년 11월 6일자에는 일본 도쿄대와 나고야대, 노르웨이대기연구소 등 국제 공동 연구진이 일본 지역 토양에 쌓인 세슘의 양을 측정한 논문이 게재됐다.

논문을 살펴보면 일본 동부지역 상당수가 토양 1㎏당 5㏃(베크렐) 이하의 세슘이 쌓였다는 지도를 찾을 수 있다. 하지만 일본 식품위생법 기준상 토양 내 세슘 농도 허용치는 ㎏당 2500㏃이다. 김 교수는 "세슘이 없어야 하는 땅에 방사성 물질이 쌓인 것은 맞다"며 "여기에서 생산한 농산물에도 방사성 물질이 포함될 수 있다"고 주장했다.

제2부 제3화에서 볼 수 있듯이, 일본 국토는 현재 약 6% 정도의 지역이 방사성세슘으로 오염되어 있습니다.

하지만, 이러한 제2부 제3화 내용의 근거가 일본 정부에서 제공하는 자료이므로 신뢰성이 다소 떨어진다는 독자의 의견이 있었고, 또한 쫑이는 2017년 7월 즉 지난달까지도 위의 "쫑이의 생각 2"와 같은 주장을 반복하고 있으므로, 이 건에 대해 다음과 같이 팩트체크를 다시 한 번 더 해봅니다.

다음 슬라이드는 쫑이가 2011년 12월 PNAS의 논문이 발표된 이후부터 지금까지 "방사능물질 오염 수산물 안전에 관한 정책 세미나", "방사능과 건강" 그리고 최근에는 "한국탈핵(2017)"이라는 제목으로 발표한 자료에 빠지지 않고 등장하는 슬라이드입니다.

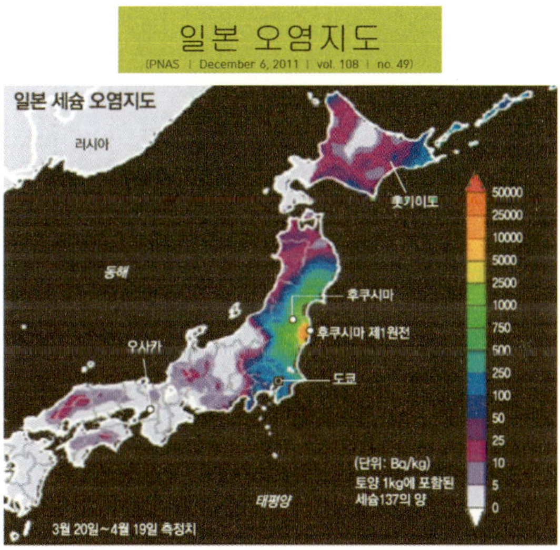

그리고, 발표 자료 슬라이드에 쫑이는 다음과 같은 설명문을 붙여 놓았습니다.

"**세계적인 과학잡지 PNAS에 실린 일본의 오염지도입니다. 일본땅의 약 70%가 오염되어 있습니다.** 이 오염은 적어도 300년 이상 지속될 것입니다. 세슘137의 반감기(30년)가 10번은 지나도 오염이 충분하게 제거된다고 말할 수는 없습니다. 또한 **도쿄를 포함한 파란색 안쪽은 고농도로 오염된 지역으로 500년 이상 지나야 안전한 곳이 될 수 있을 것입니다.**

이 고농도 오염지역의 넓이는 일본땅의 20% 정도이며 남한의 넓이와 비슷합니다. 이것은 남한에서 사고가 발생할 경우 남한땅 전체가 고농도로 오염될 것임을 의미합니다. 일본에서 방사능 피폭에 의한 암발생 및 심장병 발생은 피할 수 없습니다."

다음은 이 PNAS 논문의 원본입니다. (사용 언어는 영어)

https://www.pnas.org/content/108/49/19530

우리가 우선 짚고 넘어갈 것은 "이 논문이 제시하고 있는 오염의 정도는 실제 현장에서 측정한 값이 아니고 여러 가지 가정을 기반해서 컴퓨터 코드를 사용해 계산해 본 결과이므로 자료의 불확실성이 매우 크다"라는 점을 논문의 저자들이 미리 밝히고 있다는 점입니다.

쭝이 발표 자료의 슬라이드에서 언급한 위 그림은 PNAS 논문 원본에 다음과 같이 그려져 있습니다.

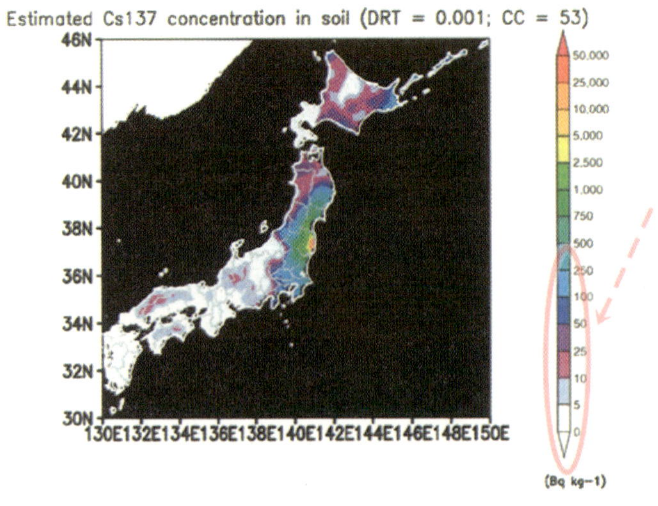

Fig. 3. The ^{137}Cs concentration in soil. We used DRT of 0.001 and CC of 53 kg m^{-2}. Outputs with 0.2° × 0.2° were interpolated to finer resolution using cubic interpolation. The Merged IBCAO/ETOPO5 Global Topographic Data Product (25) was used to mask out ocean area below 0 m above sea level (a.s.l.).

쭝이가 발표 자료에서 사용하고 있는 그림과 동일합니다. 그런데, 여기에서 수복할 것은 오른쪽에 위아래의 긴 막대기 모양으로 그려져 있는 부분, 즉 방사성세슘 오염의 정도를 색깔로 표기하고 있는 부분입니다.

아마도 쭝이는 파란색, 보라색 그리고 붉은색 등 여러 가지 다양한 색깔로 표기되어 있는 5베크렐(Bq)/kg 이상의 농도를 보이는 지역을 모두 후쿠시마 사고로 인해 방사능으로 오염된 지역으로 생각하고 '일본땅의 약 70%가 오염되었다'라고 말한 것으로 보입니다. 과연 그럴까요?

이를 확인하기 위해 여기에서 우리는 먼저 우리나라 토양에서의 방사성세슘의 농도를 살펴봅니다.

표 3-1-6. 우리나라 미경작지 토양의 ^{137}Cs 농도

(단위 : *Bq/kg.dry*)

지역	1992~1993년도			1996년도			1997년도		
	지점수	농도범위	평균	지점수	농도범위	평균	지점수	농도범위	평균
경기도	36	9.62~80.0	37.3	27	<1.21~64.8	18.7	30	<0.95~51.6	11.1
강원도	33	7.27~100	45.2	30	1.60~82.9	22.4	62	2.58~103	26.4
충남북	34	4.69~67.5	30.0	30	5.72~33.4	15.4	32	<1.29~41.0	19.5
전 북	17	11.8~46.9	28.2	28	<1.18~14.2	5.37	31	7.85~55.7	29.6
전 남	32	15.1~73.1	34.3	30	<1.26~30.2	11.3	31	<0.99~40.7	6.81
경 북	34	9.96~51.0	24.9	31	4.82~50.7	19.6	61	<0.78~68.4	19.6
경 남	31	8.96~81.5	35.1	31	3.09~63.5	28.3	30	1.76~62.1	28.8
제주도	12	28.8~151	70.8	34	4.08~252	68.7	34	3.22~156	43.1
전 국	229	4.69~151	38.2	213	<1.2~252	27.2	311	<0.78~156	23.3

위 표는 한국원자력안전기술원이 1992년부터 1997년 사이에 조사한 자료, 즉 후쿠시마 사고가 나기 이전에 우리나라 토양에서의 방사성세슘(Cs-137)의 농도를 조사한 자료입니다. 이 자료를 보면, 우리나라 토양은 0.78~252Bq/kg 정도로 오염되어 있고, 그 평균값은 23.3~38.2Bq/kg 정도인 것을 알 수 있습니다.

우리나라의 토양의 대부분이 5Bq/kg 이상으로 오염되어 있다고 볼 수

있는 것입니다.

제2부 제9화와 제13화에서 볼 수 있듯이, 우리나라 토양도 과거 1940~50년대에 이루어진 지상 핵실험으로 인해 위와 같은 정도의 방사성세슘(Cs-137) 농도로 이미 오염이 되어 있는 상태인 것입니다. 전 세계 대부분의 지역의 토양이 이와 같이 과거 핵실험에서 만들어진 방사성세슘(Cs-137)으로 약 수십 또는 수백 Bq/kg 정도로 이미 오염되어 있는 것입니다.

그러므로, 위 PNAS 논문 그림의 일본 국토에서 파란색과 보라색 등으로 표기된 지역은 후쿠시마 사고가 나기 이전의 우리나라 토양에서의 방사성세슘 농도와 그다지 차이가 없으므로, 컴퓨터로 시뮬레이션한 결과가 정확했다고 가정하더라도, 후쿠시마 사고로 인해 방사능 오염이 추가로 더해지지 않은 지역이라고 볼 수 있는 것입니다.

따라서, 사고가 난 후 6년 이상이 지난 현재 시점에서는 그동안 반감기가 2년인 방사성세슘(Cs-134)이 2011년 3월 사고 당시 환경으로 배출되었던 양의 약 12% 정도로 그 양이 줄어들었으므로, 현재 일본 국토는 후쿠시마 원전을 중심으로 하는 지역 즉 위 PNAS 논문 그림에서 녹색으로 표기된 지역의 일부와 노란색 그리고 붉은색으로 표기된 지역에 해당하는 전체 국토의 약 6% 정도가 오염이 되어 있다는 것을 확인할 수 있습니다.

그럼, 다음은 이렇게 낮은 농도의 방사성세슘(Cs-137)으로 오염된 지역에서 생산되는 농산물에는 어느 정도로 방사성세슘(Cs-137)이 들어 있는가를 알아봅니다.

다음 표는 우리나라에서 1992년부터 2003년 사이에 생산된 농수산물 식품 중에 들어 있는 방사성세슘(Cs-137)과 자연방사성핵종인 방사성칼륨(K-40) 농도 측정 결과입니다.

표 3-1-14. 우리나라 식품의 방사능농도 준위

식품군	식품명	조사기간	시료수	방사능농도 범위		섭취량 (g/인.일)
				^{137}Cs (mBq/kg.fresh)	^{40}K (Bq/kg.fresh)	
곡 류	쌀	1992~2003	115	<9.15 ~ 200	7.61 ~ 74.3	255.9
	밀가루	1998~1999	40	<7.26 ~ 25.5	30.8 ~ 99.2	3.2
	참깨	2002~2003	22	<17.2	28.0 ~ 200	0.5
	들깨	2002~2003	22	43.1 ~ 412	40.7 ~ 290	0.5
채소류	배추	1992~2003	142	5.67 ~ 101	10.4 ~ 123	13.1
	콩나물	2000~2001	20	6.54 ~ 63.6	36.3 ~ 82.5	20.8
	양파	2000~2001	20	<5.57	28.8 ~ 62.3	12.3
	호박	2000~2001	20	<9.45 ~ 35.3	39.0 ~ 231	12.3
	시금치	2000~2001	20	<20.3	134 ~ 303	11.1
	파	2000~2001	20	<7.42	45.0 ~ 86.8	9.8
	무청	2000~2001	20	16.4 ~ 151	43.7 ~ 159	7.8
	고추	2000~2001	20	<8.34	53.7 ~ 123	6.8
	마늘	2000~2001	20	<17.3	100 ~ 312	5.9
	상치	2000~2001	20	<10.2 ~ 45.4	64.5 ~ 175	5
우유류	가공우유	1997~1999	49	11.7 ~ 102	16.9 ~ 67.2	56.2
	전지분유	1998~1999	20	<11.7 ~ 393	29.3 ~ 662	0.2
어 류	16 종	1997~2001	129	<12.6 ~ 325	26.5 ~ 309	10.9(고등어)
두 류	콩	1998~1999	40	<106 ~ 1,600	395 ~ 721	3.6(대두)
육 류	쇠고기	1998~2001	337	12.2 ~ 606	45.1 ~ 123	31.4
	돼지고기	1998~1999	40	<10.3 ~ 1,380	53.2 ~ 114	21.6
	닭고기	1998~1999	40	8.46 ~ 54.7	36.5 ~ 111	8.2
패 류	11 종	1998~2001	80	<11.2 ~ 45.8	5.64 ~ 107	0.4(굴)
난 류	계란	1998~1999	40	<8.39 ~ 24.1	26.4 ~ 67.3	21.6
해조류	마른김	1998~1999	20	<143	395 ~ 2,180	2.3
	마른미역	1998~1999	19	<94.5	91.7 ~ 1,780	1
전분류	감자	2000~2001	20	13.6 ~ 33.1	93.4 ~ 187	11.9
	고구마	2000~2001	20	<11.2 ~ 35.0	49.6 ~ 251	8
과실류	사과	2000~2001	20	<4.44	23.0 ~ 64.4	58.8
	감	2000~2001	20	<7.24 ~ 11.4	33.2 ~ 68.3	33.9
	귤	2000~2001	20	7.40 ~ 57.2	31.3 ~ 59.1	28.9
	배	2000~2001	20	<6.46	29.2 ~ 71.8	11.9
	포도	2000~2001	20	<4.38	25.1 ~ 124	5.1
차 류	녹차	2002~2003	22	68.3 ~ 372	212 ~ 589	-
	인삼차	2002~2003	22	<7.58 ~ 57.7	13.4 ~ 45.2	-
	커피	2002~2003	22	148 ~ 1,240	337 ~ 1,410	-
버섯류	양송이	2002~2003	22	11.1 ~ 132	58.3 ~ 132	0.1
	느타리	2002~2003	22	<7.10 ~ 17.9	30.4 ~ 120	1.1
	팽이	2002~2003	22	<11.1 ~ 135	48.5 ~ 132	0.1
	표고	2002~2003	22	97.4 ~ 2,230	36.8 ~ 150	0.6
견과류	도토리	2002~2003	22	15.8 ~ 264	12.5 ~ 57.3	0.7
	땅콩	2002~2003	22	<12.4 ~ 130	44.7 ~ 321	0.2
	밤	2002~2003	22	14.1 ~ 80.5	45.8 ~ 168	0.4
	잣	2002~2003	22	73.8 ~ 2,500	106 ~ 238	0
	호두	2002~2003	22	<9.45 ~ 35.3	39.0 ~ 231	0

방사성세슘(Cs-137)의 농도가 대략 4~2,500밀리베크렐/kg 정도이고 방사성칼륨(K-40)은 대략 5~2,180베크렐/kg 정도입니다.

따라서, 우리가 일상적으로 먹고 있는 모든 종류의 식품에는 인공방사성물질인 방사성세슘이 전혀 들어 있지 않은 것이 아니라 이미 아주 작은 양 즉, 미량이 들어 있다는 것을 알 수 있습니다.

한편, 자연방사성핵종인 방사성칼륨(K-40)의 농도가 방사성세슘(Cs-137)의 농도보다 약 천배 정도 높다는 것도 알 수 있습니다. 또한, 표고버섯, 잣, 콩, 돼지고기 그리고 커피 등에서 방사성세슘(Cs-137)의 농도가 다른 식품들에서보다 약 10배 정도 상대적으로 농도가 다소 높다는 것도 알 수 있습니다.

(참고)

1. 1베크렐 = 1,000밀리베크렐
2. 일본과 전 세계 주요 지역에서의 방사능 정보 실시간 측정 자료를 볼 수 있는 곳

   http://realtime.safecast.org

   https://blog.safecast.org/

   http://safecast.org/tilemap/

댓글

질문 궁금한 게 있는데 방사성세슘의 밀도가 어느 정도인가요? 방사성 원소기호마다 차이가 있을 거 같은데.. 그래도 토양이 바람의 영향에 의해 세슘이 섞인 흙을 나를 수도 있다고 생각해서요. 밀도가 높으면 그만큼 무겁기 때문에 덜 날아간다고도 볼 수 있을까요? 일본이 최근 태풍이 많아지고 있으니까요. 2017.12.4. 07:45

답글 후쿠시마와 같은 원전 사고 시에 환경으로 배출된 방사성세슘 핵종은 반감기가 2년인 Cs-134와 30년인 Cs-137입니다. 후쿠시마의 경우 가장 오염 농도가 높은 지역에서의 방사성세슘 농도는 1제곱미터당 3백만 베크렐이 다소 넘는 정도입니다. 방사성세슘은 물에 매우 잘 녹고 흙에 매우 잘 달라붙는 성질이

있습니다. 그래서 방사성세슘은 보통 표토층 깊이 5 cm 정도 이내에 모두 몰려 있게 됩니다. 태풍은 보통 비를 동반해서 오므로 땅이 젖어 있는 경우에는 방사성세슘이 날아서 먼 곳으로 이동하기는 매우 어렵다고 볼 수 있습니다.

오히려 비가 오지 않는 사막 기후에서 강한 바람에 모래가 날리는듯한 환경에서는 멀리까지 날아갈 수 있는 경우도 생각해 볼 수 있겠습니다.

2017.12.4. 22:10

질문 읽어도 어렵네요... 도쿄여행을 계획하고 있는데 취소해야 할까 고민하다가 들어오게 되었습니다. 여행물품이며 음식 등 방사능 오염이 도쿄가 어떨런지요? 일본 제품을 사서 와도 될런지 음식은 어떻게 하면 되는지... 고작 2박3일 일정인데... 아이들이 있으니 걱정이네요. 2018.3.6. 18:32

답글 네, 일본 여행을 방사능 문제로 망설이시는 분들이 많다는 것을 잘 알고 있습니다. 분명한 것은 후쿠시마 원전 주변 지역을 제외한 지역 즉 도쿄나 오사카 같은 지역은 후쿠시마 사고 방사능 오염과는 상관이 없는 지역이라는 것입니다.

도쿄에 여행가서 먹어야할 음식물의 방사능 오염에 대해서도 걱정하시는데요.

일본정부와 일본 국민들도 방사능 문제를 매우 민감하게 생각하고 있어서 시중에 유통되고 있는 음식물 재료의 방사능 오염 유무 검사를 정해진 절차와 방법을 통해 엄중히 실시하고 있고, 국민들이 방사선에 피폭하지 않도록 100 Bq/kg이라는 기준치를 설정해서 유통되는 식재료의 방사능 오염 관리를 수행하고 있습니다.

따라서, 도쿄에서 2박3일동안 체류하면서 드시게 될 음식물의 방사능 오염 걱정을 안하셔도 무방할 것으로 저는 생각합니다.

물론 일본 제품을 구입해서 들고 들어오시면서 방사능 오염 걱정은 안하셔도 됩니다. 공산품들도 방사능 오염 가능성을 차단하면서 생산과정에서 오염 유무 검사 등도 수행하고 있습니다.

동행하는 아이들의 방사선피폭을 특별히 염려하시는 것도 충분히 이해됩니다.

방사능에 오염된 음식물을 먹었을 때 나타날 수 있는 내부피폭의 크기는 방사능 오염의 정도와 먹은 총량의 크기에 비례합니다.

3일동안 먹을 수 있는 총량은 우리가 일년에 먹는 음식물 총량의 약 1%에 불과하다고 할 수 있을 것입니다. 따라서, 설혹 방사능에 약간 오염되었다고 하더라도 받게 될 내부피폭의 양은 충분히 무시가능한 수준의 매우 적은 양이 될 것입니다.

참고로, 우리나라 사람이라면 어른이나 아이이건 누구나 일년에 약 3 밀리시버트 정도의 방사선량을 받으면서 살고 있습니다.

우리가 우리나라에서 살 때에는 방사선 피폭을 전혀 하고 있지 않다가, 일본을 가면 갑자기 방사선 피폭을 하기 시작하는 것은 아니라는 의미입니다.

방사선은 피폭을 많이 하면 즉 최소 100 밀리시버트 이상으로 많이 피폭하면 해로운 영향이 있다는 것이 분명히 증거가 있습니다. 따라서, 우리는 되도록이면 방사선 피폭을 많이 하지 않도록 주의하고 조심하고 신중히 행동해야 합니다.

하지만, 그 이하에서는 어떤 해로운 영향이 있다는 것이 아직 증거가 확인되지 않고 있습니다. 따라서, 방사선은 아주 적은 양을 받기만 하면 곧바로 해로운 영향이 나타날 것이라고 걱정하는 것도 올바른 생각은 아니라는 점을 알고 있는 것이 좋겠다는 것이 제 의견입니다. 2018.3.6. 21:54

질문 삿포로에 1년동안 머물 예정인데 괜찮겠죠....? 2018.3.14. 13:26

답글 네, 방사능 안전 관점에서는 특별히 신경을 써야하거나 염려해야 하는 점은 없습니다. 삿포로는 후쿠시마 방사능 오염과 관련없는 지역입니다.
2018.3.14. 21:12

질문 지인이 일본여행에서 사온 식도를 선물로 받았어요~ 유명한 브랜드 (글로벌 나이프)이더라구요. 근데 저두 왠지 방사능 땜에 선뜻 사용하기가 안되네요ㅠ 전국토의 70%가 오염되어서 일본꺼라면 아에 배제하는 사람들도 봤거든요. 공산품은 괜찮은건지 물어볼데두 없고...

제작하는 곳의 주소가 니가타현이던데, 지도를 보니 아래쪽은 아니라 걱정도 되고 지인의 성의를 무시하자니 그것도 그렇고 하던차에 블로글 글을 보게 되어 문의드려요~~~ 2018.3.19. 00:48

답글 니가타현은 후쿠시마현의 대략 서북쪽에 위치하고 있지만, 후쿠시마 사고로 인해 방사능 오염이 된 지역은 아닙니다.

한편 철강 제품 자체가 방사능 오염이 되었던 과거 사례를 보면, 철과 성질이 유사한 방사성코발트(Co-60)가 철강 제품 속으로 녹아 들어가 있는 경우가 있었습니다. 하지만 후쿠시마 원전 사고시에는 Co-60은 거의 나오지 않았습니다. 사실 Co-60은 멸균 조사시설 또는 병원 등에서 암치료 등의 목적으로 많이 사용하고 있는 핵종입니다.

우리나라도 마찬가지입니다만 철강 제품을 생산하는 시설에는 방사능 오염 감시기가 설치되어 있어 철강 제품이 오염될 가능성을 원천 차단하고 있습니다. 따라서 일본에서 식도같은 철강 제품 내부 자체가 방사능에 오염된 경우는 아직 알려진 바 없습니다. 한편, 만에 하나 철강 제품 겉표면이 방사능 먼지 등으로 미세하게 오염이 되어 있는 경우라고 한다면 흐르는 물과 세제로 몇 차례 씻는다면 모두 제거될 것으로 봅니다. 2018.3.19. 06:54

질문 답변 감사드려요~~^^ 2018.3.19. 07:38

질문 http://www.etoday.co.kr/news/section/newsview.php?idxno=1546790

이 기사를 보고 궁금한 점이 생겨 질문드립니다
세슘에 오염된 고철이 수입되어 재활용되고 있다는 내용인데, 그렇다면 세슘에 오염된 재활용된 고철이 전자제품 같은 곳에 들어가면 그 전자제품에서는 방사선을 방출하게 되는 건가요?
그리고 세슘은 기화가 잘되는 물질이라고 들었습니다. 듣기로 특정 온도에서 기화가 된다고 하는데, 철이 재활용될시 1000도 이상의 고온열처리를 거치게 될 때 기화될 가능성이 있는건가요? 그때 기화가 되지 않는다면 전자제품을 사용하면서 기화가 된다면 공기중으로 흡입도 가능하다는 생각이 드는데 세슘의 기화조건이 따로 있는건지 궁금합니다. 2018.4.2. 19:06

답글 네, 제1부 제20화 글 안에 있는 그림을 보시면, 세슘은 섭씨 671도에서 모두 기체로 변합니다. 보도 기사에서 보셨지만, 제철회사에서는 고철이 용광로에 들어가기 전에 방사능 오염 검사를 하고, 오염된 것이 확인되면 용광로에 넣지 않습니다. 혹시 세슘으로 오염된 고철이 용광로에 들어간 경우, 고철을 녹이기 위해 용광로의 온도를 섭씨 1,000도 이상으로 올라가면 세슘은 모두 기체가 됩니다. 즉 세슘은 용광로 안에서 모두 기체가 되어 배기가스관과 굴뚝을 거쳐 냉각기(chiller)로 와서 온도가 식어서 다시 고체가 되어 재(ash)속에 들어가 있게 됩니다.
따라서, 만에 하나 세슘으로 오염된 고철이 철강회사에서 사용되었다고 하더라도, 세슘은 철강 제품 속으로는 들어갈 수가 없고, 따라서 가전제품으로는 오지 않습니다. 그런데 이 철강회사에서 부산물로 나오는 재는 밀도가 높아 아스콘과 혼합해서 도로를 아스팔트 포장하는 데에 사용됩니다. 이와 같은 이유로 인해 발생한 사건이 2011년말 서울시 노원구 아스팔트 방사능 오염 사건이었습니다. 2018.4.2. 19:44

질문 친절한 답변 정말 감사드립니다. 추가적으로 한 가지 더 질문이 있습니다.
세슘은 상온 28도 정도면 액화가 된다는걸 본적이 있는데, 이 경우 액화된 세슘이 바람(강풍 등)에 의해 주변에 흩뿌려지거나, 흙이나 미세먼지 등에 액화된 세슘이 묻어 바람에 흩날릴 경우에 공기중이나 주위에 퍼질 가능성이 있나요? 2018.4.2. 22:00

답글 네, 세슘의 녹는 점은 섭씨 28도 정도입니다. 따라서 세슘은 물에 잘 녹는 성질을 가지고 있고, 세슘이 환경 중에 나오면 제일 먼저 물에 곧바로 녹아서 물과 합쳐지고, 물이 이동하는 바에 따라 이동하게 됩니다.
그리고 세슘은 흙에 매우 잘 달라붙는 성질이 있습니다. 그래서 물에 녹은 세슘은 이동중 흙을 만나면 흙에 달라붙게 됩니다. 흙먼지가 강한 바람에 흩날리는 경우에 그 흙에 세슘이 묻어 있다면 흙먼지 형태로 주변에 날라갈 수 있겠습니다. 2018.4.3. 06:27

질문 녹는점이 되었는데 세슘 주변에 만약 물이 없다면 독자적인 액체상태에서는

바람에 의한 흙이나 먼지를 통한 이동은 힘든건가요? 2018.4.3. 06:38

답글 네, 세슘은 밀도가 물보다 약 2배가 높은 무거운 금속입니다. 물이 바람에 흩날리는 것보다 더 어렵다고 보시면 됩니다. 2018.4.3. 06:47

질문 잘 읽었습니다. 전 사실 쓰쿠바 대학으로 유학갈 기회가 생겨서 고민중입니다. 지도에 따르면 이바라키현 소속의 쓰쿠바라는 지역은 괜찮을까요?
2018.5.17. 22:07

답글 네, 쓰쿠바대학은 이바라키현의 쓰쿠바시에 위치하고 있어 도쿄에서 비교적 가까운 거리에 있습니다. 사고가 난 후쿠시마현으로부터는 남서방향에 위치하고 있어 후쿠시마 원전 사고 방사능으로 오염된 지역이 아닙니다. 제3부 제5화 글 안에 있는 safecast에 들어가셔서 현재 시점의 방사능 준위도 확인해 보시길 바랍니다. 제가 보기에는 방사능 피폭에 대한 염려로 인해 쓰쿠바대학으로 유학을 가지 말아야할 이유가 전혀 없습니다. 2018.5.17. 22:19

질문 답변 감사드립니다! 2018.5.17. 22:27

질문 입시 준비중인 고등학생인데 일본 오이타현에 있는 APU에 관심이 있어 알아보는 중입니다. 오이타현의 방사능 오염 정도보다는 음식물 섭취 등으로 인한 내부피폭이 걱정되는데 일본에 유학을 가면 방사능 오염 지역에서 생산된 물건이나 농수산물은 어떻게 해야 하나요? 2018.5.17. 23:45

답글 APU가 있는 오이타현은 큐슈지역이므로 후쿠시마 원전 사고 방사능으로 오염된 지역이 아닙니다. 또한 후쿠시마현에서 생산되는 농수산물이 방사능 오염 검사없이 무분별하게 유통되고 있는 것은 아닙니다.
우리나라도 마찬가지이지만 일본은 우리나라보다 훨씬 국토 면적이 넓어 농수산물 같은 경우에 가까운 지역에서 생산되는 것들이 대부분 유통되고 있을 것입니다. 따라서, 오이타현에 살면서 방사능에 오염된 식품을 먹을까봐 걱정할 염려가 전혀 없다고 봅니다. 준비 잘 해서 원하는 공부를 잘 해서 꿈을 이루시길 바랍니다. 2018.5.18. 07:11

질문 너무 필요했던 정보입니다. 12개월 아기와 오키나와 계획중인데 근거없는 공포보다 많이 안심이 되네요. 2018.5.30. 12:36

답글 네, 오키나와에 가는 것은 방사선 피폭 관점에서는 제주도에 가는 것과 다를 것이 없습니다. 즐거운 여행 되시길 바랍니다. 2018.5.30. 20:05

질문 그 지도 분석 중 이해가 안 가는 지점이 있는데 본 지도가 세슘-137 기준으로 작성된 것인데도 반감기는 세슘-134를 기준으로 2년으로 가정하여 활용하셨는데 근거가 있는 것인지요? 2018.6.23. 12:37

답글 "따라서, 사고가 난 후 6년 이상이 지난 현재 시점에서는 그동안 반감기가 2년인 방사성세슘(Cs-134)이 2011년 3월 사고 당시 환경으로 배출되었던 양의 약 12% 정도로 그 양이 줄어들었으므로, 현재 일본 국토는 후쿠시마 원전을 중심으로 하는 지역 즉 위 PNAS 논문 그림에서 녹색으로 표기된 지역의 일부와 노란색 그리고 붉은색으로 표기된 지역에 해당하는 전체 일본 국토의 약 6% 정도가 오염이 되어 있다는 것을 확인할 수 있다."

아, 네 이 부분을 지적하시는 것으로 이해됩니다.

2011년 3월 후쿠시마 원전 사고로 방사성세슘이 주변 환경으로 나왔는데, 이때 환경으로 나온 방사성세슘은 반감기가 2년인 방사성세슘(Cs-134)와 반감기가 30년인 방사성세슘(Cs-137)이 거의 반반씩으로 구성되고 있는 것으로 실제 측정을 통해 확인되었습니다. 지적하시는 바대로 지도는 방사성세슘(Cs-137)의 양을 컴퓨터 코드로 계산해서 예측해서 그린 그림입니다. 이 예측 계산을 할 때, 논문의 저자들은 Cs-134는 고려하지 못했습니다.

제가 위와 같이 글을 적은 것은 실제 상황에서 환경을 오염시킨 방사성세슘은 사고 초기에 Cs-134와 Cs-137이 반반씩 존재하고 있었고, 반감기가 2년으로 상대적으로 짧은 Cs-134가 6년이 지나면 반감기가 세 번이 지나는 것이 되므로 처음 있었던 양의 1/8로 줄어들었다는 사실을 설명한 것이었습니다.

이 기간동안 반감기가 30년으로 다소 긴 Cs-137은 실제 상황에서 그 방사능의 세기가 그다지 별로 안 줄어들었다고 할 수 있습니다.

실제 상황과 논문에서 저자들이 컴퓨터로 예측한 결과의 차이를 제가 더 구체적으로 설명을 하지 못한 것을 지적해주어서 감사합니다^^

2018.6.23. 12:56

질문 오카야마 이과대학교 유학을 계획하고 있는데, 방사능으로부터 안전할까요?? 지도상으로 보면 후쿠시마랑 멀리 떨어져 있는거 같기는 한데..ㅜ 걱정되네요. 2018.7.14. 11:29

답글 네, 오카야마시는 후쿠시마 원전 사고 방사능과는 관련없는 지역입니다. 제3부 제5화 글 안에 있는 safecast에 들어가셔서 직접 확인해 보시길 바랍니다.

2018.7.14. 16:52

질문 안녕하세요. 도쿄에 살고 있는 아기엄마입니다. 저도 같은 의견으로 방사능에 대해서는 크게 신경쓰지 않고 살고 있지만... 버섯, 시금치, 베리류는 방사능 물질을 흡수한다고 해서 이것만은 피하려고 하는데... 어떻게 생각하시나요.. 상관없을까요? 2019.2.1. 01:24

답글 네, 버섯과 베리류가 다른 농산물에 비해 상대적으로 방사능 수준이 높은 것은 사실입니다. 하지만 방사능에 오염된 지역에서의 자연 재배가 아닌 비닐하우스 양식 재배인 경우에는 문제가 될 소지는 없다고 봅니다. 시금치가 상대적으로 방사능이 높다는 것은 확인이 필요하다고 봅니다. 2019.2.4. 07:36

질문 자강님 안녕하세요. 저는 3개월째 모유수유를 하고 있습니다.

요즘 후쿠시마에서 생산되는 플라스틱 제품 이슈가 있습니다. 집에도 제품이 몇 개 있어 방사능 불안함에 밤새도록 찾아보다 자강님 블로그까지 오게 됐습니다. 여러 글 다 잘 읽어보았습니다. 막연한 불안감은 해소되었습니다. 정말 감사합니다. 그러나 아기에게 직접적인 영향이 가는 거라 혹시나 하는 마음에 한 번 더 여쭙고 싶습니다.

제가 2015년부터 일본에 5번(오사카, 나라, 교토, 고베, 간사이 지방) 다녀오고 갈 때마다 음식도 이것저것 가리지 않고 다 먹었습니다. 임신 사실을 알기 한 달 전에도 일본을 다녀왔구요.

제 몸에 미량이라도 남아 있을 방사능이 모유 수유로 인해 아기에게 그대로 전달된다 생각하니 아기에게 너무 미안합니다... 당장 모유를 끊고 분유를 먹여야 되나 진지하게 고민하고 있습니다. 자강님께서 첨부해주신 파일에 모유 수유모에게 방사능 물질이 있으면 모유 수유를 중지해야 한다는 내용을 봤습니다.. 정말 하늘이 무너지는 것 같았습니다...

1. 생후 30일 때 게워냄이 잦아 걱정되는 마음에 복부 엑스레이를 촬영한 적이 있습니다. 그런데 복부 이외의 곳을 차폐를 하지 않았습니다. 너무 신생아 때라 이것 또한 너무 걱정이 됩니다.
2. 후쿠시마에서 만들어진 플라스틱으로 인한 피폭은 어떨까요?
3. 자강님의 글을 다 읽어보고도 혹시나 하는 마음에 여쭤봅니다. 정말 객관적으로 모유 수유를 해도 될지 답변해주실 수 있으실까요?

글 정말 감사드립니다. 2019.6.6. 05:32

답글 네, 답글을 적어봅니다.

아기를 임신하기 전에 일본을 여러 차례 다녀온 것으로 인해, 아기가 방사능 영향을 받고 있지 않을까 염려하시는 데요, 우선 제 생각엔 아기는 방사능 영향을 받지 않았고, 모유 수유도 중단할 이유가 전혀 없다고 봅니다.

우선 님께서 2015년 이후 다녀오신 오사카, 나라, 교토, 고베 그리고 간사이 지방은 모두 2011년 후쿠시마 원전 사고 방사능으로 오염된 지역이 아닙니다.

여행 중에 그 곳들에서 먹었던 음식물 속에 후쿠시마 방사능이 혹시 들어 있지 않을까 염려하실 수도 있는데요, 일본 시장에서 유통중인 식재료들이 무분별하게 방사능에 오염된채로 판매되고 있는 것은 아닙니다.

님께서 여행했던 지역에 있는 음식점들에서 사용했던 식재료들이 방사능에 오염되어 있었던 것이라고 할 수 있을만한 어떠한 근거도 없다고 생각합니다.

물론 후쿠시마현의 일부 지역과 주변 바다가 후쿠시마 원전 사고 방사능으로 오염이 되었던 것은 분명합니다.
하지만, 현재 후쿠시마현 주민들과 일본 중앙 정부와 후쿠시마현 정부도 방사능 건강 피해가 일어나지 않도록 하기 위해 농수산물 식재료들이 방사능에 오염된채로 유통되지 않도록 하기 위한 여러가지 조치들을 취하고 있습니다.
일본 여행과 관련해서 내 몸에 후쿠시마 방사능이 혹시 남아있지 않을까 하고 염려할 이유가 전혀 없습니다.

한편 엑스레이는 1회에 보통 0.1 밀리시버트를 받습니다. 신생아에 대한 엑스레이 촬영은 보통 이보다 훨씬 낮은 선량을 사용해도 필요한 인체 영상을 충분히 얻을 수 있습니다.
또한 우리나라에서는 어른이건 아이이건 누구나 자연에 있는 방사선에 의해 일년에 약 3 밀리시버트 정도를 받으면서 살고 있습니다.
그리고 어른이건 아이이건 누구나 사람 몸 속에는 몸무게 1 킬로그램당 1초에 약 50개의 방사능을 내는 자연에 있는 방사성물질인 칼륨-40이 들어 있습니다.
이와같이 우리들 몸 속에 들어있는 자연에 있는 방사선에 의해 우리 몸이 일년에 받는 방사선량이 앞에서 말씀드린 3 밀리시버트 중에서 약 0.3 밀리시버트 정도를 받고 있는 것입니다.
따라서 생후 30일 경에 촬영한 엑스레이로 인한 건강 피해 걱정도 할 이유가 전혀 없습니다.
후쿠시마현에서 생산된 플라스티 제푼이 방사능에 오염되었다는 것이 확인된 바는 아직까지 없는 것으로 알고 있습니다.
후쿠시마시 지역이 후쿠시마 원전 사고 방사능으로 영향을 받았었던 것은 분명합니다. 하지만, 현재 후쿠시마현에 위치한 공장에서 생산되는 제품이 방사능에 오염되어 있는가 또는 아닌가는 전혀 별개의 문제라고 생각합니다.
무엇보다도 공산품을 생산하는 회사가 자사 제품이 방사능에 오염되어 있는 것으로 확인된다면, 그 회사는 더 이상 운영할 수 없게 되리라는 것을 너무나 잘 알고 있다고 봅니다. 따라서, 제품을 생산하는 과정에서 제품이 방사능에 오염되지 않도록 모든 조치를 취할 것으로 생각합니다.
님의 집안에 지금 있는 제품이 방사능에 오염이 되었는지의 여부는 물론 측정을 해봐야 정확하게 알 수 있을 것입니다. 하지만 위와 같은 제 생각을 바탕으로 그 제품이 방사능에 오염되어 있을 가능성은 거의 없다고 봅니다.
불필요한 걱정과 염려는 두려움을 키우고 건강을 오히려 해칠 수도 있습니다.
님의 생각 정리와 판단에 도움이 되시길 바랍니다. 2019.6.9. 20:04

질문 그리고 하나만 더 여쭙겠습니다. 후쿠시마 과일을(사과를 먹는 사진이었습니다.) 먹은 연예인이 내부피폭이 되어 세슘이 기준치 이상이 나오는 영상 캡처

가 있었습니다. 이건 어떻게 받아드려야 할까요? 2019.6.6. 05:54

답글 후쿠시마 원전 사고와 체르노빌 원전 사고 방사능 영향 크기 비교에 대한 글은 제2부 제4화부터 제7화까지 글을 살펴보시면 좋겠습니다. 후쿠시마산 농수산물을 먹은 일본 연예인에 대한 내용은 제1부 제7화 글을 보시면 좋겠습니다.
링크해 주신 글은 2011년 후쿠시마 원전 사고가 난 후 약 2년 정도가 경과한 그즈음에 후쿠시마 원전 사고 방사능에 대한 가짜뉴스 글이 인터넷에 많이 떠돌아다녔는데, 그런 글들에 속하는 것 중에 하나라고 봅니다.
거의 모든 내용이 전혀 사실적인 근거가 없는 내용입니다. 이런 류의 글들을 우리나라 사람들이 보고서 후쿠시마 방사능에 대한 막연한 두려움과 공포감을 갖게 되었다고 봅니다. 이런 사회 현상이 사실 제가 제 개인 블로그를 2017년 여름에 오픈하게 된 이유 중의 하나이기도 합니다. 2019.6.10. 06:13

질문 자강님 정성어린 답글 정말 감사합니다. 요 며칠 간 혹시나 제가 다녀온 일본으로 인해 아기에게 무슨 문제라도 있지 않을까 밤잠도 설치며 너무 걱정했었습니다. 자강님께서 팩트를 말씀해주셔서 얼마나 위로가 되는지 모릅니다. 정말 감사합니다. 그런데 요즘 인터넷 상에 부쩍 일본 방사능에 대한 글들이 많이 올라오고 있습니다. 자강님 글을 보고 안심하다가도, 혹시나 하는 마음에 또 가슴이 철렁 내려 앉습니다..
시간이 되신다면 두가지만 더 팩트체크 부탁드려도 될런지요?
1. https://n.news.naver.com/article/052/0001304167
자강님께서 후쿠시마현 밖으로 반출된 폐기물이 없다고 하시는 댓글을 보았는데요, 이제 반출이 되고 있는 건가요?
2. http://www.mediatoday.co.kr/news/articleView.html?idxno=94997#Redyho
2011년 기사이지만 도쿄에서까지 검출된 것은 자강님께서 말씀하신 바람이 불어 핫스팟이 생긴 것과 관련있는 걸까요? 저는 오사카 위주로만 다녀왔는데 또 걱정되게 만드는 뉴스이더라구요.. 바쁘신 와중에 정말 감사드립니다. 저는 아무렴 상관없지만 아기가 걱정이 되어 혹시나 하는 마음에 더 여쭈어봅니다. 감사합니다. 2019.6.11. 07:45

답글 댓글들을 다시 살펴보다가 님께서 보내주셨던 질문에 대해 제가 답글을 드리지 못했던 것을 지금 발견했습니다. 비록 시간이 매우 많이 지났지만 지금이라도 아래와 같이 답글을 적어봅니다. 널리 이해해 주시기를 바랍니다. 첫번째 링크에 대해서는 제1부 제12화 글을 보시면 좋겠습니다. 그리고, 아직 후쿠시마현 밖으로 반출된 방사성폐기물은 없다고 봅니다. 두번째 링크 글은 우선 2011년 4월 21일 기사네요. 네, 맞습니다. 2011년 3월 사고 당시 일시적으로 바람이 도쿄 방향으로 불었기 때문입니다. 자세한 내용은 제1부 제21화 글을 보시면 좋겠습니다. 제 판단으로는 님의 경우에는 님의 아기에게 후쿠시마 방사능으로 인해서는 어떤 해로운 영향도 나타나지 않을 것으로 생각합니다. 안심하서도 좋다고 봅니다. 2019.8.19. 20:11

질문 읽다가 궁금증이 생겨서 질문 해보겠습니다. 게시글은 2년이 지났는데 답변 해주실진 모르겠지만... 글 중간에 "1940~50년대 대한민국도 지상에서 핵실험으로 인한 국토의 오염으로 인해 토지에서 방사능 성분, 세슘이 검출되었다"라고 쓰셨습니다. 그럼 우리나라 농산물도 위험한 건가요?? 그리고 이 오염 정도는 일반 일본 후쿠시마 지역이 아닌 최외각 지역인 도쿄보다 높은 수치로 보이는데 맞나요?? 2019.7.3. 03:55

답글 네, 짧은 답변은 그런 정도로 오염된 우리나라 농수산물은 전혀 위험하지 않습니다. 1940-50년대 미국과 그 당시 소련 등 5대 핵보유국들의 경쟁적인 지상핵실험의 결과로 우리나라 국토 토양도 kg당 약 1에서 156 베크렐 정도로 현재 오염되어 있는 상태이고, 먹거리 즉 모든 우리나라 농수산물도 kg당 0.01 내지 0.1 베크렐 정도 수준으로 오염되어 있습니다. 자세한 내용은 제2부 제13화 글을 보시면 좋겠습니다.

위 글을 보시면, 자연 방사성물질인 칼륨-40은 모든 농수산물에 kg당 약 100 베크렐 수준으로 들어있는 것을 알 수 있습니다.

따라서 1940-50년대 핵실험으로 인한 위와 같은 정도의 인공 방사성물질 방사능 오염은 매우 낮은 농도로 오염되어 있는 것이므로 이로 인한 건강 영향은 무시가능한 수준입니다.

즉 이런 정도로 자연과 인공 방사성물질에 의해 매우 낮게 오염된 음식물을 먹음으로써 우리 몸이 받게 되는 방사선량은 일 년에 0.3 내지 0.4 밀리시버트 정도에 불과하므로, 그로 인한 해로운 건강 영향은 생기지 않는다고 볼 수 있습니다.

끝으로 현재 일본 국토에서의 방사능 오염 수준은 제2부 제2화 글을 보시면 좋겠습니다. 2019.7.4. 06:39

질문 선생님의 블로그 늘 잘 보고 있습니다. 말씀하신대로 PNAS 논문은 실제 측정이 아닌 예측했던 것이라고 자신의 논문이 잘못됐음을 인정했었네요.
http://m.news.zum.com/articles/52616901?c=02
2019.8.6. 23:01

답글 자료 링크, 감사합니다. 2019.8.7. 06:37

답글 어제 저녁에 방송된 아래 링크의 KBS1 저널리즘토크쇼J에서도 KBS 이은정기자께서 "70% 일본 국토 오염"이라는 쭝이의 얘기가 잘못이라고 얘기합니다.
https://n.news.naver.com/article/056/0010733561
"[이은정] 이게 미국국립과학원 회보 PNAS는 굉장히 신뢰할 만한 저널입니다. 2011년 12월 6일에 발표된 논문이에요. 일본에 있는 한 교수가 이걸 발표를 했고 굉장히 많은 사람들이 이 데이터를 보고 있습니다. 그런데 실제로 이 논문을 쓴 저자가 당시에는 바람의 방향으로 대기 시뮬레이션을 해서 본인이 이렇게 지도를 만들었는데 실제로 그 다음 해에 측정을 해보니 이 값보다 훨씬 낮게 나왔다, 그래서 본인이 이 논문의 자료는 본인이 폐기하겠다고 했습니다. 잘못된 데이터를 한 번이라도 인용하게 되면 이 보도 전체의 신뢰가 없어지는 거기 때문에 이런 부분에 대해선 좀 더 확인을 해야 하지 않을까 생각을 합니다." 2019.8.19. 20:11

일본 국토의 방사능오염 – 최신 버전

2018. 4. 10. 18:10
공포의 방사능 퀴즈 시리즈 제26탄(https://blog.naver.com/radsafe/221249634765)

2011년 후쿠시마 원전 사고로 일본 국토는 지금 얼마나 방사능에 오염되어 있을까요?

> (쮸이의 생각)
> 일본땅 70%가 방사능으로 오염되었으나 일본 정부는 방사능 오염 지도를 작성하지 않음.

2017년 4월 현재 일본 국토의 후쿠시마 원전 주변 지역의 방사능오염 상황입니다.

일본 정부는 2011년 3월에 발생한 후쿠시마 원전 사고시 방출된 방사능에 의해 주민선량이 연간 1밀리시버트(mSv)를 넘을 것으로 평가되는 지역에 대해 지금까지 지속적으로 방사능 제염 작업을 수행해 오고 있습니다.

이러한 노력의 결과로 최근 다음과 같은 시점에서 아래 지역들에 내려졌던 주민 소개 명령이 해제되었고, 주민들은 원래 살던 곳으로 다시 복귀할 수 있게 되었습니다.

- 다무라시(Tamura City): 2014년 4월 1일
- 가와우치촌(일부)(Kawauchi Village (part)): 2014년 10월 1일
- 나라하정(Naraha Town): 2015년 9월 5일

- 가쓰라오촌(일부) (Katsurao Village (part)): 2016년 6월 12일
- 가와우치촌 (Kawauchi Village): 2016년 6월 14일
- 미나미소마시(일부) (Minami-soma City (part)): 2016년 7월 12일
- 이타테촌(일부) (Iitate Village (part)): 2017년 3월 31일
- 가와마타정 (Kawamata Town): 2017년 3월 31일
- 나미에정(일부) (Namie Town (part)): 2017년 3월 31일
- 토미오카정(일부) (Tomioka Town (part)): 2017년 4월 1일

이에 따라, 2017년 4월 현재 2011년 사고 당시 후쿠시마 원전을 중심으로 반경 20km 이내와 이타테촌 등에 거주하고 있던 31,021세대 82,985명의 주민들의 약 71%에 해당하는 22,095세대 59,057명의 주민들은 원래 살던 곳으로 복귀가 가능해졌습니다.

즉 2014년 4월 이전에 이미 소개명령이 해제된 지역의 주민들은 14,144세대 37,486명이었고, 위와 같이 2014년 4월 1일부터 2017년 4월 1일까지 내려진 소개명령 해제로 복귀가 가능해진 주민들은 7,951세대 21,571명입니다.

그러나, 아직까지도 거주제한구역과 귀환곤란구역으로 분류되어 있는 지역의 주민들은 각각 131세대 363명과 8,795세대 23,565명으로서, 사고 당시 대피해야만 했었던 총 주민들의 약 29%가 아직은 복귀할 수 없습니다.

이와 같은 자료를 바탕으로 현재 일본 국토중 후쿠시마 사고 방사능으로 오염되어 있는 지역은 개략적으로 보면 사고 당시의 약 절반 정도로 줄어들었으므로 "일본 국토의 약 3% 정도가 후쿠시마 원전 사고 방사능에 의해 현재 오염되어 있는 지역이다"라고 보시면 무방하겠습니다.

(참고)

1. 2019년 3월 13일 현재 제염 실시 지역 및 개요

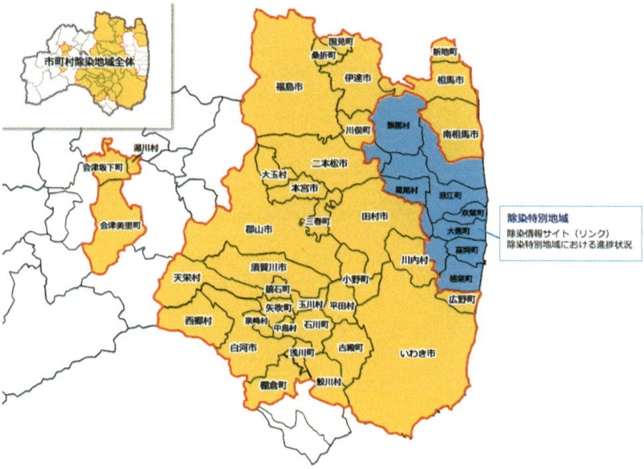

범례	구역명	실시 주체	개요
하늘색	제염 특별 지역	국가	추가 피폭 선량이 연간 20밀리시비트인 지역을 포함한 시정촌
빨강 테두리	오염 상황 중점 조사 지역	시정촌	추가 피폭 선량이 연간 1밀리시버트인 지역을 포함한 시정촌
갈색	제염 실시 계획 수립	시정촌	제염 실시 계획을 수립하여 제염을 진행하고 있는 시정촌

2. 제염 특별 구역과 오염 상황 중점 조사 지역이 어디인지 확인해 볼 수 있는 웹사이트

   http://www.env.go.jp/press/103798-print.html (일본어)

   http://josen.env.go.jp/area/roadmap.html (일본어)

3. 2018년 1월 현재 일본 후쿠시마시와 전 세계 주요 도시에서의 방사선량률을 비교해서 볼 수 있는 자료

   http://www.jnto.go.jp/eq/eng/radimap_4.pdf

   - 후쿠시마시와 서울에서의 방사선량률이 비슷한 것을 볼 수 있습니다.

댓글

질문 헙..?? 서울이 그만큼 방사선량이 높나요?!? 2018.4.10. 22:41

답글 네, 물론 서울에서 방사선량률이 높은 것은 모두 자연에 있는 방사선때문입니다. 특히 땅속에 자연 방사성물질이 많이 들어있기 때문입니다. 도쿄와 비교해 볼 때 2-3배 높다고 볼 수 있습니다. 이 자연방사선에 대해 제 블로그에 적어놓은 글들이 있으니 한 번 읽어보시길 바랍니다. 2018.4.11. 05:48

질문 연간선량한도 1 mSv에서 인공방사선량만 적용하는 이유는 뭐죠? 그리고 대기 중 측정에서 인공방사선 여부가 분리가 되는 건가요? 2018.12.21. 01:11

답글 네, 인공방사선에 의한 피폭량에 대해서만 연간 1 밀리시버트로 한도를 정하고 관리하는 이유는 자연방사선은 우리가 관리할 수 없기 때문입니다.
인공방사선과 자연방사선이 같이 존재하는 공간에서 공간선량률을 측정하는 경우에는 인공방사선과 자연방사선을 구분해서 측정할 수는 없습니다. 제2부 제3화 글에 나오는 방법을 통해 선량한도 만족 여부를 확인하고 있습니다.
2018.12.21. 06:50

질문 원산지 일본인 티셔츠가 너무 예뻐서 사려는데.. 방사능이 많이 걱정됩니다. 원산지가 일본이면 면직물 또한 일본 땅에서 자라난 재료들을 토대로 면직물을 뽑아내고 티셔츠를 만들었을텐데 방사능 걱정 없을려나요..?
2018.7.4. 10:05

답글 네, 의류와 같은 일본제 공산품은 제품 생산 과정에서 엄격한 품질관리를 하고 있으므로 방사능에 오염되었다고 보기 어렵습니다. 지금껏 단 한 건도 보고된 적이 없습니다. 물론 정확한 것은 측정해 보아야 합니다. 2018.7.4. 19:55

질문 그러면 입어도 상관없을까요..? 2018.7.5. 14:25

질문 혹시 은과 같은 악세사리류도 made in japan인 경우는 상관이 없나요?
2018.7.5. 15:40

답글 네, 전혀 상관없습니다. 2018.7.5. 20:19

질문 악세사리류는 세탁이 되지도 않고.. 방사능이 그 안에 농축되어 있지 않을까요..? 상관없다는게 왜 상관이 없는지 궁금합니다..! 2018.7.5. 20:24

답글 네, 은 안에 방사능이 들어있지 않기 때문입니다. 물론 겉에도 방사능이 묻어있지 않은 상태이므로 그렇습니다. 2018.7.5. 20:28

질문 일본에서 배송이 오면 방사능이 그 악세사리에 묻어 있을꺼 같은데 세척은 어떻게 하면 좋죠..? 2018.7.5. 20:41

답글 네, 만일 겉에 묻어 있는 경우라면, 세제를 이용해 몸을 샤워하듯 세척하면 모두 제거됩니다. 2018.7.5. 20:46

질문 안녕하세요. 요즘 일본 주민들이 직접 측정한 토양지도라고 2014년부터 2017년까지 토양의 세슘 137을 측정한 지도를 인터넷을 통해 접했습니다.

https://en.minnanods.net/maps/index.html?pref=prefs17&m2_kg=atlas&time= today&sum_137=137

https://en.minnanods.net/

주로 이 지도를 공유하는 쪽에서는 이 지도를 가지고

1. 일본 정부는 믿을 수 없으므로 주민들의 측정이 더 정확할 것이다.
2. 일본 토양의 방사능 오염이 심각한 수준이다 (농산물도 매우 위험하다)

라는 주장을 펼치는데요, 저는 비전문가이므로 이것이 어떠한 의미를 가지는지 전혀 모르겠습니다. 혹시 괜찮으시다면 리뷰해 주실 수 있을까요?

2019.6.29. 15:47

이웃 저도 이 부분은 궁금하네요. 한번 다뤄주셨으면 좋겠습니다!

2019.7.15. 03:39

답글 링크해 주신 Minna no Data Site는 일본의 보통 사람들이 모여서 후쿠시마 방사능을 측정하고 있는 NPO(비영리단체)인 것으로 파악됩니다.

저는 이와 같은 민간활동을 기본적으로 바람직한 활동으로 봅니다. 왜냐하면, 우리는 누구나 "나와 내 가족들이 지금 어떠한 방사능 피폭 환경 조건에서 처해 있어서 얼마나 많이 방사능 피폭하고 있는가"를 잘 파악해서 알아야 할 이유가 있기 때문입니다. 정부의 데이터만을 바라보고 있을 이유는 없고 또한 그래서도 안된다고 봅니다.

다만, 이러한 보통 사람들의 활동이 해당 분야 전문가들의 도움을 받아서 과학기술적으로 오류가 없는 정확한 측정과 측정 결과의 해석이 반드시 뒷받침되어야 할 것으로 봅니다.

참고로, 후쿠시마 쌀의 안전성에 관한 내용은 제1부 제1화 글을 보시면 좋겠습니다. 2019.7.20. 11:40

일본 국토의 방사능 오염

2017. 7. 27. 20:14
공포의 방사능 퀴즈 시리즈 제2탄(https://blog.naver.com/radsafe/221061243924)

2011년 후쿠시마 원전 사고로 일본 국토는 지금 얼마나 방사능에 오염되어 있을까요?

(쯩이의 생각)
일본땅 70%가 방사능으로 오염되었으나 일본 정부는 방사능 오염 지도를 작성하지 않음.

일본 국토의 후쿠시마 원전 주변 지역의 방사능오염 현재 상황과 관련, 일본 정부는 후쿠시마 원전 사고시 방출된 방사능에 의한 주민선량이 연간 1밀리시버트(mSv)를 넘을 것으로 평가되는 지역을 '제염특별구역'(Special Decontamination Area(SDA))과 '오염상황중점조사지역'(Intensive Contamination Survey Area(ICSA)) 등 두 가지로 구분해서 제염 작업을 진행하고 있습니다.

SDA는 오염의 정도가 상대적으로 높은 지역으로 일본 정부가 직접 제염 작업을 수행하는 지역이고, ICSA는 오염의 정도가 상대적으로 낮은 지역으로 일본 정부의 기술적 및 재정적 지원을 받아 지자체가 자체적으로 제염 작업을 하고 있는 지역입니다.

2017년 4월 현재 SDA는 11개 기초자치단체(시정촌(市町村; city, town, village)) 그리고 ICSA는 94개 기초자치단체가 각각 지정되어 있습니다.

이 중 SDA와 ICSA로 동시에 지정된 기초자치단체가 4개입니다. 따라서, SDA 또는 ICSA로 지정되어 현재 방사능 제염 작업이 진행중인 곳은 총 94 + 11 - 4 = 101개 기초자치단체입니다.

일본 전체가 총 1,718개 기초자치단체로 구성되어 있으니, 물론 각 기초자치단체마다 면적이 다소 차이가 나지만, 개략적으로 보면 101/1,718 = 약 5.9% 즉, "일본 국토의 약 6% 정도가 후쿠시마 원전 사고 방사능에 의해 현재 오염되어 있는 지역이다"라고 보시면 무방할 것으로 생각합니다.

한편, 일본 정부가 주민선량이 연간 1밀리시버트를 넘을 것으로 평가되는 지역을 선정하는 방식은 다음과 같습니다. 우선 주민이 하루에 8시간은 야외에서 그리고 16시간은 옥내에서 지낸다고 가정합니다.

그리고 옥내에서의 공간선량률은 가옥의 차폐 효과로 인해 야외에서의 공간선량률의 40% 정도라고 가정합니다.

따라서, 주민에게 연간 1밀리시버트를 주는 공간선량률은 다음과 같이 산출됩니다.

0.19마이크로시버트/시간 × (8시간 + 0.4 × 16시간)/일 × 365일 = 약 1밀리시버트

여기에 일본 국토의 지각에 존재하는 자연방사능에 의한 공간선량률이 평균 0.04마이크로시버트/시간입니다.

따라서, 일본 정부는 NaI 섬광검출기를 사용해서 측정한 공간선량률이 0.19 + 0.04 = 0.23 즉, 시간당 0.23마이크로시버트 이상으로 측정되는 지역을 오염 지역으로 분류해서 지정하고 방사능제염 작업을 진행하고 있습니다.

2017년 7월 현재 서울에서의 공간감마선량률은 시간당 약 0.12마이크로시버트 정도입니다. 아래 참고자료를 보시길 바랍니다.

(참고)

1. 1밀리시버트 = 1,000마이크로시버트

댓글

질문 "공간선량률이 0.19+0.04=0.23 즉, 시간당 0.23 마이크로시버트 이상으로 측정되는 지역을 오염 지역으로 분류해서 지정하고 방사능제염 작업을 진행하고 있습니다." 여기서 0.04 마이크로시버트는 margin(여유도)인가요? 2017.8.16. 19:04

답글 시간당 0.04 마이크로시버트는 후쿠시마 사고가 나기 이전에 원래부터 땅 속에 있었던 우라늄과 토륨 등의 자연 방사성핵종들에서 오는 방사선을 측정한 값입니다.
즉, 0.04는 기존 자연방사선 기여분이고, 0.19는 후쿠시마 사고로 환경으로 배출되어 지표면에 쌓인 방사성물질들에서 오는 기여분입니다.
후쿠시마 사고 기여분만으로 연간 1 밀리시버트를 넘지 않도록 관리하고 있습니다. 참고로, NaI 섬광검출기는 지표면에서 우주선을 측정하지 못하기 때문에 자연방사선인 우주선 기여분은 고려하지 않습니다. 2017.8.16. 19:48

질문 그렇군요. 감사합니다. 그러면 서울에서의 선량률은 시간당 약 0.12 마이크로시버트 정도라는 말은 후쿠시마보다 세 배나 된다는 말인가요? 특별히 더 높은 이유가 있겠습니까? 2017.8.16. 20:50

답글 서울에서 0.12는 지각방사선과 우주방사선 기여분이 모두 합쳐진 숫자입니다. 후쿠시마시에서도 지각방사선과 우주방사선 기여분을 합하면, 0.04보다 높은 0.08-0.1 부근 값이 될 것입니다. 서울에서의 공간선량률보다 비슷하거나 또는 약간 낮은 수준입니다.
우리나라에서의 공간선량률이 대체로 일본에서의 그 것보다 높은 이유는 우리나라 지각 구조 성분이 우라늄과 토륨의 함량이 상대적으로 높은 화강암으로 주로 이루어져 있고, 일본은 상대적으로 함량이 낮은 화산토로 이루어져 있기 때문입니다. 이런 이유로 일본 거의 모든 지역에서의 자연방사선에 의한 공간선량률이 우리나라에서의 값보다 낮습니다. 2017.8.16. 21:19

질문 네, 알겠습니다. 답변 고맙습니다. 2017.8.16. 22:27

질문 궁금한 점이 있어서 질문합니다. Cs-137, Cs-134 본문에 나와 있는데 무슨 말인가요?? 방사능에도 종류가 있는 건가요??? 그리고 한국에 화강암지역이라 자연방사능이 존재할 수밖에 없다는데. 그 화강암에서 나는 방사선은 Cs-137

같은 건가요? 2019.7.3. 03:59

답글 네, 현재까지 저희 과학자들이 알아낸 바에 의하면, 방사선을 내지 않는 안정 동위원소는 총 약 250여개 그리고 방사선을 내는 불안정 동위원소는 총 3천개 종류가 넘고 있습니다. 이러한 불안정 동위원소를 방사성핵종 또는 방사성물질이라고 하며, 원자력발전소에서 만들어지는 방사성핵종들 중에 대표적인 것이 세슘-137(Cesium-137), 세슘-134 등 입니다. 자세한 내용은 제2부 제8화 글을 보시면 좋겠습니다.

한편, 자연에서 자연적으로 생겨나는 방사성핵종들도 있습니다. 그 대표적인 것이 삼중수소(H-3, tritium), 탄소-14, 칼륨-40 등입니다. 또한, 땅 속에는 지구가 태어날 때부터 흙 안에 우라늄-238, 토륨-232와 같은 자연 방사성물질 즉 방사성핵종이 들어있습니다. 자세한 내용은 제2부 제15화 글을 보시면 좋겠습니다.

그런데 우리나라와 같은 화강암 지역에는 이런 우라늄-238과 토륨-232가 상대적으로 많이 들어있고 일본이나 제주도와 같은 화산토 지역에는 상대적으로 적게 들어있습니다. 이로 인해 서울에서 공간감마선량률이 시간당 0.12 마이크로시버트 정도인 것에 비해 도쿄에서 공간감마선량률은 시간당 0.05 마이크로시버트 정도로 서울의 약 절반 정도로 자연방사선량률이 측정되는 것입니다.

Cs-137은 인공 방사성물질이므로 원래는 자연에 즉 흙에 들어 있으면 안되고, 들어있을 수 없습니다. 하지만 1940-50년대에 행해진 지상핵실험의 결과로 현재 지구상의 모든 흙과 물 그리고 먹거리들이 Cs-137과 같은 인공 방사성물질로 매우 낮은 농도로 오염되어 있는 것입니다. 한편 어른이건 아이이건 사람이라면 누구나 자기 몸 속에 자연 방사성물질을 가지고 있는 것입니다.

2019.7.4. 07:26

체르노빌과 후쿠시마 사고 사망자 (1) 어느 사고가 더 대형 원전사고인가?

2017. 8. 4. 20:59
공포의 방사능 퀴즈 시리즈 제11탄(https://blog.naver.com/radsafe/221067051899)

1986년 체르노빌 원전 사고와 2011년 후쿠시마 원전 사고로 인한 사망자는 몇 명인가요?

(씀이의 생각)

(1) 후쿠시마 핵사고는 인류 최초로 여러 개의 원전에서 동시에 발생한 사고다. 3기의 원자로에서 핵연료가 녹아내렸고(노심용융), 이들을 포함한 총 4기의 원전에서 수소 폭발이 발생했다. 막대한 양의 방사능 물질이 공기, 토양, 바다를 오염시켰다. 이 방사능 오염은 일본인 전체에게 피폭을 일으켰고, 앞으로도 그럴 것이다. 일본인 전체가 6년 이상 지속적으로 피폭되고 있는 상황에서 "방사능 피폭으로 사망한 사람이 한명도 없다"고 말하기 위해서는 당연히 피폭자들, 즉 일본인 전체의 사망자 수를 조사하고, 이 사망자 중 몇 명이 방사능 피폭에 의한 것인지 조사해야 한다. 그러나 일본 정부는 이 역학조사를 실시하지 않았다. 일본 정부가 조사한 것은 오직 후쿠시마현 내 18살 이하 어린이 갑상선암 발병자 수뿐이다.

역사상 유례가 없는 대형 원전사고가 발생한 지 6년이 지났는데도 일본 정부가 이 사고에 의한 사망자, 발병자 수를 조사하지 않는 것은 명백한 직무유기이다. 게다가 이 사고로 인한 사망자가 없다고 말하는 것은 그야말로 일본 국민뿐 아니라 세계인 전체를 기만하는 행위이다. 유엔과학위원회는 체르노빌 핵사고에 관한 보고서에서 방사능 피폭으로 인해 약 1만 명의 사망자가 발생했을 것으로 추정했다. 노벨평화상을 받은 '핵전쟁 방지를 위한 국제의사회'(IPPNW)는 이보다 훨씬 더 많은 사망자를 추정했다. 그런데 4기의 원전이 폭발한 후쿠시마 핵사고 이후에 방사능으로 사망한 사람이 하나도 없다는 것이 말이 되는가?

(2) 유엔과학위원회는 체르노빌 사고 이후에도 보고서를 내놨는데, 거의 죽은 사람이 없다는 내용이었다. 그러나 노벨평화상을 받은 의사단체의 보고서와 비교해보면 사망자수가 1,000배가 차이가 난다. 유엔과학위원회 등은 전 세계 원자력업계 이익을 대변한다고 볼 수밖에 없다.

먼저 체르노빌 사고와 후쿠시마 사고 중 어느 사고가 더 대형 사고이었는가를 알아봅니다. 이를 위해서는 우리 인간과 환경에 해로운 건강 영향을 미칠 수도 있는 방사성물질이 사고로 인해 주변 환경으로 배출된 총량 관점에서 살펴보면 됩니다.

제2부 제9화에서 살펴보았고 제1부 제20화 참고 2의 그림에서 보듯이 체르노빌 사고 때에 배출된 방사능 양이 후쿠시마 사고 때에 배출된 방사능 양보다 더 많았습니다.

방사성요오드(I-131)의 경우에는 약 3배 내지 10배, 방사성세슘(Cs-137)의 경우에는 약 2배 내지 10배 그리고 방사성텔루리움(Te-132)의 경우에는 약 40배 정도 많이 배출되었고, 반감기가 5.3일로 매우 짧고 대기 중에서 쉽게 흩어져버리는 불활성기체인 방사성제논(Xe-133)의 경우에만 후쿠시마 사고의 경우에 다소 더 많이 배출되었습니다.

그 주된 이유는 제1부 제20화 그림 3에서 보듯이, 체르노빌 사고의 경우가 후쿠시마 사고의 경우보다 원자로심이 장시간 오랫동안 고온 상태에 머물러 있었기 때문입니다.

체르노빌 사고의 경우에는 공기 중에 노출된 상태로 폭발하여 핵연료 일부가 파편상태로 대기로 방출되었고, 또한 원자로심을 둘러싼 흑연이 무려 2주 정도 기간 동안 지속적으로 화재를 일으켜 원자로심의 온도가 원자로심 안에 있는 고체 상태의 금속 핵분열생성물들의 상당 부분이 기체로 변할 수 있을 정도의 충분히 높은 고온 상태를 상당 기간 지속적으로 유지하였으나, 후쿠시마 사고의 경우에는 원전 1호기, 3호기 그리고 4호기 즉, 3기의 원전에서 각각 일회적 수소폭발이 있었고 1호기, 2호기 그리고 3호기 즉, 3기의 원전에서 노심용융이 있었으나, 수소 폭발이 있은 후 약 3시간 후부터 원자로를 바닷물로 냉각하였기 때문에 원자로심의 온도가 고온 상태로 유지되는 기간이 상대적으로 짧아 고체 상태의 금속 핵분열생성물들이 기체 상태로 변환되어 대기중으로 배출되는 양이 많지 않고 대부분 원자로 내부에 남아 있었기 때문입니다.

제1부 제20화 그림 2에서 보듯이, 방사성요오드(I-131)와 방사성세슘(Cs-137)의 비등점은 각각 184°C와 671°C로서 상대적으로 낮아 비교적 낮은 온도에서도 쉽게 기체 상태로 변하기 때문에 그 성질이 휘발성이라고 합니다. 방사성스트론튬(Sr-90)과 플루토늄(Pu-239)의 경우에는 비등점이 각각 1,384°C와 3,235°C로 높아 원전 사고 시에 환경으로 배출되기는 하지만, 그 양이 다른 핵종에 비해 상대적으로 매우 적게 됩니다.

그리고 체르노빌과 후쿠시마 사고로 인해 주변 환경이 방사성세슘(Cs-137)에 의해 오염된 지역은 제1부 제20화 그림 1에서 보듯이 체르노빌의 경우가 훨씬 더 넓은 것을 알 수 있습니다.

후쿠시마 사고가 난 지 6년이 지난 현 시점에서 후쿠시마 사고로 인해 배출된 방사성물질에 의해 오염이 되어 있는 지역은 제2부 제2화에서 알아보았듯이 후쿠시마 원전 주변 지역으로서 일본 전체 국토의 약 3% 정도에 해당합니다.

또한, 후쿠시마 원전 주변 지역을 항공기 탐사를 통해 측정한 지표면 위 1m 지점에서의 공간선량률과 토양에서의 방사성세슘(Cs-134)와 방사성세슘(Cs-137)의 2012년 말 시점에서의 오염 지도는 다음 URL에서 확인해 볼 수 있습니다.

http://radioactivity.nsr.go.jp/ja/contents/7000/6749/24/191_258_0301_18.pdf

(이 자료는 일본 문부과학성이 발표한 자료로서 사용 언어는 일본어입니다)

이 자료를 통해서도 후쿠시마 사고로 오염된 지역은 일본 정부가 '제염특별구역'과 '오염상황중점조사지역'으로 지정해서 제염 작업을 진행하고 있는 각각 11개 및 94개 기초자치단체(시정촌(市町村; city, town, village)) 지역인 것을 확인할 수 있습니다.

한편, 일본 원자력안전규제기관인 원자력규제위원회가 제공하는 후쿠시마 원전 주변 지역에서의 공기중 먼지, 토양, 솔잎 등에서의 자세한 환경방사능 감시 최근 결과는 다음 URL에서 확인해 볼 수 있습니다.

http://radioactivity.nsr.go.jp/en/list/200/list-1.html

(이 역시 사용 언어는 일본어입니다)

그럼, 오늘은 여기까지 알아보고, 이 두 원전 사고로 인해 사망자가 얼마나 발생하였고 또 앞으로 발생할 것인가에 대해서는 다음 글에서 계속해서 더 구체적으로 알아보기로 합니다.

댓글

질문 잘 읽었습니다. 다만 자료의 출처인 문부과학성과 일본 원자력 규제위원회는 모두 일본의 행정기관으로서 공정성의 문제를 제기할 수 있겠습니다. 더구나 일본 정부는 후쿠시마 원전 노심융용 상태를 은폐했던 전력이 있어 정보공개의 신빙성을 떨어뜨리고 있습니다. 2013년 일본은 특정비밀보호법을 제정해 방사능 관련정보를 통제하고 있으며 한정된 정보만을 공개하고 있는 실정이고요. 후쿠시마의 원전 2호기의 노심융용이 멜트스루에 이르렀는데도 주민들의 귀향을 권고하는 등 은폐축소를 일삼는 한 일본 정부는 물론 그들이 제공하는 자료에 대한 신뢰가 회복되긴 어렵다고 봅니다. 2017.8.9. 13:02

답글 네~ 읽어 주셔서 고맙습니다^^

일본 정부의 자료이므로 신뢰가 떨어진다고 하시니 저로서도 딱히 더 드릴 말씀이 없습니다. 일본에서 정보 공개를 제한하는 그런 법이 만들어졌는지는 처음 들었습니다. 저도 제 일본인 동료에게 한 번 알아보도록 하겠습니다.(제1부 제22화 참고)

후쿠시마 제1원전 총 6기중 3기의 노심에서 용융이 일어난 것은 맞습니다. 매우 심각한 원전 사고, 맞습니다. 한편, 최근 BBC에서 일본이 로봇으로 용융된 노심 현황 사진을 촬영했다고 하는 뉴스를 본적이 있었습니다. 조만간 제 블로그에 이 소식을 올려 보겠습니다.(제1부 제5화 및 제6화 참고)

현재 원자로 3기에서 발생했던 노심용융으로 인해 핵연료가 뭉쳐 내려 원자로 용기 안에 담겨 있는 것으로 추측되고 있고, 이 내용이 조만간 더 구체적으로 확인될 것으로 예상하고 있습니다. 이 3기의 원자로는 수십도 이하의 온도를 유지하고 있습니다. 이 의미는 모든 금속 핵분열생성물(=방사성물질)들이 고체 상태로 있다는 것입니다. 즉, 사고 당시 3,000도 이상의 고온 상태에서 금속 핵분열생성물들의 일부가 기체로 변해 대기중으로 배출되던 상태와는 큰 차이가 있습니다. 2017.8.9. 16:25

답글 제 블로그 글들을 모아 책으로 발간하기 위해 댓글들을 다시 살펴보다가 님께서 올려주셨던 특정비밀보호법에 관한 내용에 대해 제가 팩트체크해 본 글을 올려드리지 못했던 것을 지금 발견했습니다. 비록 시간이 매우 많이 지났지만, 제1부 제22화 글을 보시면 좋겠습니다. 이해에 도움되시기를 바랍니다. 2019.8.14. 21:26

질문 그럼 왜 UN은 안전하다 하는 걸까요? 2018.3.26. 18:31

답글 UN이라 함이 UNSCEAR(유엔방사선영향과학위원회)를 의미하는 것이라면, UNSCEAR에서는 '안전하다' 또는 '안전하지 않다'라고 보고서를 적지 않습니다. UNSCEAR는 '방사선을 내는 물질이 지구상에서 어느 곳에 얼마나 많이 있고, 그로 인해 우리 인체에 미칠 건강 영향이 어느 정도이다'라는 내용을 보고서로 발간하는 유엔 산하 과학위원회입니다. 2018.3.26. 19:36

답글 UNSCEAR는 후쿠시마 원전 사고 조사보고서를 2014년 초에 발간했고, 그 이후 후쿠시마 원전 사고 방사능 영향 실태에 대한 연구 논문들이 추가적으로 발표될 경우에 이를 반영해서 이 조사보고서의 후속 백서를 매년 발간하고 있습니다. 이해에 도움이 되시길 바랍니다. 자세한 내용은 제1부 제10화 글을 보시면 좋겠습니다. 2019.8.14. 21:27

제5화

체르노빌과 후쿠시마 사고 사망자 (2)
체르노빌 사고로 사망한 자의 숫자는?

2017. 8. 5. 9:22
공포의 방사능 퀴즈 시리즈 제12탄(https://blog.naver.com/radsafe/221067278556)

1986년 체르노빌 원전 사고와 2011년 후쿠시마 원전 사고로 인한 사망자는 몇 명인가요?

제4화에 이어 원전 사고로 인한 사망자 수를 본격적으로 알아봅니다.

원전 사고로 인한 사망자도 체르노빌 사고의 경우가 후쿠시마 사고 때보다 많았습니다. 그 이유는 방사성물질이 주변 환경으로 많이 배출된 점도 있지만, 체르노빌 사고는 초대형 화재 사고였기 때문에 화재 진압에 동원된 소방관들이 화재 진압 도중 많은 양의 방사선량을 받아 사망했기 때문입니다.

먼저 체르노빌 사고로 인한 사망자를 알아봅니다.

유엔방사선영향과학위원회(UNSCEAR) 2008년 보고서에 의하면, 체르노빌 사고 시에 화재 진압에 동원된 작업자 중 134명에게서 급성방사선증후군(Acute Radiation Syndrome)이 발생했고 이 중 28명이 곧 바로 사망했습니다. 그리고 2006년까지 나머지 106명 중 19명이 사망했습니다. 하지만 이들 19명의 사망 원인은 방사선피폭과 관련이 없고 다른 여러 가지 원인으로 인해 사망했습니다. 이들 106명에게서는 대부분 심각한 피부 손상과 백내장 발생이 있었습니다.

이들 134명 이외에 사고 복구 작업에 동원된 수십만 명의 작업자들 중 비교적 높은 선량을 받은 작업자들에게서는 백혈병과 백내장 발생의 증가가 관찰된 것 이외에 다른 방사선피폭으로 인한 영향은 관찰되지 않았습니다.

한편, 사고 당시 구소련 정부에 의해 적절한 방사선방호 조치가 취해지지 못해서 방사성요오드(I-131)에 의해 오염된 우유를 마신 주변 주민들이 갑상선에 높은 선량을 받았고, 사고 당시에 청소년 또는 어린이였던 자들 중에서 약 6,000명 정도가 갑상선암이 발생했고 이 중 2005년까지 15명이 사망했습니다.

따라서, UNSCEAR 2008년 보고서에 의하면, 체르노빌 사고 결과 방사선피폭으로 인한 사망자는 2005년까지 총 43명이라고 볼 수 있습니다.

이외에 일반 주민들에게서 방사선피폭으로 인한 다른 해로운 건강 영향은 관찰되지 않았습니다. 이는 대부분의 작업자들과 일반 주민들은 연간 자연방사선량의 수배 이하의 선량 정도를 받은 것으로 확인되었기 때문입니다.

체르노빌 사고로 인해 주변 환경이 방사성물질로 오염되어 주변 주민들의 삶이 큰 영향을 받았지만, 이 주민들에게서 방사선피폭으로 인한 해로운 건강 영향은 앞으로도 관찰되지 않을 것으로 UNSCEAR는 전망하고 있습니다.

한편, 핵전쟁의 무서운 재앙과 결과를 널리 알리는 데에 공헌해서 핵무기 확산 방지에 기여한 것으로 1985년에 노벨평화상을 받은 '핵전쟁 방지를 위한 국제의사회'(IPPNW)는 2011년 체르노빌 건강 영향 보고서를 출간했고, 사고로 인한 사망과 관련한 주요 내용은 다음과 같습니다.

> "사고 복구 작업에 동원된 작업자는 총 83만 명이며, 대피 이주한 주민은 총 35만 명이다. 원전 사고 이후 예상되는 건강 영향 중에서 대표적인 것은 암이다. 방사선피폭으로 인해 발생하는 암은 피폭후 약 25년 내지 30년 정도의 잠복기가 지난 이후에 발생한다. 그래서 현재 시점에서 일반 주민에게서는 갑상선암, 유방암 그리고 뇌암 정도만 관찰할 수 있고, 작업자에게서

는 전립선암, 위암, 혈액암 그리고 갑상선암을 관찰할 수 있다.

이 외에 기형 발생 등의 유전적 영향과 노화 촉진이나 뇌 장애 또는 심리적 장애와 같은 암이외질병(Non-cancerous diseases) 영향이 관찰될 수 있다."

"러시아 당국이 제시한 자료에 의하면, 작업자 83만 명 중 90%에 해당하는 74만 명 정도가 심각한 환자가 되었다. 그들에게서 조기 노화와 평균보다 높은 각종 암, 백혈병, 위 및 신경정신장애가 발생했다. 그리고 매우 많은 백내장이 관찰된다. 암 발생 잠복기가 길기 때문에 향후 많은 암 발생이 예상된다."

"또 다른 연구 결과에서는 '2005년까지 112,000명 내지 125,000명의 작업자들이 사망할 것이다'라는 보고도 있고, '체르노빌 사고로 유아 5,000명이 사망할 것으로 평가된다'는 보고도 있다."

"현재 시점에서는 불행히도 체르노빌 사고로 어떤 해로운 건강 영향이 있는가를 결론지을 수 없다. 이 보고서에서 제시한 숫자는 어떻게 보면 매우 높은 숫자이고 어떻게 보면 낮은 숫자일 수 있다."

이와 같이, '핵전쟁 방지를 위한 국제의사회'(IPPNW)의 2011년 보고서는 '체르노빌 사고로 인한 사망자 숫자가 몇 명이고, 앞으로 몇 명이 될 것이다'라고 단정적으로 기술하고 있지 않습니다.

한편, 원자력의 평화적 이용을 통해 더 안전하고 더 평화로운 세계를 이루는 데에 기여한 것으로 2005년에 노벨 평화상을 받은 국제원자력기구(IAEA)는 2006년 체르노빌 건강 영향 보고서를 출간했고, 사고로 인한 사망과 관련한 주요 내용은 다음과 같습니다.

"사고 복구 작업에 동원된 작업자 약 60만 명 중 약 1,000명 정도가 매우 높은 선량을 받았고, 대부분의 작업자와 벨라루스, 러시아 및 우크라이나의 약 5백만 명의 일반 주민은 연간자연방사선량과 비교해서 그리 높은 선량을 받지 않았다. 336,000명 정도가 사고로 인해 대피 이주했다."

"방사성요오드(I-131) 섭취에 따른 소아갑상선암 발생이 주요 건강 영향이다. 2002년까지 4,000명 이상의 어린이들에게서 방사성요오드(I-131) 섭취에 따른 갑상선암이 발생했다. 이 이외에 방사선피폭으로 인한 각종 암이나 백혈병 발생 증가는 확인되지 않았지만, 심리적인 문제의 증가는 확인되었다."

"체르노빌 사고로 인한 암 사망자 숫자를 신뢰성있게 정확하게 평가하는 것은 불가능하다. 방사선위험도에 대한 조그만 가정의 차이는 예상되는 건강 영향 결과를 매우 크게 차이 나게 해서 불확실성이 매우 커질 수 있다."

"체르노빌 사고로 인한 사망자 숫자는 UNSCEAR 2000년 보고서에 있는 바대로, 방사선피폭으로 인한 즉시 사망한 작업자가 28명 그리고 세 명의 작업자가 추가로 방사선피폭과 관계없는 원인으로 사망했다. 1987년과 2004년 사이에 추가로 19명의 작업자가 사망했으나 이들은 모두 방사선피폭과 관련없는 다른 원인으로 인해 사망했다. 일반 주민 중 방사선피폭으로 인해 사망한 자는 없다."

"또한, 상당히 높은 선량을 받은 약 60만 명의 작업자와 오염된 지역에 거주하는 일반 주민들 중 앞으로 방사선피폭으로 인한 추가 암 사망률이 2% 내지 3% 증가하는 것이 가능할 수도 있다. 즉 이 60만 명 중에서 약 10만 명이 여러 가지 각종 원인으로 인해 암으로 사망할 것인데, 방사선피폭으로 인한 추가 암 사망률이 2% 내지 3% 증가한다는 것은 최대 약 4천 명 정도가 방사선피폭으로 인해 추가 암 사망자가 발생할 것이라는 의미이다. 이러한 정도의 증가를 역학조사를 통해 밝혀내는 것은 통상적인 암 사망률의 변동폭 때문에 매우 어려울 것이다."

"1992년부터 2002년 사이에 확정 진단된 4,000명 이상의 소아갑상선암 환자들 중에서 2002년까지 총 15명이 사망했다."

따라서, 국제원자력기구(IAEA)의 2006년 체르노빌 보고서에 의하면, 체르노빌 사고 결과 방사선피폭으로 인한 사망자는 UNSCEAR 2008년 보고서 내용과 동일하게 2002년까지 총 43명이라고 볼 수 있습니다.

또한, 세계보건기구(WHO)도 역시 2006년 체르노빌 건강 영향 보고서를 출간했고, 사고로 인한 사망과 관련한 주요 내용은 다음과 같습니다.

체르노빌 사고로 인한 사망자 숫자와 관련, WHO는 IAEA와 동일하게 UNSCEAR 2000년 보고서 내용을 기술하고 있고, 따라서 그 내용은 위 IAEA 보고서 요약 부분 내용과 동일합니다. 한편, WHO는 1992년부터 2002년 사이에 확정 진단된 4,000명 이상의 소아갑상선암 환자들 중에서는 약 1% 미만이 사망했다고 기술하면서, 향후 사망자 확인을 위한 지속적인 추가 연구가 필요하다고 권고하고 있습니다.

따라서, 세계보건기구(WHO)의 2006년 체르노빌 보고서에 의하면, 체르노빌 사고 결과 방사선피폭으로 인한 사망자는 2002년까지 최대 68명 정도라고 볼 수 있습니다.

글이 또 너무 길어졌습니다. 내용이 너무 중요해서인가요? 아니면 글솜씨가 모자라서인가요? 긴 글 끝까지 읽어 주셔서 고맙습니다^^

어하든, 후쿠시마 사고로 인해 사망자가 얼마나 발생하였고 또 앞으로 발생할 것인가에 대해서는 다음 글에서 다시 더 구체적으로 알아보기로 합니다.

(참고)

1. 방사성요오드(I-131)의 특성:

- 반감기가 8일인 방사성요오드(I-131)는 원전 사고 시에 환경으로 배출되는 주요 방사성물질 중의 하나이며, 이 방사성요오드(I-131)가 인체 내부로 호흡이나 섭취 경로를 통해 들어오면 갑상선에 주로 모이게 되어 갑상선에 방사선에너지를 주로 전달합니다.
- 우리 주변 환경에 있는 방사성요오드(I-131)가 우리 인체 내부로 섭취되는 주요 경로는 대기 또는 지표수 → 목초 → 젖소 → 우유 → 인간의 경로입니다.

- 따라서, 원전 사고가 난 경우에 방사선방호 약품 중의 하나인 요오드화칼륨(KI) 정제를 미리 먹어 갑상선을 미리 방사성물질이 아닌 안정 요오드로 포화시켜 놓음으로써, 원전 사고로 인해 환경으로 나온 방사성요오드(I-131)가 인체 내부로 들어오더라도 그것이 갑상선에 쌓이지 못하고 인체 외부로 바로 배설되게 하는 방법으로 인체의 방사선피폭을 낮출 수 있습니다.
- 한편, 방사성요오드(I-131)는 반감기가 8일이므로, 10 반감기 즉 80일이 경과하면, 원래 있던 양의 99.9%가 물리적 방사능붕괴를 통해서 스스로 사라지게 됩니다.

댓글

질문 댓글을 여러 개 남기게 되어 죄송합니다. 말씀하신 내용 중에 '조그만 가정의 차이는 결과를 크게 바꾼다'는 내용이 있는데, 그럼 반대로 학회에서는 어떤 가정을 가지고 유추하였는지 대략적으로 알 수 있나요? 또한,
http://www.newdaily.co.kr/site/data/html/2014/01/26/2014012600036.html
이런 글에 나오는 체르노빌 원전 사고로 인한 기형아에 대해서는 조작되지 않은 사실인가요? 2019.8.11. 02:21

답글 네, 제 글 중에서 그 부분의 의미는 "방사선 피폭으로 인해 나타날 암 사망 위험도 평가에는 매우 큰 불확실성(uncertainty)가 있다"라는 의미입니다.
이 암 사망 위험도 평가는 역학 연구와 방사선생물학 연구 등 크게 두 가지 방법으로 수행합니다.
우선 우리 인체가 방사선에 노출된 사례가 그다지 많지 않습니다. 또한 그런 사례들중 우리 인체가 받은 방사선량의 양이 큰 경우가 많지 않습니다.
따라서 방사선량을 적게 받은 경우 즉 저선량 피폭인 경우에는 암 사망 위험도가 얼마나 되는 가를 규명하는 데에 불확실성이 존재하고 있는 것입니다.
여기에서 저선량이라 함은 100 밀리시버트 이하를 말합니다.
2019.8.11. 06:19

답글 링크 글에 대한 답을 적어봅니다.
우선 방사선 피폭의 결과로 기형아가 생기는 것은 "임신 4주 내지 8주 기간동안에 있는 임산부의 태아가 방사선 피폭으로 100 밀리시버트 이상을 받았을 경우"입니다. 체르노빌 사고 때에 이러한 피폭이 일어났을 개연성은 물론 있습니다. 하지만 아직까지 국제사회에서 정식으로 인정받은 사례는 없습니다.
체르노빌의 상황은 지금 일본 후쿠시마 상황과 여러가지 점에서 차이가 있습니다. 대표적인 차이는 1980년대말 체르노빌은 구소련 즉 사회주의 체제하의

사회였으므로 모든 것이 정부 주도로 일방적으로 결정되고 통제되던 시기였고 상황이었습니다. 물론 사회 보건 인프라도 매우 취약했고 지금과 같은 SNS도 없어서 정보 자료 교환이 취약했었던 때입니다. 2019.8.11. 06:27

제6화

체르노빌과 후쿠시마 사고 사망자 (3)
후쿠시마 사고로 사망한 자의 숫자는?

2017. 8. 7. 19:32
공포의 방사능 퀴즈 시리즈 제13탄(https://blog.naver.com/radsafe/221068862534)

1986년 체르노빌 원전 사고와 2011년 후쿠시마 원전 사고로 인한 사망자는 몇 명인가요?

제5화에 이어 후쿠시마 사고로 인한 사망자를 알아봅니다.

유엔방사선영향과학위원회(UNSCEAR)는 우리나라를 포함한 총 18개 회원국에서 80여 명의 전문가들이 참여해서 핵실험금지기구(CTBTO), 식량농업기구(FAO), 국제원자력기구(IAEA), 세계보건기구(WHO), 세계기상기구(WMO) 등의 국제기구와 긴밀한 협력하에 2012년 10월 시점까지 가용한 자료들을 분석해서 2013년 후쿠시마 사고 조사보고서를 작성해서 우리나라 포함 총 27개 회원국의 이름으로 2014년 초에 발간했습니다.

UNSCEAR 2013년 후쿠시마 사고 조사보고서의 주요 내용은 다음과 같습니다.

> "동일본 대지진과 쓰나미로 인해 총 18,703명이 사망했고 2,674명이 실종되었다. 이는 또한 1986년 체르노빌 사고 이후 가장 심각한 원전 사고로 이어졌다. 후쿠시마 제1원전 총 6기의 원자로 중 3기에서 심각한 노심 손상이 발생했고 이로 인해 많은 양의 방사성물질이 주변 환경으로 배출되었다."
>
> "이 사고가 발생하자 일본 정부는 즉각적으로 발전소 중심 반경 20킬로미터 이내에 거주하고 있던 주민 약 78,000명을 소개 이주하고, 반경 20에

서 30킬로미터 사이에 거주하고 있던 주민 약 62,000명은 옥내 대피하도록 조치했다. 또한 약 한달 후 방사능 오염이 심각한 것으로 확인된 지역에 거주하고 있던 주민 약 10,000명을 추가로 소개 이주하도록 조치했다."

"사고 복구 작업에 동원된 작업자 약 25,000명과 사고와 관련된 약 2백만 명의 일반 주민들에게서 방사선피폭으로 인한 사망이나 급성 질환은 관찰되지 않았다. 일반주민들이 받거나 앞으로 받을 선량은 낮거나 매우 낮아 이들과 이들의 후손에게서 방사선 관련 건강 영향 발생의 증가가 예상되지 않는다."

"가장 주요한 건강 영향은 방사선피폭 위험에 대한 두려움과 지진, 쓰나미 그리고 원전 사고와 관련된 정신적 및 사회적 복지에 대한 영향이다."

"사고로 인해 주변 주민들에게 방사선량을 주는 주요한 핵종은 방사성요오드(I-131)와 방사성세슘(Cs-134 및 Cs-137)이다. 방사성요오드는 반감기가 8일이므로 사고 후 처음 1년 동안 큰 선량을 주는 주요한 핵종이며, 방사성세슘(Cs-134)과 방사성세슘(Cs-137)은 반감기가 각각 2년과 30년이므로, 그 다음 해 이후부터 큰 선량을 주는 주요한 핵종이다."

"후쿠시마 원전 주변 지역에서 가장 방사능 영향을 많이 받은 지역의 주민들과 소개 이주하지 않고 계속 거주하고 있는 주민들은 사고후 첫 1년 동안이나 또는 평생 동안 각각 평균 약 10밀리시버트 정도를 받고 어린이와 유아들은 이 값의 두 배 정도 받을 것으로 평가된다. 이 값은 평균값이므로 개인별로는 이 값의 최대 세 배 정도까지도 받을 수 있다. 한편, 특별히 한살 유아들은 방사성요오드에 의해서 평균 최대 80밀리그레이의 갑상선 흡수선량을 받았다." (흡수선량에 대한 설명은 아래 참고 1을 보시면 됩니다.)

"대부분의 일본 국민들 특히 후쿠시마 사고 인근 지역이 아닌 다른 지역에 거주하는 주민들의 경우는 사고후 첫 1년 동안이나 또는 평생 동안 각각 사고로 인해 추가적으로 받거나 받을 방사선량이 일본 국민들의 평균 연간 자연방사선량인 2.1밀리시버트보다 낮을 것으로 평가되었다."

"이러한 정도의 낮은 선량으로 인해 암 발생 위험이 추가되는 것은 여러가지 환경 요인으로 인한 일본의 평생 기저암발생위험도(lifetime baseline risk of solid cancer)인 35%의 변동폭에 묻혀 구분할 수 없을 것으로 예상된다."

"한편, 사고 복구에 동원된 약 25,000명의 작업자들이 사고후 첫 19개월 동안 받은 평균 방사선량은 19밀리시버트였으며, 이 기간 중 약 35%가 10밀리시버트 이상을 받았고, 0.7%에 해당하는 총 173명이 100밀리시버트 이상을 받았다. 25,000명의 작업자들 중 현재까지 암 발생 증가는 관찰되지 않고 있으며, 이들 100밀리시버트 이상을 받은 작업자 173명에 대해서는 앞으로 지속적으로 건강 영향 관찰이 계속될 것이다."

"한편, 방사선피폭과는 별개로 2012년 11월 현재 총 7명의 작업자가 사망했다. 2011년 3월 11일 사고와 지진이 발생한 당일 작업자 2명이 4호기 터빈 건물에서 쓰나미로 인해 익사 사망했다. 또한 세 명의 작업자가 2012년 8월까지 급성심근경색으로 사망했고 이들은 각각 0.7, 6.7, 25밀리시버트 선량을 받아 방사선피폭과 사망은 관계가 없는 것으로 확인되었다. 2011년 8월에 0.5밀리시버트를 받은 또 한 명의 작업자가 급성백혈병으로 사망했고 같은 해 10월에 5밀리시버트를 받은 또 한 명의 작업자가 패혈성 쇼크로 사망했고 이 두 명 역시 방사선피폭과 사망은 관계가 없는 것으로 확인되었다."

한편, 국제원자력기구(IAEA)의 2015년 후쿠시마 조사 보고서에 의하면, 2011년 3월에 발생한 동일본 대지진과 연이어 발생한 쓰나미로 인해 일본 전체에서 총 15,000명 이상이 사망했고 2,500명 정도가 실종되었으나, 후쿠시마 원전 사고로 인해 사고 진압에 동원된 작업자와 주변 환경으로 배출된 방사성물질에 의해 피폭한 일반 주민들의 사망자 숫자와 관련해서는 UNSCEAR 2013 보고서를 인용하면서 방사선피폭과 관련한 사망자는 없다고 하였습니다.

또한, 세계보건기구(WHO)의 2013년 후쿠시마 건강 위험 평가 보고서의 주요 내용은 다음과 같습니다.

"2011년 9월 시점에 가용한 자료를 바탕으로 평가된 선량값이 사망을 포함한 어떠한 결정론적 영향을 발생시킬 수 있는 발단선량보다 매우 낮았기 때문에 사망을 포함한 자연유산 등 결정론적 영향의 증가는 예상되지 않고 대부분의 일반 주민들에게서 암 사망 위험의 증가도 예상되지 않는다."

"다만 방사능 오염이 많이 된 후쿠시마현의 특정 지역 주민들에게서는 특정 암에 대한 사망 위험이 다소 증가할 것으로 예상되는만큼 앞으로 지속적으로 건강 영향을 관찰하는 것이 필요하다."

"동원된 복구 작업자들의 약 2/3는 대부분의 일반 주민들과 같이 암 사망 위험의 증가는 예상되지 않으나, 약 1/3은 암 사망 위험이 다소 증가할 것으로 예상되므로 이 또한 앞으로 지속적으로 건강 영향을 관찰하는 것이 필요하다."

이상 UNSCEAR, IAEA 그리고 WHO의 보고서 내용을 알아보았습니다.

한편, 일본 정부는 비록 후쿠시마 사고로 인해 주변 환경으로 배출된 방사성요오드(I-131)의 양이 체르노빌 사고의 경우보다 1/3 내지 1/10 정도로 적었지만, 체르노빌 사고의 경우에 제5화에서 알아보았듯이 소아 갑상선암의 발생에 따른 암 사망자가 확인되었기 때문에, 사고로 인해 환경으로 배출된 방사성요오드(I-131)가 우리 인체 내부로 섭취되는 주요 경로인 대기 → 목초 → 젖소 → 우유 → 인간의 경로로 후쿠시마 주민들에게 방사성요오드가 전파될 가능성이 동서양의 식습관 차이로 인해 체르노빌의 경우와는 달리 낮다고 판단하고 있습니다.

하지만, 혹시 있을 만일의 경우에 대비하기 위해서 2011년 10월부터 후쿠시마 원전 사고 당시 18세 이하였던 후쿠시마 지역에 거주한 총 36만 명의 어린이와 청소년에 대한 갑상선암 추적 역학 연구와 총 205만 명의 후쿠시마 지역 주민들을 대상으로 하는 건강 실태 조사를 현재 실시하고 있습니다.

따라서, 후쿠시마 사고 사망자에 대한 내용을 요약하면 다음과 같습니다.

UNSCEAR 2013 후쿠시마 사고 조사 보고서에 의하면, 후쿠시마 사고 결과 방사선피폭으로 인한 사망자는 없었습니다. 그리고 일반주민들이 받거나 앞으로 받을 선량은 낮거나 매우 낮아 이들과 이들의 후손에게서 방사선 관련 건강 영향 발생의 증가가 예상되지 않습니다.

하지만, 총 205만 명의 후쿠시마 지역 주민들을 대상으로 하는 건강 실태 조사와 후쿠시마 지역에 거주하는 어린이 총 36만 명에 대한 갑상선암 추적 역학 조사는 현재 일본 정부에 의해 진행되고 있습니다. 동 연구와 조사는 향후 30년 동안 계속될 예정입니다.

(참고)

1. 밀리그레이는 흡수선량의 단위입니다. 흡수선량에 방사선가중치와 각 장기의 조직가중치를 곱하면 밀리시버트 단위로 표기되는 유효선량이 됩니다. 유효선량은 모든 종류의 방사선과 모든 종류의 인체 장기에 대한 조직가중치를 모두 더해서 평가합니다.

   유효선량 = 흡수선량 × 방사선가중치 × 조직가중치

   만일, 한 종류의 방사선 그리고 피폭한 장기가 하나인 경우라면 즉, 방사선이 감마선만 있다면 방사선가중치는 1이고, 장기가 갑상선이라면 조직가중치는 0.04입니다. 따라서, 80밀리그레이의 갑상선 흡수선량은 3.2밀리시버트 유효선량이 됩니다.

2. UNSCEAR 2013 후쿠시마 조사 보고서 원본을 볼 수 있는 URL들입니다. 단, 사용 언어는 모두 영어입니다.

   (1) 조사 보고서 전문

   http://www.unscear.org/docs/publications/2013/UNSCEAR_2013_Report_Vol.I.pdf

   (2) 2013년 보고서를 발간한 이후, 2012년 10월부터 2014년 말까지 발표된 80편 이상의 논문을 검토한 후 그 결과를 요약해서 UNSCEAR가 2015년에 추가로 발간한 후쿠시마 백서

   http://www.unscear.org/docs/publications/2015/UNSCEAR_WP_2015.pdf

   http://www.unscear.org/unscear/en/publications/Fukushima_WP2015.html

   http://www.unscear.org/images/publications/Fukushima_WP2015_Att2_Anim.gif

3. 세계보건기구(WHO)의 2013년 후쿠시마 건강 위험 평가 보고서

요약

http://apps.who.int/iris/bitstream/10665/78373/1/WHO_HSE_PHE_2013.1_eng.pdf?ua=1

보고서 전문

http://apps.who.int/iris/bitstream/10665/78218/1/9789241505130_eng.pdf?ua=1

4. 후쿠시마 원전 사고 직후, 방사선피폭을 피하기 위한 목적으로 내려진 일본 정부의 소개 이주 조치로 인해 대피했던 원전 인근 주민들중 그 당시 병원이나 요양원에 입원해 있었던 병약한 노인들 380명 정도가 열악한 대피소 생활중 사망했다. 다음은 꺼누가 일본과 미국의 전문가와 공동으로 작성해서 발표한 관련 논문의 URL이다.

http://iopscience.iop.org/article/10.1088/0952-4746/36/4/991

댓글

질문 안녕하세요, 시리즈마다 정말 알기 쉽게 설명해주셔서 감사합니다.
결과적으로 후쿠시마 원전사고로 인한 피폭 사망자는 0명이라고 일본 정부에서 발표한 것인데, 이게 전문가가 보기에 현실적으로 가능한 일인지요??
2019.8.11. 02:09

답글 아 네, 일본 정부가 그렇게 먼저 발표한 것은 아니고, 후쿠시마 원전 사고 조사를 수행한 UNSCEAR, WHO, IAEA와 같은 세 개의 국제기구들이 2013-2014년에 발간했던 조사보고서에서 동일하게 그렇게 발표했습니다.
네, 그것이 사실입니다. 방사선 피폭으로 사람이 사망에 이르려면 단기간에 4천 내지 6천 밀리시버트 정도를 받아야 합니다. 이렇게 높은 수준의 방사선량을 받은 자는 후쿠시마 사고 때에는 없었습니다.
1986년 체르노빌 사고 때에는 있었습니다. 그래서 체르노빌 사고 때에는 사고 당시에 사망자가 있었습니다. 2019.8.11. 06:06

체르노빌과 후쿠시마 사고 사망자 (4) 마무리 총정리

2017. 8. 8. 18:20
공포의 방사능 퀴즈 시리즈 제14탄(https://blog.naver.com/radsafe/221068903732)

1986년 체르노빌 원전 사고와 2011년 후쿠시마 원전 사고로 인한 사망자는 몇 명인가요?

이제 제4화부터 제6화까지 이어진 '체르노빌과 후쿠시마 사고 사망자' 시리즈를 마무리 총정리해 봅니다.

1. 체르노빌 사고 때에 배출된 방사능 양이 후쿠시마 사고 때에 배출된 방사능 양보다 더 많았습니다. 그리고 사고로 인해 주변 환경이 방사성세슘(Cs-137)에 의해 오염된 지역도 체르노빌의 경우가 훨씬 더 넓은 것을 알 수 있습니다.
2. UNSCEAR 2008년 보고서와 WHO 2006년 보고서에 의하면, 체르노빌 사고 결과 방사선피폭으로 인한 사망자는 2002년 또는 2005년까지 총 43명, 최대 68명 정도라고 볼 수 있습니다.
3. UNSCEAR 2013년 보고서에 의하면, 후쿠시마 사고 결과 방사선피폭으로 인한 사망자는 없었습니다. 그리고 일반주민들이 받거나 앞으로 받을 선량은 낮거나 매우 낮아 이들과 이들의 후손에게서 방사선 관련 건강 영향 발생의 증가가 예상되지 않습니다.
4. 하지만, 총 205만 명의 후쿠시마 지역 주민들을 대상으로 하는 건강 실태 조사와 후쿠시마 지역에 거주하는 어린이 총 36만 명에 대한 갑상선암 추적 역학 조사는 현재 일본 정부에 의해 진행되고 있습니다. 동 연구와 조사는 향후 30년동안 계속될 예정입니다.

제4화부터 제6화까지 설명드렸던 주요 결론들을 위와 같이 다시 한번 정리하면서, 이제 체르노빌 사고와 후쿠시마 사고에서 얻은 소중한 경험을 바탕으로 방사선방호 관점에서 얻은 교훈들을 마무리 총정리해 봅니다.

먼저 중요한 것은 우리는 평소에는 방사선으로부터 에너지를 받고 있지 않다가 즉 방사선피폭을 하고 있지 않다가 후쿠시마 원전 사고와 같은 원전 사고가 났을 때에 갑자기 내 몸이 방사선으로부터 에너지를 받기 시작하는 것은 아닙니다.

우리가 서울 같은 대도시에서 살든지, 한적한 농촌이나 어촌에서 살든지 또는 깊은 산골에서 맑은 물과 깨끗한 공기를 마시고 살든지 아니면 원자력발전소 주변에서 살고 있든지 간에 우리 모두의 몸은 항상 어디에서나 우리 주변과 내 몸 속에 있는 방사선으로부터 에너지를 받고 있습니다. 즉 언제 어디서나 항상 방사선피폭을 하고 있습니다.

이 방사선피폭이 우주와 땅에서 나오는 방사선(중성자, 양성자, 우라늄과 토륨 및 그 딸핵종들), 음식물에 들어 있는 방사성물질(K-40) 그리고 공기중에 있는 라돈 가스(Rn-222)에서 나오는 방사선으로부터 받는 자연방사선 피폭이고, 이들로부터 우리 모두가 1년에 받는 에너지 총량은 평균 약 3밀리시버트입니다.

또한 병원에 가서 엑스선 또는 CT 촬영 진단이나 PET 암검사를 받을 때 우리가 받는 선량도 전 국민 평균으로 1년에 역시 약 3밀리시버트 정도입니다.

따라서, 후쿠시마 원전 사고와 같이 비정상적인 돌발적인 특수 상황이 발생하면, 우리가 평소에 질병의 진단이나 치료를 위해 병원에 가서 앞서 얘기한 방사선 검사를 받는 것으로 인한 약 3밀리시버트와 자연에 있는 방사선에 의해 받는 약 3밀리시버트에 사고로 인한 일정량의 방사선량을 추가로 더 받거나 또는 더 받을 수 있는 가능성이 생기게 되는 것입니다. 그리고 우리가 이 모든 방사선피폭으로 받는 선량의 크기에 따라 암 사망하는 위험성이 그만큼 증가할 가능성이 있을 수 있게 되는 것입니다.

즉, 우리가 원전 사고가 없는 상태에서도 일상적으로 방사선 에너지를 받으면서 살고 있고, 또한 인공방사선이건 자연방사선이건 방사선으로부터 받는 총 방사선량의 크기에 따라서 우리가 받을 수 있는 해로운 건강 영향의 정도가 달라진다는 것을 이해하는 것이 중요합니다.

한편, 방사선피폭으로 인해 우리 인체가 받게 되는 암 사망 위험성은 100밀리시버트 이상의 방사선량 영역에서 선량의 크기에 정비례해서 증가한다는 것이 현재까지의 의료과학적 조사 연구 결과이고, 이는 UNSCEAR와 ICRP 보고서에 잘 기술되어 있습니다.

이와 같은 방사선량의 크기와 암 사망 위험 상관관계에 대한 연구는 현재에도 지속적으로 진행되고 있고, 이러한 방사선역학 연구와 방사성생물학 연구 결과들 그리고 인체 DNA 특성에 관한 연구 결과들을 바탕으로 이 상관관계에 대한 불확실성이 앞으로 줄어들 것으로 예상하고 있습니다.

방사선은 분명 일정 크기 이상의 선량에서는 우리에게 암 발생과 같은 해로운 건강 영향을 미칠 수 있습니다. 따라서, 이러한 방사선 위험으로부터 우리 스스로를 잘 보호하기 위해서는 모든 상황에서 가능한 방사선 에너지를 불필요하게 받지 않아야 하며 또한 정 불가피할 경우에는 가능한 한 적은 양의 방사선 에너지를 받도록 늘 신중히(Prudence) 경계하고 조심하는 태도를 갖는 것이 매우 중요합니다.

또한, 정부는 국민을 이러한 방사선위험으로부터 보호해야 하는 의무를 다하기 위해서 방사선량이 어떠한 극한 상황에서도 100밀리시버트를 넘지 않도록 해야 하고 또한 이 방사선량을 합리적으로 달성가능한 낮게(ALARA, 합리적 최소 성취) 유지하기 위해서 필요한 모든 가용한 수단과 방법을 동원해서 적절한 방사선방호 조치를 취해야 합니다.

만일 인공방사선으로부터 받는 방사선량이 0.01밀리시버트 즉 10마이크로시버트 이하일 때에는 암 사망 위험성이 10E-06 이하 즉 백만

분의 일 이하의 위험성 정도가 자연방사선피폭으로부터 우리가 늘 받고 있는 위험성에 추가되는 것이므로 이러한 정도의 매우 낮은 사소한 위험성 추가는 우리가 일상적인 생활을 함에 있어 의식하지 않고 무시(Negligence)해도 좋은 정도입니다.

다음으로 인공방사선으로부터 받는 방사선량이 0.01밀리시버트부터 1밀리시버트 사이일 때에는 그 위험성이 10E-04 이하 즉 만분의 일 이하의 위험성이고 또한 우리가 자연에 존재하는 방사선으로부터 받는 선량이 연간 3밀리시버트이므로 이러한 정도의 낮은 위험성 추가는 우리가 일상적인 생활을 할 때에 보통 겪는 위험성 정도의 추가이므로 평상시(Quietude)와 같은 상황으로 생각하고 지내면 되는 정도입니다.

참고로, 만분의 일 정도의 리스크는 우리나라 인구가 5천만 명이라고 했을 때, 한 해 교통사고 사망자 수가 대략 5천 명 정도이므로 우리나라에서 살면서 교통사고로 사망할 위험성이 약 만분의 일 정도에 해당합니다.

그리고, 인공방사선으로부터 받는 방사선량이 1밀리시버트부터 20밀리시버트 사이일 때에는 그 위험성이 10E-03 이하 즉 천분의 일 이하의 위험성 정도이므로 이러한 정도의 다소 높은 위험성 추가가 있는 상황에서는 우리가 분명하게 경계(Vigilance)하고 필요한 방호 조치들을 적절히 취해 나가야 합니다.

즉, 내가 받는 방사선량 값이 시간별 또는 위치별로 어떻게 변화하는지, 내가 있는 공간에 방사성물질이 얼마나 많이 있는지 또는 공간방사선량률이 어떻게 변화하는지 늘 감시하고 확인하면서, 이러한 방사선량값을 낮출 수 있는 방안은 없는지 등을 생각해 내서 필요한 방호 조치들을 적절히 취해 나가야 합니다.

또한, 인공방사선으로부터 받는 방사선량이 20밀리시버트부터 100밀리시버트 사이일 때에는 그 위험성이 10E-2 이하 즉 백분의 일 이하의 위험성 정도로서 높은 위험성이 추가되는 상황이므로 우리는 이러한 선량을 받지 않도록 즉각적이고 적극적인 방호 조치(Reaction)들을 취해야 합니다.

이러한 조치의 한 예가 바로 후쿠시마 원전 사고가 갑자기 났을 때, 일본 정부가 후쿠시마 원전 주변 지역에 거주하고 있던 주민들을 다른 장소로 긴급히 대피 이주하도록 즉 소개 조치를 취했던 것입니다.

이와 같이 인공 방사선피폭으로부터 스스로를 보호하기 위해 내가 처한 상황에서 내가 받는 또는 받을 것으로 예상되는 방사선량 값의 수준에 따라서 내가 가져야 하는 방사선방호 개념을 요약하면 참고 1과 같습니다.

이상으로 체르노빌과 후쿠시마 사망자 시리즈를 총정리 마감합니다.

긴 글 읽어주셔서 고맙습니다~

(참고)

1. 인공 방사선피폭으로부터 나를 보호하기 위해 내가 가져야 하는 방사선방호 개념

모든 상황에서 가능한 한 방사선 에너지를 불필요하게 받지 않아야 하며 또한 불가피할 경우에는 가능한 한 적은 양의 방사선 에너지를 받도록 늘 신중히 경계하고 조심하는 태도를 가져야 한다. (Prudence)

http://blog.naver.com/radsafe

영역	방사선량의 범위	방사선 방호 개념	색깔로 보는 위험성
V	100 밀리시버트 이상	취할 수 있는 모든 방호 조치들을 즉각적으로 취한다. (Undesirable)	
IV	100 밀리시버트와 20 밀리시버트 사이	즉각적이고 적극적인 방호 조치들을 취한다. (Reaction)	
III	20 밀리시버트와 1 밀리시버트 사이	경계하고 필요한 방호 조치들을 적절히 취해 나간다. (Vigilance)	
II	1 밀리시버트와 0.01 밀리시버트 사이	평상시와 같은 상황으로 생각하고 지내면 되는 정도 (Quietude)	
I	0.01 밀리시버트 이하 즉 10 마이크로시버트 이하	의식하지 않고 무시해도 좋은 정도 (Negligence)	

댓글

질문 우와 최고! 너무나도 궁금하던 내용들을 계속 검색하다가 이렇게 뻥뚫리는 정보를 보게 되어서 기분이 업!! 바로 이웃 추가와 함께 정독(?)을.. ㅎㅎ 어려워서 이해하는데 시간이 걸렸지만.. ㅜㅜ 그래도 풍부한 정보 글에 매우 감사함을 ^~^ 2017.8.9. 01:14

답글 ㅎㅎ 고맙습니다. 도움이 되었다니 저도 매우 기쁩니다. 내용이 조금 어려웠나요? 제 나름대로 평범한 글로 써 보려고 했지만, 앞으로 쉽게 쓰는 것에 더욱 신경을 써야겠네요. 댓글 감사요~^^ 2017.8.9. 06:09

질문 방사능을 독도 문제와 연관짓는 등 근거가 불분명한 욕(?)을 먹으시면서도 이렇게 팩트로 일목요연하게 정리하신 분은 처음 봐서 매우 놀랍습니다. 객관적으로 자료 정리해 주셔서 감사합니다. 독자분들의 현명한 판단에 아주 많은 도움이 될 것이라 믿습니다. 2018.9.7. 00:56

질문 안녕하세요. 검색하다가 여기까지 왔네요. 하나만 질문드릴께요. 20 밀리시버트에서 100 밀리시버트 사이는 즉각적이고 적극적인 방호 조치가 필요하다 하셨는데 펫시티(PET-CT) 같은 경우 25 밀리시버트 피폭이라는데 그럼 위험한 수준으로 봐도 될까요?? 2018.9.13. 00:04

답글 네, 좋은 질문입니다.

병원에서 받는 방사선피폭은 내 몸의 건강을 위해 받습니다. 즉 방사선피폭에 의해서 얻을 이득(benefit)이 있습니다. 내 몸에 있을 질병의 유무를 알아내서 그 질병을 치료할 때에는 매우 큰 이득을 얻게 됩니다.

PET-CT도 마찬가지입니다. 내 몸에 있을지도 모르는 암을 찾아내서 그 암을 치료했다면 내가 얻는 이득은 이루 말할 수 없을 정도로 매우 크다고 하겠습니다. 그래서 25 밀리시버트 정도의 피폭으로 예상되는 리스크를 기꺼이 감수하는 것입니다. 왜냐하면 예상되는 이득이 매우 크기 때문입니다.

그런데 이런 이득이 전혀 기대되지 않는 조건에서 25 밀리시버트를 받을 경우에는 전혀 얘기가 달라집니다. 왜냐하면, 예상되는 리스크만 있고 예상되는 이득이 전혀 없기 때문입니다. 이런 경우에는 선량을 낮추기 위한 "즉각적이고 적극적인 방호 조치가 필요하다"는 의미입니다.

한편 '위험하다' 또는 '위험하지 않다'의 판단은 다분히 주관적인 것입니다. 즉 사람에 따라서 모두 다 각자 자기 생각대로 위험 여부를 판단한다는 것입니다. 도움 되셨길 바랍니다. 2018.9.13. 07:00

원전에서 배출되는 방사성물질과 암 발생

2017. 12. 15. 17:57
공포의 방사능 퀴즈 시리즈 제24탄(https://blog.naver.com/radsafe/221163940737)

원전에서 배출되는 방사성물질이 몸속에 들어가면 암이 생기고 기형아가 태어나나요?

(쯥이의 생각)
"가동 중인 원전에서 배출되는 주요 방사성물질은 삼중수소, 요오드131, 스트론튬, 플루토늄, 세슘137, 코발트 등이다. 이런 방사성물질은 원전 지역주민들의 호흡기, 음식 등을 통해 몸속에 들어가 '내부피폭'을 일으킬 수 있다. 그러면 각종 암, 불임 · 유산 · 기형 등 유전병, 그리고 심장질환 등이 발병할 수 있다."

먼저 가동중인 원자력발전소에서 배출될 수 있는 방사성물질에 대해 알아봅니다.

이는 제2부 제9화에서 볼 수 있듯이, 원전에서 배출될 수 있는 방사성물질에는 우라늄이 핵분열을 하면서 생겨나는 핵분열생성물이 있고, 그 대표적인 핵종들로서는 방사성크립톤(Kr-85), 방사성스트론튬(Sr-89 및 Sr-90), 방사성요오드(I-131), 방사성텔루리움(Te-132), 방사성제논(Xe-133) 그리고 방사성세슘(Cs-134 및 Cs-137) 등이 있습니다.

그리고, 이러한 핵분열생성물들 외에 방사성코발트(Co-60)와 같은 방사화생성물들과 플루토늄(Pu-239)과 같은 액티나이드 계열 핵종들도 생겨납니다.

이렇게 새롭게 생겨나는 방사성물질의 종류는 모두 약 1,700여 종에 이릅니다. 하지만, 대부분은 반감기가 수 분 이내로서 생겨남과 동시에 얼마 지나지 않아 자연적으로 사라지게 되고, 반감기가 수 시간 이상 상대적으로 긴 것들이 원자로 안에 비교적 오랜 시간동안 남게 되고, 이러한 방사성물질들이 운전중인 원전에서 주변 환경으로 매우 작은 양이 배출될 수 있습니다.

그러면, 이러한 방사성물질들이 사람 몸속으로 들어가서 내부피폭을 일으키면 암이 곧바로 생기고 기형아가 태어나는 등 유전병이 생길까요?

정답은 그렇지 않습니다.

제2부 제12화 및 제3부 제3화에서 볼 수 있듯이, 내부피폭으로 에너지를 받았건 아니면 외부피폭으로 에너지를 받았건 간에 방사성물질로부터 받은 방사선 에너지의 양이 일정량보다 큰 경우에만 암이 생긴다는 것이 의료 과학적으로 현재 확인되고 있습니다.

즉, 내부피폭이 되었더라도 방사선으로부터 받은 에너지의 양이 적다면 암이 생긴다는 의료 과학적 증거는 아직 없다는 것입니다.

그러면, 여기에서 방사선피폭 중에 내부피폭을 어떻게 이해해야 하는가에 대해 자세히 알아봅니다. 방사성물질을 코로 흡입하거나 방사능에 오염된 식품을 우리가 먹으면 내부피폭이 됩니다.

이와 같이 방사능에 오염된 식품을 우리가 먹었을 때, 그로 인해 우리 인체가 받을 내부피폭 방사선량 즉 방사선 에너지의 크기는 다음 세 가지에 의해 좌우됩니다.

1. 먹은 총 음식물의 양(kg)과
2. 그 음식물이 방사능에 오염된 정도(Bq/kg)
3. 그리고 그 음식물이 어떤 방사성핵종에 의해 오염이 되었느냐 즉, 방사성핵종에 따라 결정되는 내부피폭 선량계수(Sv/Bq)

그리고, 우리 인체에 나타날 해로운 건강 영향은 방사선으로부터 받은 에너지의 총량의 크기 즉 방사선량의 크기에 의해 좌우됩니다.

따라서, 방사능에 의해 오염된 정도가 낮고, 또 그 오염된 음식물을 먹은 양이 많지 않다면, 받게 될 선량도 그리 크지 않게 됩니다.

예를 들면, 1kg당 100베크렐의 방사성세슘(Cs-137)으로 오염된 고등어를 매일 200g씩 1년 동안 먹는다고 가정할 경우, Cs-137의 선량계수가 1.3E-05밀리시버트/베크렐이므로, 내부피폭에 의한 방사선량은

0.2kg/일 × 365일 × 100베크렐/kg × 1.3E-05밀리시버트/베크렐 = 약 0.1밀리시버트가 됩니다.

매일 200g을 일 년, 즉 365일 동안 계속 먹으면, 73kg이 됩니다. 2017년 초에 해양수산부가 발표한 자료에 의하면, 우리나라 국민은 1년에 일인당 58.4kg의 수산물을 섭취하고 있는 것으로 나타났습니다.

그리고, 0.1밀리시버트는 일반인 선량한도 연간 1밀리시버트의 1/10입니다.

우리나라 국민들은 어린아이이건 어른이건 누구나 자연에 존재하는 방사선으로부터 1년에 평균 3밀리시버트의 선량을 받으면서 살고 있습니다.

따라서, 0.1밀리시버트 정도의 선량 증가는 자연에서 받는 3밀리시버트와 비교해 보았을 때, 미미한 양의 증가이므로 이 정도면 충분히 안전하다고 보고 우리나라 정부는 수입하는 수산물의 방사능농도를 100베크렐/kg으로 관리하고 있습니다.

한편, 제2차 세계대전을 종료시킨 원자폭탄에 의해 방사능 피폭을 한 히로시마 나가사키 원폭생존자들을 대상으로 지난 60여 년 동안 많은 의사들과 과학자들이 수행한 역학 연구 결론은 100mSv 이상에서는 선량-영향 관계 즉 암이 발생한다는 증거가 있고, 암이 발생하는 정도는 방사선량에 비례해서 증가한다는 것이 밝혀졌습니다.

하지만, 100mSv 이하 영역에서는 이러한 관계가 있는가에 대한 증거가 밝혀지지 않았습니다. 즉 이런 100mSv 이하의 저선량 영역은 선량 - 영향 관계 즉 암이 발생하는지 또는 발생하지 않는지 아직 밝혀지지 않고 있습니다.

따라서, 방사선량의 크기가 100mSv를 넘거나 100mSv에 가까이 접근한다면, 이는 방사선 위험이 고선량 영역에서 있기 때문에 선량을 조속히 낮추어야 하는 것이 맞지만, 자연방사선량 수준인 수mSv 정도로 선량 크기가 유지된다면, 이러한 상황은 충분히 위험 관리가 되고 있다고 보는 것입니다.

한편, 국제원자력기구(IAEA)는 방사선량이 0.01밀리시버트 이하일 경우에는 해당하는 방사능 위험도가 매우 낮으므로 0.01밀리시버트 이하 방사선량 값은 방사선량이 아닌 것으로 보고 무시해도 좋다는 면제(exemption) 기준치로 정하고 있습니다.

이 면제기준의 의미를 다른 말로 설명해 보면, 만일 20베크렐/kg로 오염된 고등어 200g을 일 년 동안 매일이 아니고 이틀에 한 번씩 먹었다면, 선량이 0.01밀리시버트가 되고, 그로 인한 암사망 위험은 완전히 무시해도 좋다는 해석이 가능합니다.

또한 내부피폭을 포함한 방사선피폭을 해서 불임이 생기기 위해서는, 남성의 경우 일시적으로 불임이 일어나려면 최소 150mSv를 그리고 영구적인 불임이 되려면 3,500~6,000mSv를 받아야 하며, 여성의 경우에는 2,500~6,000mSv 이상을 받아야 합니다.

한편, 기형 발생과 관련해서는, 제6부 제1화에서 볼 수 있듯이 가임기 여성이나 임신 중인 임산부가 방사선을 맞으면 혹시 기형아가 태어나지 않을까 염려가 되실 것입니다.

국제방사선방호위원회(ICRP)에 의하면, 임신이 되고 난 후 제3주~제8주 기간인 배아(embryo) 시기에 아기의 모든 장기가 새롭게 만들어지고 또 제15주까지 장기들이 본격적으로 자라는데, 이 시기가 방사선에 가장 민감한 시기로서, 이 시기에 임산부가 방사선을 많이 맞으면 기형이 생길 가능성이 높아집니다.

이 경우에도 배아가 100밀리시버트 이상의 선량을 받아야 기형아가 발생할 수 있다는 것이 동물실험을 통해 확인되었습니다. 즉, 기형아 발생은 최소 선량 이상을 받아야 생길 수 있고 이 최소 선량이 100밀리시버트입니다. 하지만 원폭생존자들에 대한 역학 연구에서는 기형아가 발생했다는 증거가 없습니다.

마지막으로 유산과 심장질환에 대해서는 현재 계속해서 연구 조사가 진행중이지만 아직까지 방사선피폭과의 상관 관계가 분명하게 밝혀지지 않고 있습니다.

댓글

질문 반갑습니다. 에너지 량을 나타내는 단위에 eV 와 Sv 사이의 관계를 알고 싶습니다. 위 내용 중 MeV와 mSv가 같은 량으로 이해되는데 설명하여 주시면 감사하겠습니다. 2017.12.28. 13:52

답글 네, 전자볼트(electron volt, eV)와 시버트(Sievert, Sv)는 모두 에너지 단위입니다. 1 eV는 전자 하나가 전위차 1 볼트를 옮겨 갈때 드는 일 즉 에너지의 크기입니다. 그리고 1 eV는 1.6E-19 주울(joule, J)과 같습니다.
1 MeV = 1E+06 eV이구요. 즉 백만 eV가 1 MeV입니다.
한편, 1 Sv는 1 kg의 질량에 1 주울의 에너지가 전달된 것을 의미합니다.
즉 1 Sv = 1 J/kg 입니다.
물론 1 mSv = 0.001 Sv 즉 천분의 일 시버트입니다.
그래서 에너지 단위인 eV와 Sv 사이에는 질량 단위인 kg이 관계됩니다.
즉, 어떤 단위 질량(kg)에 흡수 또는 전달된 에너지(eV)의 크기를 나타내는 단위가 시버트(Sv)입니다. 2017.12.28. 14:05

질문 뭐 좀 여쭈어봐도 괜찮을까요? 2018.3.17. 16:48
답글 네~^^ 2018.3.17. 17:17

질문 답해주서서 감사합니다. 제가 쓰신 글을 계속 읽구 더 궁금한 게 생겨서 여쭈어 봤어요~ 기준치만 넘지 않은 선에서 방사능에 노출이 되어도 큰 문제는 없다구 하셨는데 일본 제품 중에 후쿠시마산 물건만 안 쓰면 괜찮은 건가요? (동생이 로이스 초콜렛을 일본에서 사왔는데 먹구 싶은데 걱정이 되어서요.. 화장품도 그렇구요ㅠ) 2018.3.17. 17:57

답글 그렇습니다. 그런데 사실 방사능 오염된 지역인 후쿠시마현에서 나오는 농산물과 수산물들에 대해서는 방사능 오염 검사를 엄격히 실시하고 있고 오염이 안되었다고 확인이 된 것들만 일본 마켓에서 유통되고 있습니다.

예를 들어, 쌀의 경우 지난 2015년도부터 후쿠시마현에서 생산된 모든 쌀이 방사능 오염 검사 기준을 통과했습니다.

따라서 로이스 초콜릿이라든가 일본 화장품 등도 방사능 오염 염려하지 않고 드시거나 사용하셔도 좋습니다.

특히 화장품은 제조 공정의 특성상 제품이 방사능에 오염될 가능성이 원천적으로 차단되어 있어 안심하고 사용해도 좋습니다. 2018.3.17. 18:41

질문 아 그리고 방사능에 대해서 구글에도 검색해보고 이리저리 찾아봤는데도 이렇게 자세하구 이해가 쉽게 설명해주시는 글은 여기 밖에 없더라구요. 좋은 글 많이 올려주서서 감사해요!❤ 2018.3.17. 17:59

답글 네~ 우리 국민들 모두가 방사선 영향에 대한 올바른 인식을 가지고 혹시 있을 피해를 당하지 않도록 올바른 방법으로 대처해 나가는 것이 좋겠다는 것이 제 의도입니다. 고맙습니다^^ 2018.3.17. 18:44

질문 자세하게 납먼해주서시 김시합니디 ❣ 2018.3.17. 19:17

질문 방사능에 기준치라는 게 없습니다. 0이 아닌 이상 조금이라도 피폭된다면 인체에 백해무익한 것입니다. 2018.8.14. 00:33

답글 방사능은 지난 100년 이상 동안 수많은 생명을 살리는 데에 유익한 역할을 해온 것은 부정할 수 없는 사실입니다. 현대 의학에서 방사선은 매우 유익한 질병의 진단과 치료를 위한 도구로 활용되고 있습니다.

방사능 기준치는 세계보건기구(WHO), 식품농업기구(FAO), 국제노동기구(ILO), 국제원자력기구(IAEA) 등 7개 국제기구들이 공동으로 정해서 전 세계 모든 나라들이 공통적으로 똑같이 적용하고 있습니다. 다른 모든 독극물들과 마찬가지로 매우 작은 양일 경우에는 그 해로운 영향이 나타나지 않습니다.

1급 법정 전염병인 장티푸스를 일으키는 살모넬라균도 우리 몸 안에 수백만개 이상이 되어야 드디어 장티푸스가 발병하게 됩니다. 수백 내지 수천개 정도 있는 경우에는 그냥 장티푸스 보균자가 됩니다. 1군 발암물질인 벤젠, 석면, 포르말린 등도 모두 마찬가지로 모두 농도로서 기준치를 정하고 농도가 기준치 이하가 되도록 그 독성을 관리하고 있습니다.

방사능도 마찬가지입니다. 방사능도 기준치를 정하는 이유는 그 방사능 독성이 기준치 이하가 되도록 관리하기 위한 것입니다. 2018.8.14. 05:00

질문 자연방사능 얘기가 나올 줄 알았네요. 한정해서 유전자 변형시키는 원전방사능은 유익한 것이 없습니다. 살모넬라균과 차원이 다른 문제입니다. 0이 아닌 이상 기준치는 의미가 없습니다. 즉, 해로운 것이죠. 2018.8.14. 08:21

답글 유전자를 변형시킬 수 있는 것은 방사능 이외에도 다양한 종류의 유해 물질들이 있습니다. 그리고 얘기한 "자연방사능과 원전방사능은 근본적으로 둘 다 에너지이다"라는 관점에서는 즉 "인체에 해로운 영향을 미칠 수도 있다"는 관점에서는 같은 것이라 할 수 있습니다. 결국 "해로운 것이다" 아니면 "괜찮은 것이다"를 구분하는 것은 얼마나 많은 양을 받았느냐 아니면 매우 작은 양을 받았느냐에 달려 있습니다. 2018.8.15. 06:10

질문 방사선이 질병 치료에 유익하게 사용될 뿐이지 방사선 자체가 인체에 유익한 것이 아닙니다. 실익이 크기 때문에 활용가치가 있는거죠. 1을 손해보고 100을 얻는 것처럼.. 이건 전문가이시니 더 잘 아시리라 봅니다.

결국 말장난인데 기준치라는 것은 절대적인 것이 아니기 때문에 "적은 양이라도 인체에 조금은 영향을 미친다"라고 표현하는 게 적절합니다. 이론상으로도 그렇고 임상실험에서 당장 눈앞에 드러난 것이 없었다 하더라도 에너지라는 개념에서 상호작용이 있었다는 것은 부인할 수 없죠. 2018.8.15. 12:36

답글 방사선은 에너지입니다. 겨울철에 양지바른 담벼락 아래에 서서 햇빛을 받고 있으면 몸이 따뜻함을 느끼게 됩니다.

하지만 태양이 작열하는 사막에 서 있는 경우에는 금방 탈진해서 쓰러져 버리게 될 것입니다. 우리 몸이 에너지를 받는 경우에 해로운 영향이 나타나느냐 아니면 나타나지 않느냐는 우리 몸이 받은 에너지 양의 크기에 달려있는 것입니다. 손자가 할아버지의 뺨을 만지는 것과 헤비급 권투 선수의 주먹을 안면에 강타당하는 것은 그 영향에서 큰 차이가 있는 것과 같은 이치입니다. 2018.8.15. 21:13

질문 네 방사선은 에너지입니다. 그런데 아이가 볼을 만진다는 비유가 부적절합니다. 강도가 휘두른 칼에 찔린 것과 수염을 면도하다가 면도칼에 살짝 긁힌 정도의 차이라고 봐야죠. 즉, 면도하다 긁힌 것도 엄밀히 따지면 인체에 작은 손상을 끼친 것이 됩니다. 2018.12.20. 15:02

답글 네, 오랜만에 다시 댓글을 적어주셨네요. 그럼 제가 질문을 하나 드리겠습니다. 혹시 질문자님은 오늘 아침에 침대에서 일어나신 후에 지금 현재 시각까지 오는 동안에 방사선에 의해서 피폭했을까요? 아니면 방사선으로부터 에너지를 전혀 받지 않았을까요? 어떻다고 생각하시나요? 2018.12.20. 15:26

후쿠시마 사고: 방사능 배출량과 측정

2017. 7. 28. 23:12
공포의 방사능 퀴즈 시리즈 제8탄(https://blog.naver.com/radsafe/221062127529)

2011년 후쿠시마 원전 사고로 주변 환경으로 나온 방사성물질의 양은 얼마나 되나요? 방사성세슘이 나왔지요!? 방사성세슘 이외에 또 다른 방사성물질들이 나왔나요?

(쯩이의 생각)

후쿠시마에서 세슘만 나올까? 세슘 외에 100가지 방사능 물질이 있다는 것을 염두! 세슘은 전체 방사능 중 1%도 안 됨. 세슘은 측정이 쉬우니까 이것만 잼. 3시간밖에 안 걸림. 다른 방사능 물질은 하나 재는 데 한 달 걸림. 즉, 세슘량 × 100 = 전체방사능

원자력발전소의 원자로 안에서 우라늄이 핵분열을 하면 막대한 양의 에너지를 내면서 우라늄의 핵은 보통 두 개의 핵으로 나누어지는데, 이 때 생겨나는 두 개의 핵을 핵분열생성물이라 부르고, 이 핵분열생성물들은 참고 2의 그림에서 보는 바와 같이 각각 고유한 핵분열 수율(yield) 즉 생겨나는 확률을 가지고 있습니다.

이 때, 이 그림에서 두 군데 낙타 등처럼 보이는 위치에 해당하는 핵종들이 상대적으로 다른 위치에 있는 핵종들보다 수율이 높아 많은 양이 생겨난다는 것을 알 수 있는데, 이와 같이 상대적으로 많은 양이 생겨나는 대표적인 핵종들로서는 방사성크립톤(Kr-85), 방사성스트론튬(Sr-89 및 Sr-90), 방사성요오드(I-131), 방사성텔루리움(Te-132), 방사성제논(Xe-133) 그리고 방사성세슘(Cs-134 및 Cs-137) 등이 있습니다.

한편, 원자로 안에는 이러한 핵분열생성물들과 함께 방사성코발트

(Co-60)와 같은 방사화생성물들과 플루토늄(Pu-239)과 같은 액티나이드 계열 핵종들도 생겨나는데, 이렇게 새롭게 생겨나는 방사성핵종들은 모두 약 1,700여 종에 이릅니다.

이들은 모두 수초부터 수만 년에 이르는 각기 고유한 물리적 반감기를 가지고 있으며, 대부분의 핵종들은 반감기가 수분 이내로서 생겨남과 동시에 얼마 지나지 않아 자연적으로 사라지게 되고, 반감기가 수시간 이상 상대적으로 긴 핵종들이 원자로 안에 비교적 오랜 시간 동안 남게 됩니다.

이와 같이 원전에서 생겨나는 수많은 인공 방사성핵종들 중에서 원자로 안에서 생겨나는 수율도 높고 액체에서 기체로 변하는 비등점 온도가 낮아 즉 특성상 휘발성 성질이 강해 기체 상태로 용이하게 변한 후에 사고 시에 환경으로 많은 양이 배출되어 인간을 포함한 주변 환경에 가장 큰 영향을 미칠 수 있는 주요한 대표적인 핵종으로서는 방사성요오드(I-131)와 방사성세슘(Cs-137)이 있습니다.

2011년 후쿠시마 원전 사고로 주변 환경으로 나온 방사성물질의 양과 관련, 유엔방사선영향과학위원회(UNSCEAR)는 유엔 총회에 제출한 2013년 보고서에서 후쿠시마 원전 사고로 인해 대기중으로 방사성요오드가 1E+17 내지 5E+17베크렐 그리고 방사성세슘이 6E+15 내지 4E+16베크렐 정도가 나온 것으로 평가하고 있습니다.

이 양은 사고가 난 후쿠시마 제1호기, 제2호기 및 제3호기에 사고 당시 원자로 내부에 있었던 방사성요오드와 방사성세슘 총량의 각각 2% 내지 8% 그리고 1% 내지 6%에 해당하는 양입니다.

또한 이 양은 1986년 체르노빌 원전 사고 때에 배출되었던 방사성요오드와 방사성세슘 총량의 각각 10% 및 20% 정도의 양에 해당합니다.

그리고, 후쿠시마 사고로 인해 태평양 바다로 직접 배출된 방사성요오드는 1E+16 내지 2E+16베크렐 그리고 방사성세슘은 3E+15 내지 6E+15베크렐 정도이고, 그리고 대기중으로 배출된 것이 나중에 바다에

침적된 방사성요오드는 6E+16 내지 1E+17베크렐 정도이고 방사성세슘은 5E+15 내지 8E+15베크렐 정도인 것으로 평가하고 있습니다.

따라서, 후쿠시마 사고로 인해 태평양 바다로 배출된 방사성요오드는 7E+16 내지 1.2E+17베크렐 그리고 방사성세슘은 8E+15 내지 1.4E+16베크렐 정도인 것으로 볼 수 있습니다.

이 이외에 제1부 제20화 참고 2의 그림에서 보듯이 환경으로 배출된 주요 핵종으로서는 반감기가 5.2일로서 매우 짧고 또한 불활성기체로서 대기중에서 곧바로 희석되어 버리는 7.3E+18베크렐의 방사성제논(Xe-133)을 제외하면, 2.9E+16베크렐의 방사성텔루리움(Te-132)과 9.0E+15베크렐의 방사성세슘(Cs-134) 등이 있습니다.

또한, 반감기가 방사성요오드(I-131)는 8일이고, 방사성세슘(Cs-134)은 2년, 방사성세슘(Cs-137)은 30년입니다.

따라서, 후쿠시마 사고가 난 후 벌써 8년 이상 지났으므로, 지금 현재 방사성요오드(I-131)는 물리적으로 붕괴해서 에너지를 주변에 내놓은 후 이미 이 지구위에서 완전히 사라지고 없고, 방사성세슘(Cs-134)는 반감기가 네 번 이상 지났으므로 그 당시 배출된 양의 약 16% 정도가 현재 남아 있고, 방사성세슘(Cs-137)은 그 당시 배출된 양의 90% 정도가 아직 남아 있다고 보면 됩니다.

따라서, 반감기가 매우 짧고 대기 중에서 쉽게 흩어져버리는 불활성기체인 방사성제논(Xe-133) 등을 제외하면, 방사성세슘(Cs-137)은 2011년 3월 당시 후쿠시마 원전 사고로 인해 환경으로 배출된 총 방사능 양의 약 10% 미만이었으나, 사고가 난 지 벌써 8년 이상 지난 현 시점에서는 반감기가 짧은 방사성요오드(I-131) 등이 이미 전부 사라지고 없기 때문에 현재 남아 있는 방사능 총량의 절반 이상 대부분이 방사성세슘(Cs-137)인 것으로 볼 수 있습니다.

한편, 지난 1940~50년대에 이루어진 핵실험으로 인해 현재 태평양과 같은 바다뿐만 아니라 지구의 모든 토양은 인공 방사성물질이면서 반감기가 30년인 방사성스트론튬(Sr-90)과 방사성세슘(Cs-137) 등으로 매우 낮은 농도의 오염이 되어 있는 상태입니다.

현재 태평양 해수중 방사성세슘(Cs-137)의 농도는 0.7 내지 2.8mBq/리터이고(IAEA-TECDOC-1429), 태평양 바다의 총 물의 양은 약 6.6E+20리터이니, 태평양에는 약 1E+18베크렐 정도의 방사성세슘(Cs-137)이 있는 것입니다.

따라서, 후쿠시마 사고로 인해 태평양으로 배출된 방사성세슘(Cs-137)의 양은 사고 이전에 원래 태평양에 있었던 방사성세슘(Cs-137)의 양의 약 1% 정도에 해당하는 것으로 볼 수 있습니다.

한편, 현재 일본에서 수입하는 수산물에서의 방사능 오염 여부를 확인하기 위해 방사성세슘(Cs-134 및 Cs-137)을 측정하는 이유는 방사성세슘이 원전 사고 시에 주변 환경으로 나오는 핵종들 중 많은 양이 나온 대표적인 핵종일 뿐만 아니라 방사성세슘(CS-137)에서는 중간 정도 크기의 에너지인 662keV 감마선이 나오므로 비교적 손쉽게 측정해서 오염 여부를 확인할 수 있기 때문입니다.

또한, 통관을 기다리는 많은 양의 수입 수산물에서의 오염 여부를 확인하는 작업은 가능한 수입한 당시의 신선도를 유지시키기 위해 주어진 한정된 시간 내에 신속하게 측정 점검을 해서 방사능 오염 여부를 확인해야 하기 때문에 우선 1,800초 즉 30분 동안 개략적으로 오염 여부를 점검하는 스크리닝 목적의 측정을 실시한 후, 오염이 된 것으로 의심되면 10,000초 즉 약 3시간 정도 추가 측정을 함으로써 총 4시간 정도의 측정을 통해 오염 여부를 최종 판정하게 됩니다.

하지만, 어떤 수산물 내에 방사성세슘의 양을 매우 정확하게 알고자 하는 목적으로 정밀 측정을 하고자 할 때에는 80,000초 즉 약 22시간 동안 측정을 하는 것이 보통입니다.

이와 같이, 측정하는 시간이 각 경우마다 다른 이유는 우리가 물에 젖은 수건에 들어 있는 물의 양을 알고자 할 때에, 물에 흠뻑 젖은 수건은 보통 손의 힘만으로도 수건을 짜서 물을 쉽게 분리해 낼 수 있지만, 반쯤 마른 수건이나 아니면 매우 마른 수건의 경우에는 그 수건에 들어있는 수분의 함량을 알아내기 위해서 강한 힘을 사용하거나 아니면 다른 특별한 방법을 동원해서 수분의 함량을 알아내야 하는 것과 같다고 할 수 있습니다.

즉, 아주 적은 양의 방사성세슘으로 오염된 수산물이나 또는 태평양 바닷물에 들어 있는 방사성세슘의 양을 알아내고자 할 때에는 80,000초 즉 아주 오랜 시간 동안 측정해야 하며, 이는 마치 거의 다 마른 수건에 들어 있는 수분의 함량을 알아내는 작업과 같이 특별한 방법을 사용하는 것으로 볼 수 있습니다.

측정하고자 하는 목적, 측정에 주어진 시간 그리고 측정 대상물 즉 시료의 방사능 오염 정도 크기와 측정하고자 하는 방사선의 종류 등에 따라, 각각 가장 적합한 측정의 방법을 사용해야 하는 것입니다.

(참고)

1. 1PBq = 1 × 10^{15}Bq

2. 핵분열생성물들의 핵분열 수율 곡선

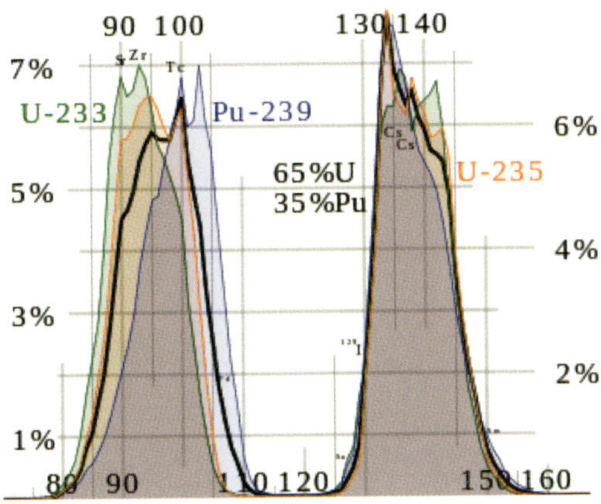

왜, Sr-90과 Pu-239는 측정하지 않나요? (1)

2017. 8. 18. 23:37
공포의 방사능 퀴즈 시리즈 제16탄(https://blog.naver.com/radsafe/221077140284)

후쿠시마 사고로 많은 종류의 방사성물질이 환경으로 나왔을 텐데, 일본에서 수입하는 수산물에서 방사성세슘(Cs-137)은 측정하면서, 왜 방사성스트론튬(Sr-90)과 방사성플루토늄(Pu-239)은 측정하지 않나요?

(쫑이의 생각 1)

"원자력학자들이 말하는 기준치는 세슘을 측정한 결과인데, 수백 가지 방사능 물질 중 세슘 측정이 쉽기 때문이다. 문제는 음식에 세슘이 검출되면 다른 방사능 물질 수백 가지가 함께 있다는 의미이다. 그러므로 세슘 측정량이 나왔는데도 안전하다는 주장이야말로 비과학적이다. 다른 수백 가지의 방사능량을 계산하지 않은채 기준치 이하의 세슘이니 안전하다고 해서는 안된다."

(쫑이의 생각 2)

"일본산 수산물을 검사하고 있지만 기준치를 초과한 사례가 없다. 전혀 문제가 없다고 하지만, 이는 세슘과 요오드만을 조사했기 때문이다. 원전 사고가 발생하면 세슘과 요오드뿐 아니라 플루토늄, 스트론튬 등 수백 가지의 방사성 물질이 흘러나온다. 세슘과 요오드는 검사하는 데 3시간 정도면 충분하기 때문에 쉽게 검사가 가능하다. 하지만, 다른 방사성 물질은 조사에 한 달 이상 걸리기 때문에 현실적으로 하지 못하고 있다. 수산물에서 세슘이 검출됐다는 의미는 다른 방사성 물질도 포함됐을 가능성이 있다. 원전 사고에서 흘러나온 방사성 물질 중 세슘이 차지하는 비율은 1% 정도로 알고 있는데 제대로 된 정보 공개는 이뤄지지 않고 있다."

방사선은 에너지의 흐름입니다. 방사선은 인체의 오감으로 감지할 수 없습니다. 그러므로 방사선이 있는지 없는지 또는 방사선이 어떤 방사성 핵종에서 나오는지 알아보기 위해서는 특별히 고안된 방법을 사용해야 합니다.

방사선에는 알파선, 베타선 그리고 엑스선과 감마선 등이 있습니다.

엑스선과 감마선은 본질적으로 같은 전자파 방사선인데, 원자 구조 내에서 만들어지는 곳이 서로 달라서 이름만을 다르게 부르는 것입니다. 이런 방사선들은 그 특성이 각각 서로 다 다릅니다.

따라서, 생선과 같은 관심 대상물에 또는 내가 살고 있는 곳에 어떤 방사선이 얼마나 있는 가를 알아보기 위해서는 각 방사선 종류별 특성에 맞는 방법을 적용해서 측정하도록 개발된 계측기와 검출기를 적합하게 사용해야 합니다.

예를 들면, 감마선 측정을 위해 개발된 계측기를 사용해서 알파선을 내는 핵종을 측정하고자 한다면, 측정이 전혀 이루어지지 않습니다.

원자력발전소에서 원자력 에너지가 만들어지면서 원자로 안에서 부수적으로 생겨나는 방사성핵종은 앞 제9화에서 알아보았듯이 약 1,700종에 이릅니다.

이 중에서 감마선을 내는 대표적인 것이 방사성세슘(Cs-137)이고, 베타선을 내는 것은 방사성스트론튬(Sr-90) 그리고 알파선을 내는 것이 방사성플루토늄(Pu-239)입니다.

한편, 방사선 측정은 측정하고자 하는 대상인 생선, 해조류, 토양 그리고 해수 등과 같은 시료의 ①채취 계획 수립 → ②시료채취 → ③전처리 → ④계측 → ⑤결과 평가의 다섯 단계를 거쳐 이루어집니다.

따라서, 측정에 소요되는 총 시간은 (1)측정 대상 시료의 종류, 형태 및 양 그리고 (2)전처리 방법, (3)측정 목적과 측정 정밀도 목표치에 의해 결정되는 계측 시간 등에 따라 달라지게 됩니다.

이 중 총 계측 소요 시간의 차이를 가장 많이 좌우하는 과정이 시료 전처리에 필요한 시간과 계측 시간입니다.

왜, Sr-90과 Pu-239는 측정하지 않나요? (2)

2017. 8. 20. 6:20
공포의 방사능 퀴즈 시리즈 제17탄(https://blog.naver.com/radsafe/221077595669)

후쿠시마 사고로 많은 종류의 방사성물질이 환경으로 나왔을 텐데, 일본에서 수입하는 수산물에서 방사성세슘(Cs-137)은 측정하면서, 왜 방사성스트론튬(Sr-90)과 방사성플루토늄(Pu-239)은 측정하지 않나요?

이 질문에 대해 지금부터 본격적으로 알아봅니다.

우선 먼저 감마선 측정에 어떤 계측 방법을 적용해야 하는가를 알아봅니다.

방사성세슘(Cs-137)에서는 0.662MeV 크기 에너지 감마선이 나옵니다. 어떤 시료 속의 방사성세슘 농도를 측정하기 위해서는 보통 Ge(Li) 반도체검출기라는 감마 스펙트로메트리(spectrometry)를 사용합니다. 스펙트로메트리란 에너지 크기를 측정할 수 있는 장치입니다.

감마선을 내는 핵종들은 모두 각각 고유한 크기의 에너지를 가진 감마선을 하나 또는 두 개를 냅니다. 이는 마치 우리 모두가 각각 다른 지문을 가지고 있는 것과 같습니다. 지문을 살펴보면 그 지문을 가진 사람이 누구인가를 알아낼 수 있듯이 감마선 에너지를 측정해 보면 어떤 종류의 방사성핵종이 있는가를 알아낼 수 있습니다.

시료 전처리는 화학적 분리 과정으로 방사능 측정 결과의 정확성을 좌우하는 가장 중요한 절차 중의 하나이며 또한 총 계측 소요 시간에서 차지하는 비중이 가장 높은 과정입니다.

예를 들어 고등어와 같은 생선의 경우에는 약 10kg의 생체 시료를 채취하여 가식부위 즉 살만을 도려낸 후 이를 건조시키고 고열로 가열해서 얻은 재(ash)(회화 과정)를 계측용기에 충진하여 고순도게르마늄 검출기(HPGe)를 사용해서 계측합니다.

토양의 경우에는 100그램 정도의 시료를 채취해서 작은 돌이나 나무 뿌리 등 이물질을 먼저 제거한 후 시료를 건조시키고 작은 분말로 분쇄해서 적정 계측용기에 충진하여 고순도게르마늄 검출기(HPGe)를 사용해서 계측합니다.

계측 시간은 측정 목적에 따라 정해지는 측정 정밀도 목표에 따라 결정되는데, 제2부 제1화에서 알아보았듯이 1940~50년대 지상핵실험으로 인해 우리 주변 모든 환경이 아주 적은 양의 방사성세슘(Cs-137)으로 오염되어 있는 현실에서 우리나라 주변 모든 환경 시료에는 '불검출~2.5Bq/kg' 정도의 농도로 방사성세슘(Cs-137)이 들어 있으므로, 이런 정도의 농도를 측정하고자 하는 경우에는 80,000초(약 22.2시간) 동안 계측합니다.

이럴 경우에 최소 측정정밀도는 약 0.02Bq/kg-fresh(생체 시료)가 됩니다. 즉 고등어 생체 1kg당 20mBq 정도 들어 있는 극히 적은 양의 방사성세슘(Cs-137)도 계측해 낼 수 있는 정밀도라는 의미입니다.

이렇게 매우 낮은 농도로 오염이 된 생선을 계측하는 경우에는 80,000초라는 긴 시간 동안 계측을 해야 하지만, 오염의 정도가 높거나 높을 것으로 예상되는 시료를 계측하는 경우에는 계측 시간을 다소 줄이면서 정밀도 목표를 다소 높게 설정하더라도 오염 정도와 유무를 정확하게 계측해 낼 수 있다는 의미입니다.

우리나라 토양에 들어 있는 방사성세슘(Cs-137)은 약 0.78~156Bq/kg 정도이며, 토양 시료 측정의 경우 최소 측정정밀도 즉 검출하한치는 약 1Bq/kg입니다.

이와 같은 감마선 측정인 경우, 시료채취 계획 수립부터 최종 계측 결과 평가까지 소요되는 총 시간은 약 1주 정도입니다.

그럼, 일본에서 수입하는 수산물에서 방사성세슘(Cs-137) 감마선은 측정하면서, 방사성스트론튬(Sr-90) 베타선과 방사성플루토늄(Pu-239) 알파선은 왜 측정하지 않는가를 알아봅니다.

제2부 제9화에서 알아보았듯이, 원자력발전소가 우라늄 핵분열 현상의 결과로 전기를 만들면서 원자로 안에서 불가피하게 새롭게 생겨나는 방사성핵종은 1,700여 종에 이르고, 우라늄 핵분열 과정에서 이들이 생겨나는 비율 즉 수율은 제각각 다 다릅니다.

또한, 이들은 수초부터 수만 년에 이르는 각기 고유한 물리적 반감기를 가지고 있으며, 대부분의 핵종들은 반감기가 수분 이내로 매우 짧아 생겨난 이후 얼마 지나지 않아 곧바로 붕괴해서 자연적으로 사라지게 되고, 반감기가 수일 이상 상대적으로 긴 핵종들만 원자로 안에 비교적 오랜 시간 동안 남게 됩니다.

체르노빌과 후쿠시마 원전 사고 경험에 의하면, 이와 같이 많은 종류의 핵종들 중에서 사고가 나서 우리 주변 환경으로 배출될 수 있는 주요한 방사성핵종은 약 20여 가지이고, 결국 이러한 핵종들 중에서 반감기가 수일부터 수년 이상에 이르는 핵종들만이 결국 주요한 방사능측정 대상 핵종이 되는 것입니다.

체르노빌과 후쿠시마 원전 사고의 경우에 각각 환경으로 배출된 주요한 방사성핵종들과 그 방사능 총량은 제2부 제9화에서 알아보았듯이, 제1부 제20화 참고 2에 나오는 표와 같습니다.

이 표에서 후쿠시마 사고로 인해 환경으로 배출된 방사능 양을 자세히 살펴보면, 체르노빌 사고 경우와 마찬가지로 방사성제논(Xe-133)이 7,300PBq 정도로 양이 가장 많았지만, 방사성제논(Xe-133)은 불활성기체이면서 물리적 반감기가 5.2일로 매우 짧기 때문에 사고 당시 환경으로 나오자마자 대기중으로 널리 확산되었고, 또한 사고가 난 지 8년이 훨씬 지난 현재 시점에서는 그동안 붕괴해서 전부 사라지고 없습니다.

두 번째로 많은 양이 환경으로 배출된 방사성요오드(I-131)는 최대 500PBq 정도이었지만, 물리적 반감기가 8일이므로 후쿠시마 사고가 난 지 8년이 훨씬 지난 현재 시점에서 방사성요오드(I-131) 역시 이미 붕괴해서 전부 사라지고 없습니다.

세 번째로 많은 양이 배출된 방사성세슘(Cs-137)은 물리적 반감기가 30년이므로 사고 당시 환경으로 배출된 것들이 그렇게 많이 줄어들지 않고 아직까지 여전히 남아 있는 것입니다.

또한 이 표에서 그 다음으로 많은 양이 나온 방사성텔루리움(Te-132) 역시 물리적 반감기가 3.2일로 매우 짧아서 그동안 모두 붕괴해서 사라졌고 현재 시점에서 환경에 남아 있는 양은 없습니다.

한편, 후쿠시마 원전 사고가 난 지 약 3개월 후인 2011년 6월 14일에 사고가 난 후쿠시마 지역에서 채취한 토양에서의 방사성세슘(Cs-137), 방사성스트론튬(Sr-90) 그리고 방사성플루토늄(Pu-238)을 실제 측정한 방사능 농도 자료는 제1부 제20화 그림 6과 같습니다.

이 자료를 보면, 방사성세슘(Cs-137) 방사능 농도는 방사성스트론튬(Sr-90) 농도보다 약 1,000배가 높고, 방사성플루토늄(Pu-239) 농도보다 약 백만 배가 높은 것을 알 수 있습니다.

그러므로, 후쿠시마 사고로 인해 환경으로 배출된 방사성핵종들 중에서 사고가 난 지 8년이 지난 현재 시점에서 아직까지 환경에 남아 있는 것들의 대부분은 방사성세슘(Cs-137), 방사성스트론튬(Sr-90) 그리고 방사성플루토늄(Pu-239)과 같이 물리적 반감기가 30년 이상 매우 긴 핵종들만 남아 있습니다.

그리고 이와 같이 환경에 남아 있는 방사성핵종들 중에서 가장 그 양이 많은 것이 방사성세슘(Cs-137)이므로 우리나라 정부가 일본에서 수입하는 생선이 후쿠시마 사고 방사능으로 오염되었는지 아니면 안 되었는지를 검사하기 위해서는 우선적으로 방사성세슘(Cs-137)을 측정해서 확인해보면 충분한 것입니다.

따라서, '비록 원자로에서 새롭게 생겨나는 핵종은 1,700여 가지에 이를 정도로 매우 많지만, 사고 당시 환경으로 배출된 이후 사고가 난 지 8년이 지난 현재 시점에서 환경에 아직까지 남아 있는 방사능은 거의 대부분 방사성세슘(Cs-137)이다'라고 할 수 있는 것입니다.

후쿠시마 사고의 경우에 이와 같은 결론을 말씀드릴 수 있는 이유를 요약하면 다음과 같이 크게 두 가지입니다.

우선은 제2부 제9화에서 설명드렸듯이, 방사성핵종들이 원자로 안에서 새롭게 생겨날 때, 다른 핵종들보다 수율이 높아 상대적으로 많은 양이 생겨나는 대표적인 핵종들로서는 방사성크립톤(Kr-85), 방사성스트론튬(Sr-89 및 Sr-90), 방사성요오드(I-131), 방사성텔루리움(Te-132), 방사성제논(Xe-133) 그리고 방사성세슘(Cs-134 및 Cs-137) 등이 있습니다.

그리고 사고가 났을 때, 주변 환경으로 많이 나올 수 있는 핵종으로서는 원래부터 핵연료봉 내에서 기체 상태로 있는 방사성크립톤(Kr-85)과 방사성제논(Xe-133)과 같은 불활성기체 핵종들과 비등점이 낮아 낮은 온도에서도 금속 고체 상태에서 쉽게 기체 상태로 변하는 방사성요오드(I-131)와 방사성세슘(Cs-134 및 Cs-137) 등이 있습니다.

이들 중 불활성기체 핵종들은 대기 중에서 빠르게 확산되어 희석되고, 방사성요오드(I-131)는 반감기가 8일로 짧기 때문에 사고 직후 단기간 동안에 사람에게 가장 주요한 피폭을 유발하는 핵종이나 시간이 조금 경과하면 모두 붕괴해서 자연 사라지게 되며, 결국 환경에 오랫동안 남을 수 있는 것은 방사성세슘(Cs-134 및 Cs-137)인 것입니다.

후쿠시마 사고의 경우, 실제 측정 자료에 의하면, 방사성세슘(Cs-134)과 방사성세슘(Cs-137)은 거의 1:1의 비율로 환경으로 배출된 것으로 확인되었습니다.

하지만, 방사성세슘(Cs-134)은 반감기가 2년으로 반감기가 30년인 방사성세슘(Cs-137)보다 짧아서 보다 빠른 시간내에 먼저 붕괴해서 사라지게 되므로, 사고가 난 지 8년이 경과한 현 시점에서는 방사성세슘(Cs-134)과 방사성세슘(Cs-137)이 환경에서 약 1 : 10 정도의 비율로 남아 있는 것으로 볼 수 있으므로, '현재시점에서 환경에 아직까지 남아있는 방사능은 거의 대부분 방사성세슘(Cs-137)이다'라고 할 수 있는 것입니다.

우리나라에서 실제 측정된 자료를 살펴보면, 방사성세슘(Cs-137), 방사성스트론튬(Sr-90), 그리고 방사성플루토늄(Pu-239)이 각각 환경에 남아 있는 비율이 후쿠시마 사고 이후 토양에서 실제 측정된 자료에서 밝혀진 바대로 "방사성세슘(Cs-137) 방사능 농도는 방사성스트론튬(Sr-90) 농도보다 약 1,000배가 높고, 방사성플루토늄(Pu-239) 농도보다 약 백만 배가 높다"는 것을 확인해 볼 수 있습니다.

따라서, '비록 원자로에서 새롭게 생겨나는 핵종은 1,700여 가지에 이를 정도로 매우 많지만, 사고 당시 환경으로 배출된 이후 사고가 난 지 8년이 지난 현재 시점에서 환경에 아직까지 남아 있는 방사능은 거의 대부분 방사성세슘(Cs-137)이다'라고 할 수 있는 것입니다.

(참고)

1. Bq(베크렐) = 1,000mBq(밀리베크렐)
2. 방사성세슘(Cs-137)과 방사성스트론튬(Sr-90) 측정법 요약 비교표

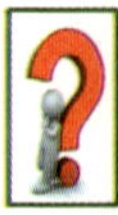

왜, ^{90}Sr, ^{239}Pu는 분석하지 않나요? 왜, 기준치도 없나요?

어류 분석	^{137}Cs	^{90}Sr
필요 시료량	5 – 10 kg	5 – 10 kg
전처리 원리	건조 및 회화	대량으로 존재하는 방해원소(Mg, Ca, Ba 등) 등 제거 및 화학적 순수분리 필수(2주)
계측 방법	gamma spectrometry	alpha/beta counting
계측시간	80,000 초	6,000 초
총 소요시간	약 2주	4주 이상
어류농축인자	약 100	약 3
최근 5년간 농도 범위	불검출 – 162 (mBq/kg)	불검출 – 35.9 (mBq/kg)

➢ 해수에서 ^{137}Cs과 ^{90}Sr은 서로 비슷한 농도 수준과 거동 양상을 보임

➢ 후쿠시마 사고때,
^{90}Sr은 ^{137}Cs의 1/10 ~ 1/100 정도 해양 방출되었으므로,
후쿠시마 영향 평가를 위한 해수 감시는 ^{137}Cs 감시로 충분

4

댓글

질문 좋은 글 감사합니다. 한국에도 이러한 블로그가 있다는 것을 이제서야 알게 되었네요. 방사선과 암이라는 단어가 주는 극적인 효과 때문에 원자력 관련은 항상 그 리스크가 사람들에게 심리적으로 과도하게 평가되는 것 같습니다. 개인적으로 느끼기엔 방사선보다 더 통계적으로 유의한 부분에서 발암 리스크를 줄일 방법이 많은데도 불구하고 그런 노력을 하지 않는 사람들조차 원자력 발전에만 지나친 불안을 갖는 것 같습니다.또한 일본에 대한 정서가 안좋은 와중에 미디어는 전문가 집단의 의견이 아닌 소수의 특정한 전문가 혹은 관련인의 의견만을 확대해서 보도하면서 사람들이 믿고 싶은 것만을 믿게 하는 역할을 하는 것 같습니다. 저 역시 비전문가 입장에서 혼자서 자료를 찾다보니 https://radioactivity.nsr.go.jp/en/contents/14000/13612/24/192_20190807_2019080 9.pdf

이런 원자력규제위원회의 자료에서 방출하는 방사선에 상관없이 1 그레이 = 1 시버트로 환산하여 사용한다고 되어있어서 의아했는데, 장기적으로는 주로 감마선을 방출하는 세슘만 남아 있기 때문에 중요하지 않은 문제였군요. 전문가분께서 이렇게 알기 쉽게 해설해주시니 감사합니다. 2019.8.16. 19:54

답글 네, 도움이 되셨다니 기쁩니다. 저도 감사드립니다. 2019.8.16. 22:30

제12화

내부피폭과 외부피폭

2017. 7. 27. 20:25
공포의 방사능 퀴즈 시리즈 제4탄(https://blog.naver.com/radsafe/221061249900)

방사능에 의해 오염된 고등어를 먹는 것은 내부피폭입니다. 내부피폭은 인체 안에서 피폭하는 것이래서 외부피폭보다 훨씬 더 위험하지 않나요?

(픎이의 생각)

기준치 이상 오염된 게 발견된 걸 본 적이 없어요. 100베크렐씩이나 오염된 것 우리나라에서 발견돼본 적도 없을 정도로 많이 오염된 건데 엄청난 높은 수준으로 위반이 불가능할 정도로 기준치를 높여놓고 그래서 그 정도까지는 먹어도 된다고 얘기하는 거잖아요. 그렇게 뻔뻔하게, 이건 오염인데.

엑스레이나 CT를 찍는 걸 외부 피폭이라고 합니다. 방사능이 밖에서 우리 몸을 쏘는 거고. 그 촬영시만 피폭이 되는 거고요. 음식을 통해서 방사능 물질을 먹어버리면 내부피폭되는 거죠. 우리 몸속에서 24시간 계속 이 방사능를 내보내는 거거든요. 이런 정도가 완전히 다르죠. 인정 못하겠어요.

이것은 위험모델이 다릅니다. (단순 비교될 수 있는 게 아니라는 말씀이시네요?) 네, 원자력계는 어쨌거나 피폭에 대한 건강영향을 축소하고 싶어 하죠. 그럴 수밖에 없지 않습니까? 오염을 일으키는 쪽이니까 그렇게 뭐든지 적다, 영향 없다, 이 이야기를 하고 싶어하는 거죠.

방사능에 오염된 음식물을 섭취했을 경우에 인체가 받게 되는 내부피폭 방사선량은 다음의 계산법으로 구할 수 있습니다.

총 방사선량

= 총 섭취량 × 섭취한 음식물 중의 방사능 농도 × 선량환산계수

국제방사선방호위원회(ICRP)가 이 계산식에서 사용하는 선량환산계

수를 정할 때, 어떤 방사성물질이 어느 시점에서 인체 내부로 들어온 경우, 그로부터 70년 동안 인체 내에서 지속적으로 잔류하면서 인체에 전달하는 에너지의 총량을 계산해서 정합니다.

즉, 'Cs-137의 선량환산계수가 1.3E-05밀리시버트/베크렐이다'라고 하는 것은 방사성세슘(Cs-137) 1베크렐의 방사능이 인체에 들어온 경우, 인체 내에서 70년을 잔류하면서 인체에 전달하는 모든 에너지의 총합 즉, 내부피폭에 의한 방사선량이 1.3E-05밀리시버트라는 것입니다.

사실 방사성세슘을 포함해서 어떤 물질이 우리 인체의 소화기 또는 호흡기계통을 통해서 인체 내부로 들어온 경우, 우리 인체의 신진대사 과정을 거쳐 일부는 땀, 소변 또는 대변 등으로 지속적으로 배출되면서 동시에 일부는 인체 내부에 잔류하게 됩니다.

이 과정에서 인체 내부로 처음 들어왔던 양의 절반은 계속 몸에 남아 있고 나머지 절반이 몸 밖으로 빠져 나가는 데까지 걸리는 시간을 '생물학적 반감기'라고 부릅니다.

Cs-137의 경우에는 생물학적 반감기는 110일, 물리적 반감기는 30년입니다. 즉, 어느 시점에 몸 안에 들어온 Cs-137은 물리적으로는 반감기가 30년이래서 줄어들지 않고 거의 그대로 남아 있지만, 생물학적 반감기인 110일이 지나면 처음 들어 온 양의 절반이 몸 밖으로 빠져 나가게 되고 이 생물학적 반감기의 열 배, 즉 약 3년 정도가 지나면 들어 온 양의 99.9%가 즉, 거의 모든 양이 몸 밖으로 빠져 나간다는 것을 의미합니다.

그렇지만, ICRP가 내부피폭에 의한 방사선량을 평가할 때에는 일부 생물학적 반감기가 긴 방사성물질도 있기 때문에 보수적으로 평가하기 위해서 70년 동안을 잔류기간으로 해서 계산하는 것입니다.

그래서, 그렇게 많은 양을 실제로 먹을 수는 없겠지만, 100베크렐의 방사성세슘(Cs-137)으로 오염된 고등어를 매일 200g씩 1년 동안 먹는다고 가정할 경우, Cs-137의 선량환산계수가 1.3E-05밀리시버트/베크렐이므

로, 내부피폭에 의한 방사선량은

200g/일 × 365일 × 100베크렐/kg × 1.3E-05밀리시버트/베크렐 = 약 0.1밀리시버트가 됩니다.

이는 일반인 선량한도 연간 1밀리시버트의 10%가 됩니다. 우리나라 국민들은 자연에 존재하는 방사선으로부터 1년에 평균 3밀리시버트의 선량을 받고 있습니다.

따라서, 0.1밀리시버트 정도의 선량 증가는 3밀리시버트와 비교해 보았을 때, 미미한 양의 증가이므로 이 정도면 충분히 안전하다고 보고 우리나라 정부는 수입하는 수산물의 방사능농도를 100베크렐/kg으로 관리하고 있습니다.

방사능으로 오염된 식품의 섭취를 제한하기 위한 방사능농도 기준치는 식량농업기구(FAO)와 세계보건기구(WHO)의 공동위원회인 CODEX에서 정해서 권고하고 있습니다. CODEX에서 농도 기준치를 설정할 때, 기준으로 사용하고 있는 선량값이 1밀리시버트이며, 이에 따른 Cs-137에 대한 농도기준치는 1,000베크렐/kg입니다.

우리나라 정부는 국민의 건강을 위해 국제기구들이 정한 오염 기준치 1,000베크렐/kg보다 더욱 더 안전하게 100베크렐/kg으로 엄격히 관리하고 있습니다.

그리고, 조금 길어졌지만, 마지막으로 한 가지!

몸 밖에서 오는 방사선 에너지를 받는 경우를 말하는 외부피폭의 경우에도 CT를 촬영할 때처럼 매우 짧은 시간 동안에 에너지를 받는 경우도 있지만, 원자력발전소에서 근무하는 종사자의 경우처럼 장기간에 걸쳐 지속적으로 에너지를 받는 경우도 있어서, 우리 몸이 방사선 에너지를 받는 상황은 매우 다양합니다.

물론 음식물 섭취 등을 통해 우리 몸 안으로 들어온 방사성물질에 의해서도 방사선 에너지를 받는 경우도 있고, 이런 경우를 내부피폭이라고 합니다.

이러한 모든 경우에 우리 인체가 방사선에 피폭한다는 말은 우리 인체 세포가 방사선이 가지고 있는 에너지를 물리적으로 전달받는다는 것을 의미하므로, 우리 인체에 나타나는 건강 영향은 우리 몸이 받은 총 에너지양의 크기에 비례하게 됩니다.

즉, '외부피폭으로 받은 100밀리시버트에 의한 영향이나 내부피폭에서 받은 100밀리시버트의 영향이나 그 건강 영향의 크기는 같다'라는 것입니다.

그래서, ICRP는 방사선 영향을 평가할 때에 외부피폭의 양과 내부피폭의 양을 전부 합하여 건강 영향을 평가하고 있습니다.

즉, 외부피폭으로 30밀리시버트를 받으면서 동시에 내부피폭으로 70밀리시버트를 받은 경우나 또는 외부피폭으로 60밀리시버트를 받으면서 동시에 내부피폭으로 40밀리시버트를 받은 경우를 생각해 보면, 이 두 경우가 모두 방사선이 주는 에너지를 총 100밀리시버트를 받은 것으로 같으므로, 이 두 경우에 건강 영향이 나타나는 정도가 같다라는 의미입니다.

댓글

질문 잔류기간을 70년으로 잡는다는 건 알겠습니다. 오염된 고등어를 하루 200g 섭취할 때 한 해에 피폭되는 선량 0.1 밀리시버트라면 매년 동일한 선량에 노출된다는 전제 아래 이를 누적해서 계산해야 하지 않나요? 이미 누적해서 계산한 것인가요? 2017.8.16. 19:17

답변 좋은 질문입니다.

내부피폭 선량 평가 방법은 향후 70년 기간동안에 매년 나누어서 우리 인체가 받게 될 총 방사선량을 전부 앞으로 당겨서 피폭한 즉, 그 방사성물질이 우리 몸 안으로 들어온 그 해 한 해 동안에 모두 받는다고 간주합니다. 보수적으로 평가하는 것입니다. 2017.8.16. 20:02

질문 제 질문이 분명치 않았던 것 같습니다. 올해도 0.1 밀리시버트 내년에도 0.1 밀리시버트 피폭될만큼 70년을 연속해서 섭취한다면 시간이 지날수록 피폭된 선량이 누적되지 않느냐 그런 질문이었습니다. 꺼누님께서 답변하신 것은 올해 피폭된 선량이 70년 동안 인체에 미칠 영향을 올 한해에 모두 영향을 미치는 것으로 (보수적으로) 평가한다는 말씀이 아니신가요? 2017.8.16. 20:57

답변 네, 제가 질문을 잘못 이해했나 봅니다.

만일 제가 "2017년 1년동안 방사성세슘에 오염된 음식을 먹음으로 인해 내부피폭되어 0.1 밀리시버트 피폭했다"라는 의미는 실제로는 제가 2017년에 받은 선량과 2018-2086 동안 받을 선량을 모두 합하면 0.1 밀리시버트가 된다는 것이지만, 이를 모두 2017년 한 해 동안에 모두 받은 것으로 간주한다는 것입니다.

그러므로, 제가 2017년에 내부피폭한 것으로 인한 2018년 이후부터 선량 평가값은 0이 됩니다.

만일 2018년에 다시 0.1 밀리시버트를 내부피폭했다면, 2017년에 내부피폭해서 실제로 2018년에 받을 선량은 이미 2017년에 다 피폭한 것으로 간주했었기 때문에 2018년 내부피폭 선량 평가값에 추가해서 포함시키지 않습니다.

실제로 내부피폭 선량값은 시간이 지남에 따라 지수함수적으로 감소합니다. 그래서 2017년에 실제 받은 선량값은 2017년에 받은 선량과 2018-2086 동안 받을 선량을 모두 합한 0.1 밀리시버트의 작은 일부분에 해당하는 값입니다.

Cs-137같이 반감기가 30년으로 긴 핵종의 경우에는 첫 일 년에 받은 선량값은 총 70년의 기간동안 받을 총 방사선량값의 매우 작은 부분이 됩니다. "반감기가 길다"는 것은 단위 시간에 방사능 붕괴가 천천히 일어나지만, 오랜 기간동안 붕괴가 지속된다는 의미입니다. 반면에 "반감기가 짧다"라는 것은 방사능 붕괴가 매우 활발하게 일어나 짧은 기간에 방사선을 다 내어 놓고 소멸되어 사라진다는 의미입니다. 답이 제대로 되었나 모르겠습니다. 더 혼동스러우신가요?^^ 2017.8.16. 22:00

질문 아닙니다. 잘 이해했습니다. 70년 동안 받을 피폭량을 앞에서 다 당겨 계산했으니 남아있을 게 없겠군요. 어떻게 해도 그보다 더 보수적일 수는 없겠네요. 일일이 답변 달아주시느라 수고 많으셨습니다. 감사합니다. 나머지 올리신 글 읽어가면서 궁금한 점 있으면 다시 여쭤보겠습니다. 2017.8.16. 22:25

질문 와.. 도대체 정체가 누군지 궁금하네요. 일본 여행 준비 도중에 방사능에 대해 잠깐 궁금해져서 우연히 들렀는데 얕은 지식으로 떠들어대는 일반인 수준은 아닌듯 보여서 충분히 신뢰가 가네요. 일본 여행을 앞둔 사람으로서 안심이 됩니다.

그런데 제가 이과지만 이해가 조금 부족해서 질문 하나 드리자면, 방사능이 생물학적으로 3년 정도가 지나면 99.9%가 제거된다고 하셨지만 물리적으로는 30년동안 잔류한다고 하셨는데요. 생물학적과 물리적 차이가 뭔가요? 조금 쉽게 설명 부탁드립니다! 2018.2.12. 03:59

답글 네, 먼저 제 설명이 조금 부족해서 미안합니다.
생물학적이라 함은 우리 몸 속에 들어온 모든 물질은 일정한 시간이 경과하면 우리 인체의 신진대사 과정을 거친 후 몸 밖으로 배출되는 것을 의미합니다.
즉 음식물을 먹으면 그 음식물을 위에서 소화시켜 영양분을 혈액으로 보내고 찌꺼기들은 배설하게 되고 또한 혈액으로 들어간 물질들도 결국 신장에서 걸러져서 소변으로 배출되는 것을 의미합니다.
그런데, 어떤 물질이 몸 안으로 들어온 후 다시 몸 밖으로 배출될 때까지 걸리는 시간은 그 물질이 어떤 원소이냐에 따라 모두 다 다르고, 원래 처음 들어왔었던 양의 절반이 몸 밖으로 빠져 나가는 데에 걸리는 시간을 생물학적 반감기라고 합니다.
따라서 "방사능이 생물학적으로 3년 정도가 지나면 99.9%가 제거된다"는 것은 잘못된 이야기입니다.
그 방사능이 어떤 원소 즉 어떤 핵종에서 나오는 방사능이냐에 따라 다 달라집니다. 예를 들어 "방사성세슘-137의 생물학적 반감기가 110일이므로 110일의 10배 정도에 해당하는 기간인 3년이 경과하면 그 방사성세슘-137 방사능의 처음 들어왔던 양의 99.9%가 제거된다"가 맞는 이야기입니다.
반면에 물리적이라 함은 모든 방사성 핵종들은 그 에너지 상태가 과잉 즉 불안정한 상태에 있는 핵종들입니다. 그래서 이 자기가 담을 수 있는 에너지 양보다 많아서 넘치는 과잉 에너지를 밖으로 내 보내고 스스로는 자기가 가질 수 있는 크기의 에너지만 갖게 되는 안정 에너지 상태가 됩니다.
이와 같이 과잉 에너지를 밖으로 내보내는 과정이 물리적 붕괴 과정입니다.
이런 물리적 붕괴가 일어나는 주기가 각 핵종별로 모두 다 다르고, 원래 처음에 있던 양의 절반이 사라지는 데에 걸리는 시간을 물리적 반감기라고 합니다.
그래서, 몸 안으로 들어온 어떤 방사성핵종은 생물학적으로도 줄어들지만 동시에 물리적으로도 계속 줄어드는 것입니다.
이 두 가지 과정을 동시에 고려해서 몸 안으로 처음 들어왔었던 양의 절반이 줄어드는 데까지 걸리는 시간을 유효반감기라고 합니다. 2018.2.12. 12:10

질문 글 잘 읽었어요. 생소하면서 어려운 단어들도 많네요 ㅠㅠ 아기이유식 만들면서 표고 새송이 등 버섯들도 들어가고 대구살 시금치 등등도 들어가는데 요새 방사능과 세슘이 문제되고 있어서 아기가 먹는거라 여간 신경쓰이는 게 아니네요. 미리 만들어놓은 육수에 표고버섯을 넣어 끓였는데 표고 안에 있는 방사능도 육수에 다 우러나오겠죠? 이걸 먹여야하나 고민입니다.
2018.9.13. 16:25

답글 네, 제 생각에는 우리나라 국산 표고버섯이라면 분명히 안심하고 아기에게도 먹일 수 있다고 봅니다. 우리나라 국산은 방사능 오염 걱정할 이유가 없기 때문입니다. 2018.9.13. 22:12

방사성세슘으로 오염된 음식물과 토양

2017. 8. 1. 12:52
공포의 방사능 퀴즈 시리즈 제10탄(https://blog.naver.com/radsafe/221064361926)

우리가 지금 먹고 있는 음식물은 2011년 후쿠시마 원전 사고로 인해 방사성세슘(Cs-137)에 얼마나 오염되어 있을까요? 토양에서 방사성세슘(Cs-137)이 어느 정도 이상 오염이 되면, 위험한가요?

(쯩이의 생각)

후쿠시마 원전 사고로 인해 세슘이 없어야 하는 땅에 방사성물질이 쌓인 것은 맞다. 여기에서 생산한 농산물에도 방사성물질이 포함될 수 있다. 5Bq(베크렐)/kg 이상이 위험하다고 했지, 내가 몇 베크렐로 기준치를 낮췄거나 낮춰서 말한 적은 없다. 우리 땅엔 세슘이 없고, 일본 땅에만 나온다는 점에서 (토양의) 방사능 안전기준치는 0이어야 한다고 믿는다.

우리나라 토양은 오염이 안 돼 있어요, 불검출이에요. 그런데 일본 토양은 오염이 돼 있죠. 세슘이 나오죠. 그리고 우리나라 농산물은 세슘이 안 나와요. 그런데 일본산은 나와요. 그런데 기준치 이하면 세슘에 오염됐건 안 됐건 상관없다? 기준치 이하면 다 똑같다? 이게 말이 되는 소리냐는 거죠. 방사능이 없는 게 안전한 거죠.

앞으로 300년간 고등어, 명태, 대구를 먹으면 안 된다. 방사능 오염이 300년간 지속한다는 것은 원자력계의 정설이다. 그것은 세슘 반감기의 10배를 보통 얘기하기 때문에 300년은 거기서 나온 얘기다. 지금 이제 오염 상태를 보면 태평양산 수산물은 세슘이 꾸준히 나온다. 그런데 다행히 우리나라 근해산 수산물에서는 아직 나오지 않고 있다. 그래서 방사능에 오염되지 않은 것을 골라 먹어라. 이 얘기를 하는 것이다. 어떻게 의사가 방사능에 오염된 식품을 먹으라고 얘기하겠는가? 먹지 말라고 얘기하는 것이 맞다.

우선 태평양산 수산물이건 우리나라 근해산 수산물이건 우리가 먹는 모든 음식물은 아주 작은 양의 방사성세슘(Cs-137)에 의해 모두 오염이 되어 있습니다. 하지만, 그 오염의 정도가 매우 낮아서 그런 음식물을 먹어서 우리가 받게 될 위험성은 무시할 수 있을 정도로 매우 작습니다.

앞서 제2부 제9화에서 설명드렸듯이, 지난 1940~ 50년대에 이루어진 핵실험으로 인해 현재 우리나라를 포함해서 이 지구의 모든 토양과 바다는 인공 방사성물질이면서 반감기가 30년인 방사성세슘(Cs-137)과 방사성스트론튬(Sr-90) 등으로 매우 낮은 농도의 오염이 되어 있는 상태입니다.

한국원자력안전기술원이 측정 조사한 결과 자료에 의하면, 아래 참고1의 그림과 같이 방사성세슘(Cs-137)이 우리나라에서 생산되는 수산물 등 모든 음식물 안에 대략 0.01베크렐/kg 내지 0.1베크렐/kg 정도 수준으로 오염이 되어 있는 것을 알 수 있습니다. 그리고 우리나라 국토 토양에서 방사성세슘(Cs-137)의 평균 농도는 제2부 제1화에서 설명드렸듯이 지역에 따라 다소 차이가 나며 약 1.0베크렐/kg 내지 156베크렐/kg 정도이고, 한편 천연방사성핵종인 방사성칼륨(K-40)의 평균 농도는 약 10베크렐/kg 내지 1,308베크렐/kg 정도입니다.

또한, 우리나라에서 생산되는 모든 식품에 들어 있는 방사성세슘(Cs-137)은 여러 가지 식품 종류 중 어패류에서 평균 방사능 농도가 0.11베크렐/kg 정도로서 가장 높습니다. 하지만, 이러한 매우 낮은 농도의 방사성세슘(Cs-137)에 의해 오염된 음식물을 먹음으로 인해 우리나라 국민이 받는 연간 방사선량은 0.0005밀리시버트 정도이므로 충분히 무시할 수 있습니다.

사실 우리나라에서 생산되는 식품에 들어 있는 방사성핵종 중 선량에 가장 기여도가 큰 것들 중의 하나는 방사성폴로늄(Po-210)입니다. 방사성폴로늄(Po-210)의 어패류 안의 평균 방사능 농도는 1.37Bq/kg 정도로서 연간 선량 기여분도 0.14밀리시버트 정도로서 높습니다. 식품 속의 방사성칼륨(K-40)에 의해서는 약 0.17밀리시버트를 받습니다. 식품 중에 들어 있는 방사성물질 중 가장 대표적인 두 핵종인 이 방사성폴로늄(Po-210)과 방사성칼륨(K-40)은 둘 다 천연방사성핵종입니다.

한편, 제2부 제9화에서 알아보았듯이, 후쿠시마 사고로 인해 태평양 바다로 배출된 총 방사성세슘(Cs-137)의 양은 사고 이전에 원래 1940~50년대에 이루어진 핵실험으로 인해 태평양에 있었던 방사성세슘(Cs-137) 총 양의 약 1% 정도에 해당하는 정도입니다.

참고로, 제1부 제2화 그림 1에서 보듯이 후쿠시마현 앞바다에서 잡은 생선 중에서 방사성세슘(Cs-137)이 100베크렐/kg을 초과하는 비율이 후쿠시마 사고 직후인 2011년 상반기부터 2012년 말까지는 57.1% 내지 9.6%로 다소 높았었지만, 2015년 하반기부터는 0%라고 일본 정부는 발표하고 있습니다.

(참고)

1. 우리나라에서 생산되는 수산물 등 음식물 안에 들어 있는 방사능 양

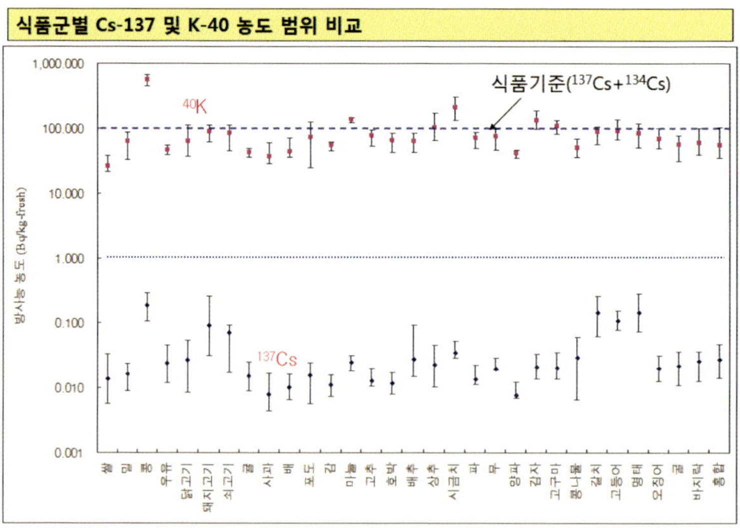

The concentration of the natural radioactivity in food is typically in the range of 40 to 600 Bq/kg of food.

제14화

방사선과 암 그리고 역치

2017. 12. 18. 6:10
공포의 방사능 퀴즈 시리즈 제25탄(https://blog.naver.com/radsafe/221165168021)

아무리 적은 양의 방사선이라도 암 발병 가능성을 높인다는 것은 분명한 사실이지요?

(쯩이의 생각)

"아무리 적은 양의 방사선이라도 암 발병 가능성을 높인다는 것은 '교과서에도 나와 있는' 분명한 사실이라고 말했다. 그는 "피폭량이 적으면 위험성이 상대적으로 적은 거고, 많으면 위험성이 비례해서 늘어나는 거지 (이 정도면 안전하다는 기준치인) 역치(threshold)는 없다"고 강조했다. 그리고 "특히 암과 유전병은 피폭량과 정비례 관계에 있고 역치값이 없다"고 덧붙였다.

그는 또 자연방사선과 의료방사선에 견주어 '원전에서 유출된 방사선량이 무해하다'고 주장하는 것에 대해 "전형적인 물타기 수법"이라고 비핀했다.

"자연방사선은 인간이 피할 도리가 없고, 의료방사선 역시 위험 대비 이익이 크기 때문에 인간이 '이용'하는 것이지 그 수치가 미미하다고 해서 암 발병 위험이 없다는 뜻은 아니다"고 잘라 말했다."

"아무리 적은 양의 방사선이라도 암 발병 가능성을 높인다는 것은 '교과서에도 나와 있는' 분명한 사실이라고 말했다."

이는 오류입니다.

만일 이렇게 믿고 말하는 사람이 있다면, 그는 교과서에 실린 내용을 잘못 이해하고 있거나 또는 실제 사실이 아닌 내용을 담은 교과서 즉 잘못된 교과서를 배웠고 그 교과서에 실린 사실이 아닌 내용을 사실로 잘못 알고 있는 자입니다.

지금 현재 우리가 의료과학적으로 분명히 알고 있는 방사선과 암 발병 가능성 사이의 관계는 제2차 세계대전의 마침표를 찍게 했던 1945년 8월에 일본 히로시마와 나가사키에 투하된 원자폭탄에서 나온 막대한 양의 방사선량을 받고서도 살아남은 약 8만 명에 달하는 원폭생존자(A-bomb survivors)들을 지난 60여 년 추적 연구 조사해 온 역학 연구의 결과에 기반하고 있습니다. 이 역학 연구 조사 결과가 다음 그림입니다.

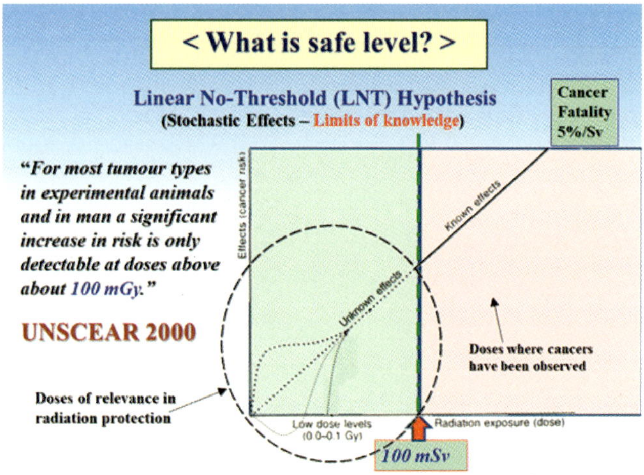

즉, 방사선량 100mSv 이상에서는 방사선량과 암 발생이 서로 선형적으로 비례해서 방사선량이 증가하면 정비례해서 암 발생이 증가하는 관계가 있다는 것이 분명하게 밝혀졌습니다.

동시에, 100mSv 이하 방사선량에서는 이러한 방사선량과 암 발생 사이에 정비례 상관관계가 있다는 증거가 확인되지 않고 있습니다.

이와 같은 의료과학적 증거 자료를 바탕으로 1928년에 설립된 국제방사선방호위원회(ICRP)는 1960년에 다음과 같은 가설을 도입해서 적용할 것을 권고했습니다.

즉, 우리들이 받는 방사선량의 크기는 보통 100mSv보다 적으므로,

비록 100mSv 이하 방사선량에서는 암 발생 증거가 없다고 하더라도 100mSv 이상에서 암 발생 증거가 확실하게 있으니, 마치 100mSv 이하에서도 암 발생 가능성이 방사선량 크기에 정비례해서 있는 것으로 가정하고 우리가 불필요한 방사선량을 받지 않도록 노력하라는 것입니다.

이 가정이 바로 '문턱없는 선형 가설' 또는 '무역치 선형 가설'(Linear Non-threshold(LNT) Hypothesis)입니다.

이와 같이 '100mSv 아래에서 방사선량과 암 발생 사이에 과학적인 증거가 없다고 해서 아무런 조치도 하지 않고서 가만히 있지는 말고 건강관리를 위해서 보수적으로 생각해서 LNT 가설을 도입하여 불필요한 방사선량은 받지 말고 동시에 방사선량을 가능한 낮출 수 있도록 적극적으로 조치를 취해 나가는 것이 좋겠다'라는 것을 마치 '방사선과 암 발생 사이에 정비례 관계가 있다'라고 이야기하는 것은 잘못이라는 것입니다.

한편, 이와 같은 방사선량과 암 발생 사이의 관계 규명에 적용되는 방사선량은 자연방사선량, 의료방사선량 그리고 인공방사선량 모두를 다 포함합니다.

즉, 우리 인체 세포 입장에서는 방사선피폭으로 영향을 받을 수 있는 방사선량은 그 선량이 자연에서 온 것인지 또는 질병 진료 중에 온 것인지 또는 원전과 같은 인공 시설에서 온 것인지를 구분하지 못합니다.

오직 인체 세포가 받은 방사선량의 총합의 크기가 암 발생과 같은 해로운 영향의 유무와 그 정도를 결정하는 것입니다.

"자연방사선은 인간이 피할 도리가 없고, 의료방사선 역시 위험 대비 이익이 크기 때문에 인간이 '이용'하는 것이지 그 수치가 미미하다고 해서 암 발병 위험이 없다는 뜻은 아니다." 바로 이 말이 잘못되었다는 것입니다.

자연방사선은 우리가 피할 수 없을까요?

불가피하게 피할 수 없는 자연방사선은 분명 있습니다. 하지만, 동시에 피할 수 있는 자연방사선도 있습니다. 즉 자연방사선량도 줄일 수 있습니다. 그 대표적인 예를 다음 제15화에서 알아보겠습니다.

그리고 "그 수치가 미미하다고 해서 암 발병 위험이 없다는 뜻은 아니다"는 잘못된 이야기이고 "그 수치가 미미하면 암 발병 위험이 있다는 증거가 없다는 것입니다"가 맞는 이야기라는 것입니다.

즉 LNT 가설을 사실로 잘못 이해하고 있거나 또는 LNT 가설을 사실이라고 이야기하는 것은 사실이 아닌 잘못된 주장을 하고 있는 것입니다.

한편, 다음 이야기는 무엇이 잘못되었을까요?

"그는 또 자연방사선과 의료방사선에 견주어 '원전에서 유출된 방사선량이 무해하다'고 주장하는 것에 대해 "전형적인 물타기 수법"이라고 비판했다."

원전에서 배출된 방사성물질에 의해서 받은 방사선량이 100mSv를 넘어서는 매우 많은 양이라면, 당연히 위험한 수준입니다.

동시에 그 방사선량이 1mSv에도 미치지 못하는 매우 적은 수준이라면 즉 1mSv의 1%인 10마이크로시버트 수준 이하라고 하면, 이는 수반되는 암 발생 위험을 완전히 무시할 수 있는 수준 즉 무해한 수준이라고 분명히 이야기할 수 있습니다.

방사선이 '위험하다' 또는 '무해하다'라고 이야기하는 것은 모두 다 우리가 방사선으로부터 받은 에너지의 총량 즉 방사선량의 크기에 달려 있다는 것입니다.

댓글

질문 꺼누님 심각한 질문이 있습니다. 한국 동해 울릉도에서 잡히는 오징어는 방사능에 오염된 오징어인가요? 2018.3.11. 11:15

답글 네, 후쿠시마 사고 이후부터 오늘 현재까지 우리나라에서 수확해서 시중에 유통된 모든 수산물 중에 후쿠시마 방사능으로 오염된 사례는 단 한 건도 없었습니다. 한편, 제2부 제1화 글에서 말씀드린 것처럼 우리가 지금 먹는 모든 식재료에는 1940-50년대에 행해진 원폭 실험에서 나온 방사능이 아주 낮은 농도로 들어 있습니다. 오징어도 예외는 아닙니다. 2018.3.11. 11:31

질문 우리나라 해안에서 잡은 참조기는 괜찮나요? 생선이란게 온 바다를 휘집게 돌아다녀서 의심되네요.. 2018.3.17. 10:34

답글 네, 일전에 대답해 드렸지만 후쿠시마 사고 이후부터 오늘 현재까지 우리나라에서 수확해서 시중에 유통된 모든 수산물 중에 후쿠시마 방사능으로 오염된 사례는 단 한 건도 없었습니다. 조기도 마찬가지입니다.

한편, 제2부 제1화 글에서 말씀드린 것처럼 우리가 지금 먹는 모든 식재료에는 1940-0년대에 행해진 원폭 실험에서 나온 방사능이 아주 낮은 농도로 이미 들어 있습니다. 2018.3.17. 14:24

질문 개인적으로 너무 걱정되는게 있어 문의드립니다. 제가 20대 후반인데 유방촬영을 받았거든요. 보통 20대는 유방촬영 피하는 것이 좋다고 유방이 방사선에 예민하다고 하던데 유방촬영으로 인한 암 발생위험은 걱정하지 않아도 되는 걸까요? 2018.4.5. 13:48

답글 네, 유방촬영은 약 30 keV 정도의 매우 낮은 에너지 엑스선을 이용해 영상을 얻는 것으로서 1회 촬영에 보통 약 0.4 밀리시버트를 받습니다. 통상 1회 검사에 4회 촬영하는 것이 보통이므로 1회 검사에 약 1.6 밀리시버트를 받았다고 보시면 됩니다.

우리는 살면서 어른이건 아이이건 누구나 자연에 있는 방사선으로부터 일년에 약 3 밀리시버트를 받습니다. 따라서, 유방촬영 1회 검사로 방사능 피해를 걱정할 이유는 없다고 봅니다. 유방이 상대적으로 방사선에 다소 민감한 것은 맞지만, 그 받은 에너지 양이 작으니 염려할 수준은 안됩니다.

2018.4.5. 19:22

질문 댓글 감사합니다.. 근데 1년에 3밀리시버트를 받는다면, 저는 한번 검사한 것이 그 양을 초과한 것이 되겠네요... 방사능은 한번 받으면 그 안에 축적이 되는 것인가요? 정상세포가 방사능을 받으면 어떻게 암으로 발전하는건지.. 그게 바로 나타날 수도 있는건지 궁금합니다. 아직 나이도 어리고 아이도 있어서 너무 걱정이 되네요..ㅠㅠ 2018.4.5. 19:31

답글 우리 인체 세포는 외부에서 에너지를 받으면 일시적으로 비정상 상태가 될 수도 있으나 일정한 시간이 흐르면 다시 원상회복되는 성질을 가지고 있습니다.

칼로 베인 손가락의 상처가 일정한 시간이 지나면 감쪽같이 원상복구되어 있는 것을 볼 수 있는 것과 같은 이치입니다.

방사선 피폭도 마찬가지입니다. 영향이 축적되어 계속 쌓여가지 않습니다.

정상세포가 방사선을 받아 암으로 발전하기 위해서는 최소 100 밀리시버트 이상을 받아야 암이 생긴다는 것이 확인되었다는 것이 지금까지 임상연구 결과입니다. 이와 같은 연구 결과를 바탕으로 염려할 이유가 없다고 말씀드리는 것입니다. 100 밀리시버트 이상을 받아 암이 생기는 것도 최소 3-4년 이상 보통의 경우에는 20-30년 후에 암이 되어 나타납니다.

유방촬영을 불필요하게 할 필요는 없지만, 혹시 있을지 모르는 질병의 유무를 확인하기 위해서라면 일 년에 몇 차례 이상 검사하는 것 때문에 방사능 피폭 피해를 걱정하실 이유가 없습니다. 2018.4.5. 19:49

질문 답변 감사합니다 ㅠㅠ 덕분에 걱정이 좀 덜었어요. 인터넷에 보면 무시무시한 글이 많길래 더 걱정이었거든요. 근데 이 블로그 들어와서 이글 저글 읽다보니 기우였다는 생각도 드네요..! 2018.4.5. 22:42

답글 네, 도움이 되셨다니 고맙습니다~^^ 2018.4.6. 07:24

질문 방사능은 암 발생의 원인이고, 정도가 심하면 유전자를 손상, 변형시킵니다. 이것은 이미 밝혀진 대명제이자 상식이지요. 소량에서는 암 발생과 연관이 없다, 무해한 수준이라는 식의 물타기로 본질을 흐리지 않기를 바랍니다. 2018.12.20. 14:19

답글 네, 저는 우리 수많은 사람들이 방사선에 의해 에너지를 받은 예인 히로시마와 나가사키 원자폭탄 생존자들을 대상으로 지난 60년동안 많은 의사와 과학자들이 지속적으로 연구하고 조사해온 결과를 바탕으로 말씀드리고 있습니다.

이해에 도움이 되시길 바랍니다. 2018.12.20. 15:34

(일본 히로시마에 있는 방사선영향연구소에서는 1947년부터 지금까지 의사와 과학자 등 약 200명이 히로시마와 나가사키 원자폭탄 생존자들을 대상으로 인체가 방사선 에너지를 받았을 경우에 생길 수 있는 건강 피해에 대한 연구를 수행해오고 있습니다. https://www.rerf.or.jp/en/)

자연방사선량 줄일 수 없나요?

2017. 9. 1. 6:10
공포의 방사능 퀴즈 시리즈 제22탄(https://blog.naver.com/radsafe/221086602505)

자연방사선에는 어떤 것이 있으며, 이 자연방사선량은 줄일 수 없나요? 자연방사선은 인체 건강에 해롭지 않고, 인공방사선은 해롭나요?

(쭁이의 생각)
"방사능엔 자연방사능, 병원방사능, 인공방사능이 있다. 이 중 자연방사능은 과거부터 있었고, 줄일 도리도 없으니 포기할 수밖에 없다"

지구에 살고 있는 모든 사람과 동식물들은 자연에 존재하는 방사선으로부터 지연방사선량을 받으며 살고 있습니다. 그런데, 이 자연방사선량의 크기는 지역별로 다소 차이가 납니다.

유엔방사선영향과학위원회(UNSCEAR) 2000년 보고서에 제시된 값은 다음과 같습니다.

국 가	지 역	공간선량률 (nGy/h)	특이사항
한 국	전 국	50 ~ 300	
일 본	전 국	21 ~ 77	
브라질	구아라파리	90 ~ 90,000	모나자이트
이 란	람사르	70 ~ 17,000	온천
프랑스	남서부 지역	10 ~ 10,000	우라늄
인 도	케랄라	200 ~ 4,000	모나자이트

땅 속에 들어있는 우라늄과 토륨의 양이 이런 차이를 가져옵니다. 이를 지각방사선이라 부릅니다.

자연방사선은 크게 우주방사선, 지각방사선, 음식물방사선 그리고 라돈(Rn-222) 이렇게 네 부분으로 나누어져 있습니다.

우주방사선은 양성자와 중성자, 지각방사선은 우라늄(U-238)과 토륨(Th-232) 그리고 음식물방사선은 주로 방사성칼륨(K-40)입니다.

하늘에서 내려오는 우주방사선과 땅 밑에서 올라오는 지각방사선은 외부피폭을, 그리고 우리가 먹고 마시는 음식물에 들어있는 음식물방사선과 기체 상태로 공기 중에 들어있어 숨을 쉴 때 폐로 들어오는 라돈은 내부피폭을 합니다.

우리나라의 경우에 우주방사선은 0.25밀리시버트, 지각방사선은 1.04밀리시버트, 음식물방사선은 0.38밀리시버트 그리고 라돈은 1.4밀리시버트 정도로서 총 자연방사선량은 연간 약 3.1밀리시버트입니다. 이는 한국원자력안전기술원(KINS)이 2009년에 실제 측정하고 평가한 결과입니다.

자연 방사선량 (2009)

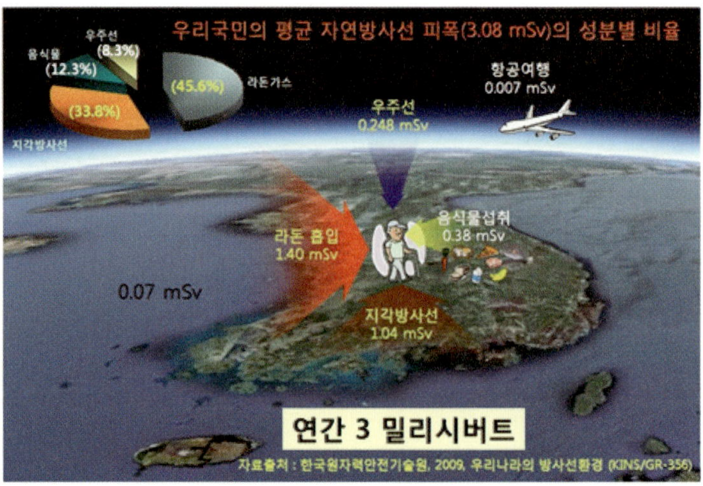

한편 국제방사선방호위원회(ICRP)는 2014년에 라돈 선량환산계수를 재평가했습니다.

이전에는 라돈 선량환산계수를 우라늄광산 광부들을 주 대상으로 한 역학 모델을 사용해서 평가해 왔으나, ICRP는 최근 개발한 인체 생동역학 모델을 사용해서 보다 정확하게 재평가했고, 그 결과 라돈 선량환산계수가 그 이전보다 약 두 배 증가했습니다.

따라서, 이 재평가된 라돈 선량환산계수를 적용해서 우리나라 자연방사선량을 지금 다시 평가해본다면 라돈 선량이 약 2.6밀리시버트 정도가 될 것이므로, 우리나라 자연방사선량은 총 4.3밀리시버트 정도가 될 것입니다.

따라서, 우리가 살고 있는 가옥과 거주하고 있는 실내 공간에서 내부피폭을 주는 자연방사선인 라돈 농도를 줄여가는 것은 방사선으로부터 올 수 있는 해로운 건강 영향을 줄여가는 주요한 방법 중의 하나가 됩니다.

KINS가 1990년대부터 최근까지 조사한 결과에 의하면, 우리나라 전체 가옥 실내 평균 라돈 농도는 평방미터당 약 50베크렐입니다. 최대 농도는 평방미터당 약 1,350베크렐입니다. 또한, ICRP가 제시하는 국제 라돈 농도 관리 기준인 평방미터당 300베크렐을 넘는 비율이 전국 가옥의 약 0.8% 정도입니다.

연간 평균 라돈 농도를 평방미터당 10베크렐을 줄이면, 연간 내부피폭 방사선량을 약 0.5밀리시버트 정도 줄일 수 있습니다.

이 양은 킬로그램당 100베크렐의 방사성세슘(Cs-137)으로 오염된 고등어와 명태를 일 년 내내 매일 1kg을, 즉 연간 총 365kg을 먹었을 때 받는 내부피폭 방사선량의 크기와 같습니다.

방사성세슘(Cs-137)으로 오염된 고등어와 명태를 먹지 않거나 또는 실내 공간 라돈 농도를 낮추면 내부피폭 방사선량을 줄일 수 있습니다.

분명한 것은 방사성세슘(Cs-137)으로 오염된 고등어와 명태를 먹지 않음으로써 내부피폭 방사선량을 줄이는 것보다 내가 거주하는 공간에서 라돈 농도를 줄여서 내부피폭 방사선량을 줄이는 것이 훨씬 쉽다는 것입니다. 라돈 농도를 낮추는 것은 창문을 열어 방안 공기를 자주 환기시켜 주면 되기 때문입니다. 라돈에 대해서는 제4부에서 자세히 설명드립니다.

또한, 자연방사선량이건 인공방사선량이건 방사선이 우리 인체 건강에 미칠 수 있는 영향의 크기는 총 방사선량 값이 얼마나 크냐 또는 작느냐에 달려 있습니다.

(참고)

1. nGy/h = 한 시간당 나노그레이
2. 그레이(Gy)는 흡수선량의 단위이다. 감마선과 엑스선의 경우에 1그레이(Gy)는 1시버트(Sv)와 같다.
3. 1마이크로 그레이 = 1,000나노그레이
4. 1밀리 그레이 = 1,000마이크로그레이
5. 1그레이 = 1,000밀리그레이

일본 수입수산물 방사능 기준

2017. 7. 27. 20:23
공포의 방사능 퀴즈 시리즈 제3탄(https://blog.naver.com/radsafe/221061249165)

왜, 우리나라 정부는 일본에서 수입하는 수산물의 방사능농도를 100베크렐/kg으로 관리하고 있나요?

(쯩이의 생각)

방사능농도 기준치를 3 내지 4베크렐/kg으로 낮추어야 한다. 방사능 기준치 1kg당 100베크렐 미만인 일본산 식품과 고등어, 명태, 대구는 위험하니 절대 먹으면 안 된다. "앞으로 300년은 일본과 북태평양산 고등어, 명태, 대구는 절대 먹지 말라"

방사능에 오염된 음식물을 섭취했을 경우에 인체가 받게 되는 방사선량은 다음의 계산법으로 구할 수 있습니다.

총 방사선량 = 총 섭취량 × 섭취한 음식물 중의 방사능 농도 × 선량환산계수

1kg당 100베크렐의 방사성세슘(Cs-137)으로 오염된 고등어를 매일 200g씩 1년 동안 먹는다고 가정할 경우, Cs-137의 선량환산계수가 1.3E-05밀리시버트/베크렐이므로, 내부피폭에 의한 방사선량은

0.2kg/일 × 365일 × 100베크렐/kg × 1.3E-05밀리시버트/베크렐 = 약 0.1밀리시버트가 됩니다.

이는 일반인 선량한도 연간 1밀리시버트의 1/10이 됩니다. 우리나라 국민들은 자연에 존재하는 방사선으로부터 1년에 평균 3밀리시버트의 선량을 받고 있습니다.

따라서, 0.1밀리시버트 정도의 선량 증가는 3밀리시버트와 비교해 보았을 때, 미미한 양의 증가이므로 이 정도면 충분히 안전하다고 보고 우리나라 정부는 수입하는 수산물의 방사능농도를 100베크렐/kg으로 관리하고 있는 것입니다.

방사능으로 오염된 식품의 섭취를 제한하기 위한 방사능농도 기준치는 식량농업기구(FAO)와 세계보건기구(WHO)의 공동위원회인 CODEX에서 정해서 권고하고 있습니다. CODEX에서 방사능 오염 농도 기준치를 설정할 때, 기준으로 사용하고 있는 선량값이 1밀리시버트(mSv)이며, 이에 따른 Cs-137에 대한 농도기준치는 1,000베크렐/kg입니다.

우리나라 정부는 국민의 건강을 위해 국제기구들이 정한 기준보다 더욱 더 안전하게 엄격히 관리하고 있습니다.

사실 우리는 사람이라면 누구나 자연방사성물질인 방사성칼륨(K-40)을 몸에 지니고 있습니다. 왜냐하면, 고등어를 포함해서 우리가 먹는 거의 모든 음식물에는 자연에 존재하는 이 방사성칼륨이 약 100베크렐/kg 정도 들어 있기 때문입니다.

이에 따라, 사람이라면 누구나 어린아이이건 어른이건 간에 몸무게 1kg당 55베크렐의 방사성칼륨을 가지고 있고, 즉 1초에 약 55개의 방사선을 내고 있습니다. 내 몸무게가 30kg이라면 총 1,650베크렐, 즉 내 몸에서 1초에 1,650개의 방사선이 나오고 있는 것입니다.

즉, 100베크렐/kg이라는 방사능 농도는 상당히 낮은 농도이지 높은 수준의 농도가 아니라는 의미입니다.

(참고)

1. 고등어를 매일 200g씩 365일을 먹으면 총량이 73kg이 되는데, 2017년 해양수산부 발표에 따르면, 우리나라 국민은 1인당 연간 58.4kg의 수산물을 소비하고 있습니다.

제3부

일본으로 여행가도 되나요?

제1화

일본 방사능 오염 심각한가요? 여행 가도 되나요?

2017. 8. 15. 14:45
방사선 방호 이야기 시리즈 제7탄(https://blog.naver.com/radsafe/221074406713)

> 가임기 여성인데요. 일본 여행가도 괜찮을까요? 기형아 때문에 걱정되거든요.
>
> 아이를 데리고 일본 여행하려고 준비 중인데, 고민이 되네요. 일본 전역에 후쿠시마와 그 근처에서 나온 농산물들이 유통되고 있다는데, 내부피폭이 무서운 거라는데, 이 부분 어떻게 생각하시나요?

네~ 인터넷에 일본 방사능 오염이 심각하다고 하는 많은 정보들이 올라와 있어서 혼란스럽고 걱정이 되실 텐데요.

일본 여행을 가시는데, 어느 곳으로 가느냐가 중요합니다. 현재 후쿠시마 사고 방사능으로 오염이 되어 있는 후쿠시마 원전 주변 즉, 일본 전체 국토의 약 6%에 해당하는 지역으로만 여행을 가지 않으면 됩니다.

예를 들어, 오사카로 여행 가실 계획이신가요? 그렇다면, 오늘 현재 지금 이 시각의 오사카 지역의 방사능 수준을 알아볼까요? 제3부 제5화에 나오는 safecast에 들어가시면 확인해 볼 수 있습니다.

지금 현재 오사카 지역의 방사능 수준은 장소에 따라 다소 차이가 나지만, 서울에서의 방사능 수준보다 낮은 것은 분명합니다.

또한, 가임기 여성이나 임산부가 방사선을 맞으면 혹시 기형아가 태어나지 않을까 염려하시는 것은 당연합니다.

국제방사선방호위원회(ICRP)에 의하면, 임신이 되고 난 후 제4주~제8주 기간인 배아(embryo) 시기에 아기의 모든 장기가 새롭게 만들어지고, 이 시기가 방사선에 가장 민감한 시기로서, 이 시기에 임산부가 방사선을 많이 맞으면 기형이 생길 가능성이 있습니다. 그런데 이 경우에도 배아가 100밀리시버트 이상의 선량을 받으면 기형아가 될 수 있는 것으로 동물실험으로 확인되었습니다. 즉, 100밀리시버트 미만으로 선량을 받으면 기형아는 생기지 않는다는 얘기입니다.

오사카를 한 달 정도 여행한다고 해도 이런 정도의 높은 선량을 받을 일은 결코 없습니다.

우리가 서울에서 1년 동안 살면서 받는 자연방사선량이 평균 약 3밀리시버트입니다.

따라서, 자연방사능 수준이 오히려 서울보다 낮은 오사카 지역에서 1주일 내외 기간을 지내다 오는 것을 가임기 여성이 즉, 아직 임신한 상태가 아닌 여성이 미리 염려할 필요는 전혀 없다고 생각합니다.

오사카 지역에서의 방사능이 서울보나 낮은 것을 제3부 제5화에 나오는 safecast에서 꼭 직접 확인해 보시기 바라면서, 기쁜 마음으로 즐겁게 오사카 여행 잘 다녀오셔서 좋은 추억을 만드시길 바랍니다.

조금 더 자세한 설명이 필요하신가요? 제2부 제12화와 제16화 글들을 보시면 이해에 더욱 도움이 되시리라 봅니다.

한편, 후쿠시마 지역에서 생산되는 농수축산물에 대한 방사능 오염 검사는 일본 중앙 정부와 지자체 그리고 생산자 조합 등에서 철저히 실시한 이후에 100Bg/kg 이하의 식품만을 시장에 유통시키고 있습니다.

그리고, 내부피폭에 의한 선량은 "방사능 농도 × 먹은 총 식품의 양 × 선량환산인자"로 계산할 수 있습니다.

여기에서 농도가 100Bq/kg에 근접해서 수십 Bq/kg로 다소 높더라도, 내가 먹은 총 양이 많지 않다면 결국 받게 되는 선량값은 그다지 크지 않게 됩니다.

만일 오염된 식품을 먹었을 때, 받게 될 선량은 제2부 제16화에 계산해

놓았습니다.

즉 5일 정도의 여행 기간 동안 섭취할 총 음식물의 양을 생각해 보면, 설혹 방사능이 조금 들어있는 식품을 먹는 경우가 생기더라도 받게 될 선량은 그다지 크지 않게 되리라는 것을 알 수 있습니다.

"일본 정부와 지자체의 방사능 검사 결과를 믿지 못하겠다." 사실 이럴 경우에는 별다르게 드릴 말씀이 없습니다.

하지만, 도쿄를 가 보시면, 일부 음식점에서는 후쿠시마 지역 농민들을 돕자는 취지로 후쿠시마산 식재료를 사용해서 만든 음식이라고 메뉴판에 밝히면서 약간 싼 가격에 판매하는 레스토랑도 있습니다. 일본 내에서도 후쿠시마산 쌀 등 식재료 소비를 꺼리는 국민들이 많이 있는 것도 실상입니다. 그렇지만, 재난을 당해 어려움을 겪고 있는 후쿠시마 지역 주민들을 돕자는 움직임도 아울러 있습니다.

더구나 오사카는 후쿠시마에서 꽤 멀리 떨어진 곳입니다. 제 생각엔 여행 다녀오는 것에 방사능 문제는 장애 요소가 될 수는 없다고 확신합니다.

임신 가능한 분 또는 임산부가 여행하거나, 어린이와 같이 가는 경우에는 제6부 제1화 글도 도움이 될 것으로 봅니다.

"일본이 방사능으로 완전히 오염되어 있다"는 여러 가지 인터넷 글들 때문에 아이와 같이 일본 여행 가시는 것이 많이 걱정되실 텐데요. 제 생각엔 제2부 제1화에서 말씀드렸듯이 후쿠시마 원전 주변 지역으로만 안 가시면 됩니다.

나고야 지역은 물론 방사능 오염이 되지 않았습니다. 안심하고 가셔도 됩니다.

제3부 제5화에 있는 safecast에서 현재 시각 방사능 수준을 알아볼 수 있습니다. safecast에 들어가서 확인해 보시면, 시간당 0.12마이크로시버트 정도인 서울보다 그 수준이 낮은 것을 확인해 볼 수 있습니다. 직접

꼭 한 번 확인해 보시길 바랍니다. 방사능 걱정은 잊어버리고 나고야로 즐거운 가족 여행을 하시길 바랍니다.

방사능은 조심해서 나쁠 건 없다는 생각에 전적으로 공감합니다. 가능한 방사선으로부터 에너지를 받지 말아야 합니다. 제2부 제7화에 저의 그런 생각을 적어놓았습니다.

제2부 제7화 참고 1로 제시된 방사선방호 개념 표도 도움이 되시면 좋겠습니다.

댓글

질문 글 잘 읽었는데요. 방사선에 노출되는 것과 미량일지라도 내부피폭되는 것은 전혀 다른 이야기 아닌가요..? 두 개의 위험도 다르지 않다는 식의 결론은 솔직히 이해할 수 없네요. 2017.9.17. 16:48

답글 네, 질문하신 내용의 포인트는 내부피폭이 무엇이고 내부피폭을 어떻게 이해해야 하는가에 있다고 봅니다.

내부피폭은 방사성물질이 음식물 등을 통해 우리 몸 안에 들어오는 것이기 때문에, 일단 몸에 들어오면 우리 몸에 계속 남아 있게 되고, 또한 추가적으로 내부피폭이 되면 몸 안에서 계속 쌓여가면서 지속적으로 우리 몸에 방사선 에너지를 주기 때문에 매우 위험하고, 그리고 더군다나 일시적으로 외부에서 오는 에너지를 받는 외부피폭과는 완전히 다른 것이 아니냐 하는 질문으로 이해합니다.

이 문제를 저는 다음과 같이 풀어 봅니다.

우선, 우리 인체 세포가 방사선으로부터 오는 에너지를 일정량 이상 많이 받으면, 정상세포가 이상세포가 될 수 있고, 이 이상세포가 또한 암세포로 발전해서 결국 암 사망에까지 이를 수 있는 것은 분명합니다.

하지만, 여기에서 짚고 넘어가야 할 것은 이런 영향이 일어나느냐 일어나지 않느냐 또는 영향이 생길 때 어느 정도로 생기느냐는 바로 세포가 받은 총 방사선 에너지의 량, 즉 방사선량의 크기에 달려 있다는 것입니다.

이 방사선량의 크기 즉 방사선으로부터 받는 에너지의 총량을 우리 몸 밖에 있는 방사선으로부터 받느냐 아니면 우리 몸 안에 있는 방사선으로부터 받느냐는 상관이 없다는 것입니다. 세포 입장에서는 어느 곳에서 이 방사선 에너지가 오는 가를 구분할 수 없다는 의미입니다.

다른 표현을 해 본다면, 외부피폭으로 에너지를 받든지 아니면 내부피폭으로 받든지 간에 방사선으로부터 받은 에너지의 총량의 크기가 "방사선피폭으로 인해 생길 수 있는 해로운 건강 영향이 발생할 것인가? 발생하지 않을 것인가?"를 결정합니다. 그리고 만일 발생한 경우에는 발생한 그 해로운 영향의 크기와 정도 즉 영향의 심각도를 결정한다는 것입니다.

그래서, 어떤 주어진 상황에서 방사선으로부터 받을 방사선량의 크기를 정확하게 알아내는 것이 매우 중요합니다.
그럼, 내부피폭이 되는 경우 즉 방사성물질이 우리 몸 안에 들어온 경우에 어떤 일이 벌어지며, 어떻게 내부피폭 선량을 평가하는 가를 알아봅니다.
우리 몸 안으로 방사성물질이 들어올 수 있는 경우는 코를 통한 호흡과 입을 통한 섭취 그리고 피부를 통해 들어오는 등 세 가지 경로가 있습니다.
우리 몸 안에 들어온 어떤 물질은 방사성물질이건 아니건 간에 모두 일정한 시간이 지나면 우리 몸의 신진대사 과정을 거친 후 소변, 대변 그리고 땀과 내쉬는 숨 등의 형태로 우리 몸 밖으로 다시 빠져나가게 됩니다.
이와 같이, 어떤 물질이 우리 몸 안으로 들어온 경우, 처음 들어왔던 양의 절반이 다시 우리 몸 밖으로 빠져나가는 데까지 걸리는 시간을 생물학적 반감기라고 부릅니다.
예를 들면, 수소와 산소의 화합물인 물을 내가 지금 100 cc를 마셨다면, 10일이 지나면 그 100 cc 중의 절반 즉 50 cc가 내 몸 밖으로 빠져나갑니다.
이 때문에 "물의 생물학적 반감기가 10일이다." 또는 "방사성물질인 삼중수소의 생물학적 반감기가 10일이다"라고 합니다.
왜냐 하면, 삼중수소는 대부분 HTO 즉 물의 형태로 존재하기 때문입니다.

왜, 이 생물학적 반감기 이야기를 길게 하느냐구요?
바로 모든 방사성물질도 물질 중의 하나이므로 만일 우리 몸 안에 들어오면 내 수명이 다할 때까지 내 몸 안에서 그 양이 변하지 않고 계속 남아 있는 것이 아니고, 일정한 시간이 지나면 즉 이 생물학적 반감기가 지나면 처음 들어온 양의 절반이 신체 신진대사 과정의 결과로 다시 내 몸 밖으로 빠져나간다는 것입니다.
이를 이해하는 것이 내부피폭을 이해하는 데에 매우 중요하다고 생각해서 이 이야기를 조금 길게 말씀드렸습니다. 혹시 아직도 의문점이 해소되지 않는 부분을 질문해 주시면, 다시 또 답변을 드리도록 하겠습니다. 관심을 가지시고 질문해 주셔서 고맙습니다.
2017. 9. 17. 18:02

질문 다음 주에 어린애들(8세, 4세) 데리고 도쿄에 가려고 티켓 확약 직전에 있습니다. 결혼 후 8년 동안, 자주 가서 뵙고 싶은 분이 있는데도 도쿄에 가보지 못했습니다. 방사능 피폭에 대한 두려움 때문입니다. 아직도 걱정되는 부분이 있지만 연로해서 살아갈 날이 얼마 남지 않은 그분을 꼭 만나고 싶어서 용기를 내려고 합니다. 오사카, 간사이 지방이라면 저도 큰 걱정 안 하겠지만 동북지방은 먹고, 씻는 문제 등 제가 여행 안 가면 굳이 방사능 에너지에 노출 안 시켜도 되는 아이들을 생각하니 마음이 무겁네요.

꺼누님의 글이 많이 도움이 되었어요. 결국 결정은 제가 해야 하는 거겠지만요. 2018.1.19. 13:20

답글 제 생각에는 방사능 피폭 걱정 때문에 도쿄를 가지 말아야할 이유는 없습니다. 저도 2011년 후쿠시마 사고 이후 3번 다녀왔습니다. 어린이도 제 생각에는 마찬가지입니다. 동행하고 다녀 오셔도 괜찮다고 전 생각합니다.

2018.1.19. 17:53

질문 여러 글을 읽었지만, 전문적인 조언은 처음이었어요. 성인이나 어린이의 영향을 받는 장기가 다르다는 것도 새로운 사실이었고요. 계속 포스팅해주세요. 응원하고, 감사합니다. 2018.1.21. 12:09

질문 세가 일본에서 인형, 식기 등 여러 물건을 구입했는데 괜찮을까요? 인형은 제조국이 중국이긴 한데 그래도 구입을 일본에서 한거라 걱정이 됩니다.

2018.2.10. 00:33

답글 네, 일본 마켓에서 유통되고 있는 인형 식기 등 공산품들이 그 제주국이 일본이든 또는 다른 나라이건 간에 일반적으로 방사능에 오염이 되어있다고 보기 어렵습니다. 왜냐하면, 후쿠시마 사고로 인해 생긴 방사능 오염은 일본 국토의 약 6% 정도 지역으로 제한적이고 그 지역에서는 방사능 오염 관리가 적극적으로 시행되고 있습니다.

또한 유통되는 제품들은 오염이 안된 다른 지역에서 생산되는 것으로 볼 수 있고 또한 제품을 생산하는 과정에서 방사능 오염 검사를 실시하는 경우도 있기 때문입니다. 물론 정확한 것은 각각의 모든 제품들에 대해 방사능 측정을 해보아야 합니다만 거의 모든 경우에는 안심하고 사용하셔도 좋다고 봅니다.

2018.2.10. 05:08

질문 정말 보면 볼수록 기가 막히네요.. 제가 살면서 항상 누군가를 100% 신용하지는 않고 많아야 99% 믿는 편인데, 이 블로그의 포스팅과 댓글들을 몇 개만 보더라도 일본 방사능에 대한 주인장분의 의견은 99% 신뢰가 갑니다.

우선 3월 오사카 여행을 앞둔 시점에서 방사능에 대한 약간의 걱정을 깔끔하게 날려주셔서 너무 감사하다는 말씀드리고 싶네요.

우연히 방사능을 검색하다가 카페의 링크를 타고 이곳을 봤을 때는 부끄럽지만, '이 정보들이 믿을만한 정보인가?' '혹시 일본으로 여행가는 관광객을 늘릴 목적으로 일본에서 심어놓은 스파이인가?' 이런 망상을 잠깐 했습니다 ;

이웃나라인 일본 여행을 너무 가고 싶었지만, 주변에서 방사능 때문에 안 간다는 사례가 너무 많아서 딱 1번만 갔다 와야지 라는 생각으로 비행기부터 예약했는데요. 평소에 일본 방사능에 대해 이해할 수 없는 부분이 상당히 많아서 정말 혼란스러웠기에 예약은 했지만 가지고 있던 의문은 풀리지 않고 있었습니다.

'객관적으로 봐도 우리보다 일본이 조금 더 선진국임은 확실한 것 같은데.. 정말 방사능 때문에 일본 여행이 금기시돼야 한다면, 그곳에 살고있는 일본인들이 가만히 있을까? 과연 선진 국가에 살고있는 똑똑한 일본 시민들이 멍청하게 정부의 거짓말을 믿고 피폭당하고 있는 것일까? 사실은 후쿠시마 근처 일본 국민들은 피폭에 노출되어 10~20년 후엔 대부분 암에 걸릴 것이 분명한데 정부가 감추고 있는 것은 아닐까? 그들도 속고 있는 것은 아닐까? 그렇다면 후쿠시마 남쪽에 있는 도쿄도 분명 위험한 지역일텐데 그렇게 위험하다면 일본의 수도부터 옮겨야 하는 것 아닌가?' 등등 정말 누가 들으면 어처구니없다 싶을 정도로 여러 가지 의문을 가지고 있었습니다.

하지만 이 블로그의 포스팅 몇 개를 보고 깨달았네요. 일본은 멍청한 나라가 아니며 여행이 금기시되어야 하는 나라도 결코 아니라는 것을. (일부 소수지역 제외)

그리고 댓글들을 보고 처음에 제가 가졌던 '블로그 주인장이 일본에서 보낸 스파이가 아닐까' 하는 4차원적인 망상 또한 싸그리 지워졌습니다.

제가 망상했던 그런 스파이였다면 한 줄짜리 질문에 대학교 일일 레포트 수준의 답변을 해주진 않겠죠.. 또한 '이 정보들이 신뢰할만한가?' 라는 의문도 말끔하게 사라졌습니다. 지금 댓글 쓰고 있는 이 페이지만 보더라도 계속되는 질문에 막힘없이 이어지는 대답이 청산유수가 따로 없네요.

네이버에 일본 방사능이라고 검색하면 나오는 블로그의 포스팅들, 지식인의 답변들도 70% 이상 신뢰가 안 갔는데 정말 대단하다고 밖에는 할 말이 없네요.. 이 블로그가 널리 알려지고, 일본여행 카페들마다 공지로 띄워줬으면 하는 바램까지 들 정도입니다.

여담으로, 몇 달 전 저랑 같이 일하는 동생이 원자력과에 재학중인데 "일본 여행에 대해 어떻게 생각하냐?"니까 피식 웃으면서 "원자력과 다니는데 제가 거기 가겠어요? 평생 갈 일 없어요"라고 하더군요. 반면 저희과 교수님의 남편분은 원전에서 일하시는 분인데 그분은 '일본 여행으로 받는 방사능보다 엑스레이 찍을 때 나오는 방사능이 많다'라고 까지 얘기하셨다고 하더라구요. 물론 이건 팩트일 수도 있고 그냥 과장해서 말씀하신 것일 수도 있지만..

앞으로 지인이건 누구건 간에 일본 방사능에 대해 논쟁이 생긴다면 그냥 이 블로그 링크 하나 주면 알아서 판단하지 않을까 싶네요. 쓸데없이 사설만 길었는데.. 다 읽으셨을지나 모르겠지만, 누군가의 질문 하나에 복붙도 아니고 장문의 답변을 일일이 해주시는 님 정성에 감동해서 새벽 감성으로 글 끄적이고 갑니다!

P.S 이미 글 보고 확신을 얻긴 했지만, 주인장님이 직접 해주시는 답변 하나 듣고 싶어서 하나만 질문드립니다. 곤약젤리 먹어도 괜찮죠? ㅎㅎ

2018. 2. 12. 04:39

답글 네~ 제 블로그 글들을 보고 난 후의 생각을 가감없이 솔직히 적어주시고 제 글이 방사능 실체 이해에 조금 도움이 되었다니 보람을 느낍니다. 고맙습니다^^

문의하신 곤약젤리에 대해 답해 봅니다.

마켓에 유통되고 있는 곤약젤리는 대부분 군마현에서 생산되고 있습니다. 군마현은 후쿠시마 제1원전에서 남서쪽 방향 약 250 km 이상 떨어진 지역에 위치하고 있습니다. 후쿠시마 원전 사고 당시 대부분의 방사능은 태평양 바다 방향으로 나갔지만, 일부 방사능이 후쿠시마 원전에서 북서쪽 방향 즉 이타테 지역으로 나갔습니다. 따라서, 남서쪽 방향으로 250 km 이상 떨어져 있는 군마현 지역은 방사능 오염이 되지 않은 지역입니다. 오염 지역에 대한 자세한 내용은 제2부 세1화부터 제3화까지 글들을 참고하시길 바랍니다.

그리고, 일본 슈퍼에서 판매하고 있는 곤약젤리가 방사능에 심하게 오염이 되어 있다고 보기 어렵습니다. 왜냐하면, 일본 사람들도 방사능에 매우 민감해서 곤약젤리를 생산하는 과정에서 방사능 오염 검사를 실시하는 등 시품 방사능 오염 관리를 하고 있다고 보기 때문입니다.

다시 말씀드리지만, 방사선 피폭에 따른 해로운 건강 영향 유무는 받은 방사선량의 크기에 따라 정해집니다. 그리고 방사선량은 보통 1년 단위로 관리합니다. 왜냐하면, 우리 몸 세포들은 어느 정도 시간이 지나면 방사선으로부터 받은 그 위험 영향을 스스로 복구하는 능력이 있기 때문입니다. 참고로 우리는 어린아이나 어른이나 자연에 있는 방사선에 의해 1년에 약 3 밀리시버트를 받으면서 살고 있습니다.

히로시마와 나가사키 원폭 생존자들에 대한 의료과학적 역학 연구조사 결과에 의하면 50-100 밀리시버트 이하 선량에서는 해로운 영향이 있다는 증거가 없습니다. 따라서 곤약젤리를 몇 봉지 먹는 정도로는 방사능 걱정할 이유가 없습니다. 자세한 내용은 제1부 제7화 글을 참조해 주시기를 바랍니다. 사족이지만 제 집사람도 가끔 일본에 가면, 다이어트에 좋다면서 곤약젤리를 즐기고 있습니다^^ 2018. 2. 12. 12:27

질문 일본여행 계획을 세워놨었는데 임신 확인이 되어서요. 여행갈 때 쯤이면 임신

10주 정도 되는데요. 후쿠오카로 여행을 가는데 괜찮을까요? 작년에는 잘 다녀왔었는데요. 아무래도 임신중이니까 더 신경쓰게 되네요.
2018.3.13. 14:21

답글 네, 임신 10주차이면 배아의 장기들이 이제 한창 자라나는 기간인 8주-15주 기간에 해당하기 때문에 방사능 피폭 관점에서는 가장 민감한 시기입니다. 자세한 내용은 제6부 제1화 글을 보시길 바랍니다.
물론 후쿠오카 여행을 1주일 정도 하는 것으로 인해 받게 될 방사선량의 크기는 1 밀리시버트에도 미치지 못하는 매우 작은 양일 것입니다. 한편, 방사선피폭을 걱정하고 염려하는 마음에서 오는 스트레스로 인한 영향을 무시할 수도 없을 것입니다. 위와 같은 내용을 바탕으로 결국 최종 결정은 스스로 내리셔야 할 것으로 봅니다. 2018.3.13. 21:58

질문 요즘 다들 말리시는데 저는 가고 싶어서요. 임신 7개월이라 고민되네요. 5월에 오사카 3박 4일 가기로 했는데, 가도 괜찮을까요?ㅠ 먹는 것이 걱정되긴해서요~~ 답변 부탁드립니다!! 2018.4.24. 10:27

답글 네, 지금 임신 7개월이면, 저는 임산부 건강에 대해 잘 모르지만, 몸조심을 해야하는 때인 것 같습니다. 방사능 피폭 관점에서는 분명하게 말씀드릴 수 있는 것은 오사카 3박 4일 체류 기간 중에 먹거리를 포함해서 임산부와 태아에게 미칠 방사능 피폭 영향은 걱정할 이유가 없다는 것입니다. 하지만, 비행기를 타는 여행으로 인한 영향에 대해서는 신중히 판단해 보시는 것이 좋겠습니다.
2018.4.24. 20:07

질문 많은 도움되었습니다. 소중한 답변 감사합니다~^^ 2018.4.24. 20:08

질문 안녕하세요.. 최근 일본유학을 마음먹은 학생입니다. 유학 결심 후 일본 지진이나 방사능에 큰 관심이 생겼는데, 정보검색을 하다 보니 걱정이 너무 많아서요.. 방사능 관련 글을 찾아보던 중 이 블로그에 들어와 글들을 읽게 되었습니다. 정확한 수치라서 신뢰가 가네요.. 아직 학생의 신분이고 젊은 나이이다 보니 미래에 방사능으로 인한 큰 피해(불임이라던지..)를 받는 건 아닐까 하는 걱정이 되더라구요.. 일본에서 생활을 하게 된다면 피폭은 피할 수 없는 것일까요..?? 2018.6.14. 20:50

답글 네, 사고가 난 후쿠시마 원전 근처로만 가지 않는다면, 일본 유학을 방사능 때문에 염려할 이유는 없습니다. 후쿠시마 원전 사고로 환경으로 배출된 방사능은 후쿠시마현 내 일부 지역에 한정되어 있습니다.
방사선 피폭이 염려되시나요? 방사선 피폭을 어떻게 이해해야 하는 가에 대해 자세히 알아 봅니다.
방사선 피폭으로 우리 인체에 나타날 해로운 건강 영향은 내부피폭이나 외부피폭으로 방사선으로부터 받은 에너지의 총 크기 즉 방사선량의 크기에 의해 좌우됩니다. 예를 들어 방사능에 의해 오염된 정도가 낮고, 또 그 오염된 음식물을 먹은 양이 많지 않다면, 받게 될 선량도 그리 크지 않게 됩니다.

우리나라 국민들은 아이이건 어른이건 누구나 자연에 존재하는 방사선으로부터 1년에 평균 3 밀리시버트의 선량을 받고 있습니다.

방사능 피폭을 한 히로시마 나가사키 원폭생존자들에 대한 역학 연구 결론은 100 mSv 이상에서는 선량-영향(발암) 관계가 있고, 그 정도는 방사선량에 비례해서 증가한다는 것이 밝혀졌습니다. 100 mSv 이하 영역에서는 이러한 관계가 있는 가에 대한 증거가 밝혀지지 않았습니다. 즉 이런 저선량 영역은 선량-영향 관계가 있는지 없는지가 아직 밝혀지지 않고 있는 영역입니다.

따라서, 방사선량의 크기가 100 mSv를 넘는다면, 이는 방사선 위험이 고선량 영역에서 있기 때문에 선량을 낮추어야 하는 것이 맞지만, 자연방사선량 수준인 수 mSv 정도로 선량 크기가 유지된다면, 이러한 상황은 충분히 위험 관리가 되고 있다고 보는 것입니다.

한편, 국제원자력기구(IAEA)는 방사선량이 0.01 밀리시버트 이하일 경우에는 해당하는 방사능 위험도가 매우 낮으므로 0.01 밀리시버트 이하 방사선량 값은 방사선량이 아닌 것으로 보고 무시해도 좋다는 면제(exemption) 기준치로 정하고 있습니다. 이 면제기준의 의미를 다른 말로 설명해 보면, 선량이 0.01 밀리시버트 이하이면, 그로 인한 암사망 위험은 무시해도 좋다는 해석이 가능합니다. 이와 같이 방사능 피폭에 의한 건강 위험은 방사선량의 크기에 따라 정해집니다.

한편 남성이 일시적으로 불임 상태가 되려면 최소 150 밀리시버트 이상을 그리고 영구불임이 되려면 최소 3,500 밀리시버트 이상을 받아야 합니다. 여성이 불임이 되려면 난소에 최소 2,500 밀리시버트 이상을 받아야 합니다. 결론적으로 방사능 때문에 일본 유학의 꿈을 접어야 할 이유가 전혀 없습니다.

2018.6.14. 21:47

질문 와....정말 감사합니다. 이렇게 자세한 답변을 남겨주시다니... 정말 감사해요.ㅠㅠ 이제 마음이 놓이네요. ㅠㅠ 유튜브나 기사에 "심각하다" "위험하다" "가지 말라"고 만해서 무섭고 걱정만 됐는데, 정확히 알고 나니까 정말 좋네요!

2018.6.14. 22:52

답글 네, 도움이 되셨다니 기쁩니다. 원하는 공부를 해서 꼭 꿈을 이루시길 바랍니다^^ 2018.6.14. 23:01

질문 자강님 안녕하세요. (꾸벅) 저는 목숨보다 소중한 엄마와 둘이 살고있는 딸인데요. 어머니께서 작년 가을 70세로 갑상선암 수술을 하셨는데 한쪽만 떼어내신 상태예요. 아직 상처 자리도 붉을 때가 있고 연고를 바르시고 계시는데 (수

술한 부위 살은 감각이 잘 없으시다고 하는 아직 회복하는 과정인데요) 수술 후에 전에 없던 증상들 예를 들어 독감 주사를 맞았는데 피부가 심하게 뒤집어진 일이라던지 (평생 사시면서 알러지도 없으셨던 분이시거든요) 그렇게 지금도 회복을 해가시는 중이신데 8월에 도쿄에 갑자기 통역 일로 일본에 3일 정도 가시게 되셨어요.
처음엔 "엄마가 바람도 쐬고 좋은 일이다"했는데 방사능을 깜빡했어요... 갑자기 마음이 불안해서 큰 걱정이 되어서요.. 수술을 하신 지는 9개월이 되었지만, 연세도 있으시고 한쪽은 갑상선이 남아 있는 상태인데 확 무서운 생각이 들어서요.. 다음 달 이런 상태의 연로하신 (연약한) 엄마가 다녀오셔도 되는 걸까요? 너무 걱정이 되어요. 자강님ㅠ
두서없이 이리 질문을 불쑥 드려 죄송해요. 혹시라도 남은 갑상선에게 조금이라도 안 좋은 영향이 미쳐질 수도 있을까요? ㅠ_ㅠ 자강님께 자문을 구해보아요ㅠ 소중한 말씀 부탁드려요. 2018.7.3. 08:41

답글 네, 그러시군요. 연로하신 어머님이 암 수술까지 하신 몸으로 방사선 피폭이 우려되는 도쿄로 여행하시려고 하니 딸로서 걱정이 되는 것은 조금은 그 마음을 헤아릴 수 있을 것 같습니다.
하지만 분명히 말씀드릴 수 있는 것은 지금 도쿄로 여행하는 것과 제주로 여행가는 것은 방사선 피폭 관점에서는 특별히 다를 것이 없다는 것입니다. 만일 3-4일 정도의 일본 여행을 감당할 만큼의 체력이 충분하다면 도쿄를 다녀오시는 여행에서 방사선피폭을 상당량 받아 갑상선암 치료 예후에 나쁜 영향을 미칠 가능성은 없다고 봅니다. 체력만 받쳐준다면 다녀오셔도 좋겠습니다.
2018.7.3. 20:09

질문 일본 기꼬만 간장이나 이런 고추 제품은 안전한가요? ㅜ ㅜ 브랜드도 생소하고 친구가 이걸 자주 넣어서 요리해 주는데 조심스럽게 여쭤봅니다.
2018.10.28. 00:31

답글 일본에서 생산되는 기꼬만 간장과 같은 식품이나 공산품이 어떤 방사성핵종에 어느 정도 심하게 방사능에 오염이 되어있느냐에 우리나라의 많은 분들이 관심을 갖고 있고 또한 염려하고 있다는 것을 잘 알고 있습니다.
우선 결론적으로는 일본 마켓에서 유통되고 판매하고 있는 식품들이 방사능에 심하게 오염이 되어있다고 보기 어렵습니다.
왜냐하면, 식품을 제조하는 일본 사람들도 방사능에 매우 민감해서 방사능 오염의 우려가 있다고 판단하는 경우에는 제품을 생산하는 과정에서 자체적으로 방사능 오염 검사를 실시하는 등 방사능 오염 관리를 하고 있기 때문입니다.
특히, 후쿠시마 사고의 직접적인 영향권에 속하는 지역에 생산 공장이 위치한 경우, 기업체들도 자신들이 생산한 제품이 혹시 방사능에 오염된 것으로 밝혀질 경우에는 판매가 되지 않아 막대한 경제적 타격을 받을 것이 명확하다는 것을 잘 알고 있습니다.
따라서 후쿠시마 원전 사고로 인한 주변 환경 방사능 오염이 어느 정도 진정 국면으로 진입한 현 시점에서 현재 일본에서 생산되는 식품과 공산품의 방사능 오염 가능성은 매우 낮기 때문에 그리 걱정할 필요는 없다고 봅니다.
물론 정확한 것은 각각의 식품에 대해 개별적으로 방사능 측정을 해서 방사능 오염 여부를 판단해야 하겠지만, 설혹 만에 하나 오염이 되어있다고 하더라도 그 오염의 정도는 그 위험성이 무시가능할 정도로 매우 낮은 수준일 것으로 봅니다. 2018.10.28. 17:12

질문 이번에 한 방송국에서 후쿠시마 방사능 다큐를 찍게 되어서 가게 되었는데, 후쿠시마 인근 4 킬로미터까지 들어가서 방사능 측정을 하게 되는데, 내부피폭에 많이 위험할까요? 2주 정도 예상하고 있습니다. 2019.3.1. 04:57

답글 네, 그러시군요. 내부피폭은 먹는 음식물과 호흡하는 공기에 방사성물질이 들어 있는 경우에 일어날 수 있는데요. 먼저 호흡하는 공기에는 방사성물질이 없다고 보셔도 좋습니다. 결국 먹는 음식물과 물이 관건인데요.
보통의 일반적인 경우에는 지금 현재 일본 마켓에서 유통되고 있는 식재료에 방사성물질이 들어있다고 보기는 어렵습니다. 후쿠시마현과 일본 중앙 정부가 나름대로의 체제를 갖추고 식재료 방사능 오염 관리를 하고 있기 때문입니다. 방사능에 오염된 식재료가 무분별하게 유통되고 있는 것은 결코 아닙니다.
참고로 사고가 난 후쿠시마 원전을 뒷처리하고 있는 일본 작업자들은 지난 2016년부터 후쿠시마 원전 부지 내에 있는 식당에서 조리된 음식을 먹으면서 복구 작업을 하고 있습니다. 2주간의 체류이지만 내부피폭을 그다지 염려하지 않아도 무방할 것으로 봅니다. 2019.3.1. 05:10

질문 방사능에 대해서 여러 의견이 있는 상황이고 과도하게 건강을 염려할 필요는 없지만, 미리 조심해서 나쁠 건 없을 듯합니다. 저 같으면 여행이라면 어린아이들은 굳이 일본에 데려가지 않겠네요. 일본 정부가 방사능을 잘 통제하는지는 정말 신뢰가 안 가거든요. 2019.8.15. 01:51

답글 네, 현재 상황에서 일본 여행을 방사능 피해를 염려해서 가고 안가고는 모두 각자의 선택이라고 봅니다. 위험한 것을 대하는 태도는 사람마다 다 다르기 때문입니다. 절대적으로 똑같은 크기의 위험을 두고 사람에 따라서 "위험하다", "견딜만 하다", 또는 "안전하다"라고 다 다르게 볼 수 있기 때문입니다.
"어린이가 방사능에 더 위험하다"라는 것에 대해서는 제6부 제1화 글을 보시면 좋겠습니다. 2019.8.15. 06:18

일본에 정말 여행 가도 괜찮은가요?

2017. 9. 4. 18:10
방사선 방호 이야기 시리즈 제9탄(https://blog.naver.com/radsafe/221089184113)

'일본 국토 70%가 오염되어 있다'와 같은 이야기들 때문에 여전히 많은 우리나라 사람들이 일본에 여행 또는 유학 가는 것을 주저하며 망설이고 있다는 것을 꺼누는 지난 2017년 7월 말 개인 블로그를 오픈한 이후 알게 되었습니다.

사실에 근거하지 못하고 불안감과 공포심을 볼모로 한 주장들이 우리 사회에 얼마나 큰 악영향을 가져오는지 새삼 깨닫게 되면서, 이제부터는 이와 같은 주장에 의해 선의의 피해자들이 더 이상 생기지 않도록 해야겠다는 마음에서 아래와 같은 구체적인 일본 여행 상담 사례를 모든 분들과 함께 공유하고자 합니다.

▶어느 블로그 독자의 질문

안녕하세요.

도쿄로 여행 갈 계획 때문에 일본 방사능에 관하여 알아보던 중 우연히 꺼누님 블로그에 오게 되었습니다. 사실 예전부터 도쿄 여행은 가면 안 된다고 생각하고 있었는데 꺼누님의 블로그를 보고 조금 생각이 바뀌게 되었는데요.

사실 지금도 잘 모르겠습니다. 너무 전문적인 내용이기도 하고 내용도 많구요. 그래서 양해를 무릅쓰고 이렇게 쪽지를 보내게 되었습니다. 2주 후에 도쿄로 3박 4일 일정으로 떠날 건데요, 괜찮을지 잘 모르겠습니다.

저는 33살의 남자이고 앞으로 결혼도 계획하고 있는데 혹여나 2세의 문제가 생길까 봐 걱정이 됩니다. 외부피폭은 서울보다 낮은 수치라고 말씀하셨는데 내부피폭은 괜찮을까요? 도쿄 여행 가서 음식을 안 먹을 수는 없으니까요. 제가 잘못 이해하고 있거나 또는 주의해야 할 점이 있다면 의견을 부탁드립니다~ 긴 글 읽어주셔서 감사합니다.

▶꺼누의 답변

네, 지금 도쿄로 여행 가는 것은 뉴욕, 파리, 런던 등으로 여행 가는 것과 마찬가지라고 설명드립니다.

2세 관련 고민 관점에서는 가임기 여성도 아니고 남성인 경우에는 더욱 그렇습니다.

하루에 먹는 음식물 양을 생각해 보면 3박 4일 동안 먹을 수 있는 음식물 총량은 아마도 5kg을 넘지는 않을 것입니다. 도쿄에서 먹는 음식물은 방사능 오염이 없겠지만, 만에 하나 100Bq/kg Cs-137로 오염되어 있었다고 하더라도, 그 내부피폭 선량을 계산해 보면 0.01밀리시버트보다 작게 됩니다.

이 정도 선량은 방사선이 없다고 간주하라는 것이 국제 권고입니다. 왜냐하면, 자연에 있는 방사선으로부터 우리는 누구나 1년에 3밀리시버트를 받고 있기 때문입니다.

방사능 피폭, 걱정하고 경계해야 하는 것, 맞습니다. 수밀리시버트를 넘어서는 상황일 때, 걱정 염려 경계해야 합니다. 그 이하의 선량을 받을 만한 상황일 때에는 염려 놓으셔도 됩니다.

분명히 말씀드립니다. 즐거운 마음으로 기쁘게 다녀오시길 바랍니다.

도쿄 여행 계획하시면서, 방사능 걱정하시는 것, 하는 만큼 본인 손해입니다.

쓸데없는 걱정, 즉 기우이기 때문입니다.

▶이어지는 질문

> 안녕하세요. 답변해 주셔서 너무 감사드립니다.
>
> 그동안 인터넷 매체들이 너무 선동한 것을 깨달을 수 있었습니다. 저 한 가지 더 궁금한 것이 있는데요. 2017년 2월에 일본에서 멜트쓰루 확정이라고 발표를 했더라구요.
>
> 그럼 지하수도 오염이 됐을 거라고 하던데요. 지하수가 오염이 되었고 그 오염된 식수

로 음식을 만들어도, 아래 말씀하신 것처럼 내부피폭은 걱정 안 해도 되는 것이지요? ^^

수돗물로 씻고 몸도 닦아야 할 텐데 이 점도 조금 걱정이 되긴 합니다. 며칠 여행하는 건데 왜 이렇게 걱정을 하는 건지 저도 참 ㅎㅎ 인터넷 정보들은 정말 하나도 믿을 수가 없습니다! 그럼 즐거운 주말 보내시구요! 감사합니다!

▶이어지는 꺼누의 답변

네, 일부 소위 전문가로 자칭하는 사람들과 인터넷 일부 글들이 방사능 피해 정도를 너무 과장해서 이야기했던 것은 사실입니다. 하지만, 방사선으로부터 에너지를 과도하게 많이 받으면, 우리 인체에 해로운 건강 영향이 생기는 것도 또한 사실이니까, 조심해서 나쁠 것은 전혀 없습니다.

다만, 사실로 확인되지 않은 막연한 정보 때문에 불안해하면서, 내가 누리고 즐겨야 하는 기쁜 일들, 예를 들면 가고 싶은 곳에 가는 즐거운 여행을 하는 것 등을 하지 못한다면, 이 또한 엉뚱한 피해를 받게 되는 것이어서 다만 안타까울 따름입니다. 신중한 사실 확인이 꼭 필요한 부분입니다.

지난 2017년 2월 후쿠시마 제1원전 제2호기 원자로에서 원자로심 용융을 넘어서서 녹은 노심의 일부가 원자로압력용기를 뚫고 나온 멜트스루(melt through)가 있었던 것으로 확인된다는 외국 언론 보도가 있었습니다.

사실 이 보도를 통해 멜트스루가 확인되기 이전에 사고가 난 지 2년 넘게 지난 2013년 7월부터 이미 후쿠시마 원전이 위치하고 있는 부지의 육지쪽으로부터 바다 방향으로 지하에서 많은 양의 지하수가 흘러들어와 사고가 난 원자로 주변을 지나 바다로 방사능 오염수를 내보내는 것이 확인되었고, 일본 정부는 이에 대한 여러 가지 조치들을 취해 왔습니다.

우선 사고가 난 원자로 아래로 흘러들어오는 하루 약 400톤 정도의 지하수를 전량 회수해서 일정한 제염 시설을 거쳐 지하수에 포함된 방사능을 일부 제염하고 나서 원자로의 냉각 목적으로 재순환시키거나 또는 여전히 제염되지 않고 일부 방사능이 남아 있는 지하수를 후쿠시마 원전 부

지 내에 저장 탱크를 설치해서 지금까지 계속 저장해 오고 있습니다.

그리고, 소위 동토차수벽이라는 장치를 설치해서 일정 부분의 땅을 얼려서 지하수가 원자로 아래쪽으로 흘러들어오는 것을 차단하는 시설도 완공해서 운영하면서 원자로 근처로 흘러들어오는 지하수의 양을 대폭 줄이는 작업도 하고 있습니다.

또한, 사고가 난 네 개의 원자로가 위치한 바깥 지역의 바다에는 바다까지 일부 빠져나온 오염된 지하수 물이 태평양 바닷물로 빠져나가지 못하도록 하는 수중차단막 실트 펜스(silt fence)를 설치해서 물 분자는 이 벽을 통과할 수 있지만, 어느 정도 크기가 큰 방사능 입자는 태평양 바다로 빠져나가지 못하게 하는 장치도 운영하고 있습니다. 따라서, 2011년 3월 사고 당시 주변 환경으로 나온 총 방사능 양에 비해 그 이후 원자로 주변으로 지하수가 흘러들어와서 유입된 지하수에 녹아 추가적으로 바다로 흘러나가는 방사능 총량은 매우 미미합니다.

또한, 후쿠시마 제1원전 주변 지하수는 주변 지형의 구배 즉 기울기 모양 때문에 동쪽의 높은 산악 지형에서 서쪽의 바다 쪽으로 흐릅니다. 즉 지하수 전량이 육지에서 바다 방향으로 흐르고 있습니다. 후쿠시마 지역 지하수가 도쿄로 흘러나오지 않습니다. 도쿄에서 사용하는 수돗물은 후쿠시마 지역 지하수와 전혀 관계없습니다. 도쿄 수돗물의 방사능 검사는 우리나라 서울에서 우리 정부가 엄격한 수돗물 수질관리를 하듯이 엄격하게 관리하고 있습니다. 전혀 걱정할 일이 아닙니다. 즐여행 하시길 바랍니다.

▶질문자의 이어지는 답변

"안녕하세요. 정말 감사합니다. 아무 연고도 없는 저에게 이렇게 장문의 글을 달아 주시다니.. 감동했습니다. 그럼 앞으로 하시는 일 다 잘 되시길 바라며.. 앞으로도 간혹 멘토가 되어주셨으면 합니다^^ 감사합니다."

(참고)

1. 위 질문과 답글의 이해를 돕기 위해, '용융된 원자로심 멜트스루'를 어떻게 이해해야 하는가는 제1부 제5화와 제6화를 그리고 후쿠시마 제1원전 부지에서의 지하수 방사능 오염 문제는 제1부 제19화를 보시면 좋겠습니다.

댓글

질문 저도 같은 고민이 있었는데 글 보고나니 안심이 되네요 ~ ! 2017.9.5. 09:29

답글 이해해 주시고 공감해 주시니 고맙습니다~^^ 2017.9.5. 15:09

질문 안녕하세요. 포스팅 잘 보고 있습니다. 다른 자료를 보다가 궁금한 점이 생겨 댓글 남깁니다. 고이데 히로아키 교수님이 JTBC 뉴스에서 말씀하신 것들에 대한 팩트체크를 부탁드립니다. 도쿄 일부 지역까지 방사선관리구역으로 지정해야 한다고 말씀하셨고, 사람들이 이곳에 살아서는 안 된다고 생각한다고 하셨는데, 어떻게 생각하시나요? 2018.3.1. 21:40

질문 https://youtu.be/QuZ-xpETmSw
영상 자료 링크입니다. 2018.3.1. 21:40

답글 인터뷰 영상은 2014년 1월 자료입니다. 정확한 답변을 위해 팩트체크를 신중히 하고 다시 답들을 올려 드리겠습니다. 2018.3.3. 07:47

질문 감사합니다. 기다리겠습니다^^. 2018.3.3. 09:58

답글 네, 제 블로그 글들을 책으로 발간하려고 댓글들을 다시 살펴보다가 님께서 보내주셨던 질문에 대해 제가 답글을 드리지 못했던 것을 지금 발견했습니다. 비록 시간이 매우 많이 지났지만, 지금이라도 아래와 같이 답글을 적어봅니다. 너그러이 이해해 주시기를 바랍니다.
우선 고이데 히로아키씨는 JTBC와의 2014년 영상 인터뷰를 했던 사람입니다. 제가 일본 지인을 통해 파악한 바로는 고이데씨는 도후쿠공대 원자력공학과를 졸업한 사람으로서 교토대 연구로연구소에서 방사선 측정과 방사성폐기물 처리와 관련된 일을 주로 하다가 조교수의 직함으로 2015년에 정년퇴직을 했고, 2011년 후쿠시마 사고 이후부터 일본 내에서 반핵활동을 적극적으로 전개했었던 활동가이며, 현재는 오직 탈핵운동을 하고 있는 사람입니다. 고이데씨의 연구 논문은 찾을 수 없습니다. 대신에 탈핵운동 책 몇 권과 인터뷰 동영상은 다수 나옵니다.
일본 도쿄 지역은 후쿠시마 원전 사고 방사능으로 오염된 지역이 아닙니다. 다만, 도쿄 지역은 2011년 3월 11일 후쿠시마 원전 사고가 난 이후에 3월 15일과 16일 이틀간 매우 약한 농도의 방사능 구름이 바람을 타고 온 적이 있었지만, 그 이후에는 도쿄 지역 상공에 후쿠시마 방사능 구름이 다시 온 적이 전혀 없었습니다. 핫스팟은 가끔 발견되었던 것은 맞습니다. 최근에 도쿄의 어느 공원에서 발견된 핫스팟에 대한 팩트체크는 제1부 제21화 글을 보시면 좋겠습니다.

한편, 혹시 도쿄에서 먹는 음식물 속에 후쿠시마 방사능이 혹시 들어있지 않을까 염려하실 수도 있는데요. 현재, 후쿠시마현산 농수산물이 일본 전역의 마켓에서 유통되고 있는 것은 사실입니다. 그리고, 후쿠시마현의 일부 지역과 주변 바다가 후쿠시마 원전 사고 방사능으로 오염되었던 것은 분명합니다.

하지만, 일본 시장에서 유통 중인 후쿠시마산 식재료들이 무분별하게 방사능에 오염된 채로 판매되고 있는 것은 아닙니다. 식재료 방사능 오염이 kg당 100 베크렐 이하이면, 일본 정부가 시장 유통을 허용하고 있기 때문입니다. 그런데, 후쿠시마현 농민과 어민들로 구성된 협동조합에서는 후쿠시마현산 먹거리 방사능 안전을 보다 철저하게 확보하기 위해서 실제로 시장 출하 기준을 정부 기준의 절반 수준인 kg당 50 베크렐 이하로 자체적으로 정해서 적용하고 있습니다. 즉 주민들과 후쿠시마현 지방정부는 후쿠시마현산 농수산물 식재료들에 의해 방사능 건강 피해가 일어나지 않도록 하기 위해 노력하고 있습니다. 예를 들면, 2015년부터 모든 후쿠시마현쌀은 방사능 오염 검사를 통과했습니다.

하지만, 만에 하나 설혹 방사능에 오염된 식재료를 먹었다고 할지라도, 그 오염의 정도가 kg당 100 베크렐보다 상당히 낮은 미미한 수준이고, 음식으로 먹은 총량이 그다지 많지 않다면 받을 내부피폭 선량도 무시할 수 있을 정도로 매우 작을 것입니다. 일본 여행과 관련해서 내 몸에 후쿠시마 방사능이 혹시 남아있지 않을까 하고 염려할 이유가 전혀 없습니다. 내부피폭이 염려되신다면 제3부 제3화 글을 보시면 좋겠습니다. 한편 일본 국토에서의 방사능 수준이 궁금하시면 제3부 제5화 글에 나오는 safecast에 한번 들어가 보시길 바랍니다. safecast는 일본 보통 사람들이 자기가 측정한 데이터를 실시간으로 공유하는 곳입니다.

마지막으로, 현재 상태의 후쿠시마 원전 사고 방사능 수준과 그 영향에 대한 자료들은 다음 링크에서 확인해 보시면 좋겠습니다.

http://www.pref.fukushima.lg.jp/site/portal-ko/ko02-01.html#radiationdoses

http://www.env.go.jp/en/chemi/rhm/basic-info/1st/07.html

http://www.fukushima-dialogues.com/part-2-pioneering-a-new-way-of-life-in-fukushima/

http://www.jhps.or.jp/cgi-bin/report/page.cgi?id=46

http://fmu-global.jp/fukushima-health-management-survey/

2019.8.23. 19:10

질문 도쿄에 이미 세 번 다녀온 사람입니다. 궁금한게 있는데요! ㅎㅎ
일본의 연예인분 중에 후쿠시마 농산물 장려운동을 하다가 내부피폭이 되서 급성 백혈병에 걸린 분이 있다고 들었는데, 말씀하신대로 검출치가 극소량이라면, 내부피폭은 일어날 수 없는 일 아닌가요?ㅜㅜ 일본 참 좋아하고, 올해도 갈 예정인데, 저 사례가 생각나서 불안하네요.. ㅠㅜㅠㅠ 2018.3.12. 16:33

답글 연예인 급성 백혈병 건은 제1부 제7화 글을 보시면 됩니다.
내부피폭이란 방사성물질이 호흡 또는 섭취 경로를 통해 몸 안으로 들어와서 에너지를 우리 몸에 전달하는 현상입니다. 따라서 외부피폭과 마찬가지로 얼마나 많은 양의 에너지를 전달했느냐가 더 중요합니다. 에너지를 매우 적은 양을 전달하더라도 "내부피폭이 있었다"라고 할 수 있습니다. "내부피폭이 일어났다 또는 안 일어났다" 보다는 내부피폭으로 얼마나 많은 에너지가 전달되어 "해로운 건강 영향이 일어나느냐 또는 안 일어나느냐"가 관건입니다.
2018.3.12. 21:56

질문 정말 감사합니다. ㅎㅎ! 제 주변에도 이 블로그 소개해드렸어요.
이렇게 유익한 정보 알려주셔서 감사해요. ㅎㅎ 여행 안심하고 다녀와야겠네요. ^^ㅎㅎ 2018.3.13. 08:14

질문 안녕하세요~ 블로그에 올려주신 전문적인 내용들 정말 잘 읽었습니다^^ 다름이 아니고 이번여름에 동생들을 데리고 오사카 3박 교토 2박을 하는데요. 이 블로그를 보고 "여행 며칠하는 것은 걱정하는 바와 같은 일이 안 일어나겠구나"해서 재밌게 다녀오려 했는데, 어제 오사카에 방사능폐기물을 묻은 바가 있고 주민들이 800명 정도가 코피를 흘리는 증상이 나타났다는 기사를봐서 저도 걱정되고 동생들도 걱정된다고 하네요ㅠㅠ 오사카가도 괜찮을까요? 그리고 가서 온천수 이런 거 이용해도 괜찮을까요ㅠㅜ?지금 너무 많이 계획도 짜고 다 예약을 해두어서 아깝네요.. 돌아오는 비행기도 취소안되구요ㅠㅜㅜ
2018.5.22. 03:51

답글 오사카에 후쿠시마 사고 방사성폐기물을 묻었다는 것은 사실이 아닙니다. 코피를 흘리는 증상은 방사선 피폭으로 일어날 수 있는 증상이 아닙니다.
후쿠시마 사고 방사성폐기물이 후쿠시마현 밖으로 반출된 적은 아직 없습니다. 오사카와 교토 여행 중에 방사능 걱정할 이유가 없으니, 안심하시고 계획대로 여행 다녀오셔도 좋겠습니다. 2018.5.22. 05:37

질문 정말 감사합니다.ㅠㅠ 하나만 더 여쭤봐도 될까요? 지하수나 물에 대한 오염은 걱정하지 않아도 되나요? 2018.5.22. 11:46

질문 앗 참 그리고 인터넷이나 매체에서 보면 코피 흘리는 증상을 방사능피폭 증상처럼 표현하는데.. 저선량피폭? 이라구요. 코피흘리는 증상은 방사능피폭증상이 아닌가요? 2018.5.22. 11:50

답글 네, 코피흘리는 것은 방사선 피폭에 의해 나타나는 증상이 아닙니다. 방사선 피폭 증상으로서 육안으로 보이는 증상의 대표적인 것은 피부에 나타날 수 있는 홍반이나 화상이 있습니다. 이런 정도 증상이 나타나기 위해서는 최소 500-600 밀리시버트 이상을 받아야 합니다. 매우 많은 양입니다. 이 이하의 선량에서는 겉으로 나타나는 증상은 없습니다. 인터넷에서 코피흘리는 것과 방사선 피폭을 연결시키는 것은 코피흘리는 영상이 자극적인 아마도 영화 판도라의 영향이 아닐까 짐작해 봅니다. 2018.5.22. 14:32

답글 오사카 지역에서 사용하는 음용수 또는 오사카 지역의 지하수는 사고가 난 후쿠시마 원전 근처에서 흐르는 지하수와는 전혀 상관이 없습니다. 후쿠시마 원전 아래 지하에서 흐르는 지하수는 곧바로 후쿠시마 앞바다 쪽으로 흘러 빠져나갑니다. 지하수나 음용수 방사능 오염을 염려할 근거가 전혀 없습니다.
2018.5.22. 15:52

질문 그렇군요! 전문적인 답변 감사합니다~ 다른 글들도 유용하게 읽겠습니다~
2018.5.22. 22:49

제3화

정말 일본에 가도 되나요? 내부피폭이 걱정입니다. 방사능이 계속 내 몸 안에 남아 있지 않나요?

2017. 9. 4. 18:10
방사선 방호 이야기 시리즈 제22탄(https://blog.naver.com/radsafe/221413689435)

안녕하세요. 블로그 잘 보고 있습니다.

저는 도쿄로 여행을 계획하고 있는 평범한 직장인입니다.

자강님께 여쭤보고 싶은 질문이 있어 이렇게 쪽지를 보내게 되었습니다.

저는 개인적으로 인터넷에 나와 있는 자료를 믿지 않는 편입니다.

하지만 방사선을 오랫동안 연구해오시고 블로그 글을 보면 최대한 객관적인 시선에서 글을 쓰시는 것 같아서 믿음이 갑니다.

저의 가장 큰 걱정은 공기 중에는 방사능이 없다고는 하지만 제일 걱정되는 건 음식물 섭취로 인한 내부피폭입니다. 이미 올려주신 글을 봤지만. 그래도 걱정이 되는 마음이 큰 건 이 분야에 대해 전무하기 때문에 어쩔 수 없는 것 같습니다.

서두가 길었네요. 본론은 현재 일본 정부에서는 후쿠시마 인근 지역에서 나온 농수산물을 일본 전국에 유통해 음식을 만든다고 들었습니다. (출처: 먹어서 응원하자). 개인적으로 수산물을 좋아하지 않아서 먹는다고 해도 육류 아니면 채소일 텐데요. 꺼누님께서는 '설사 오염되어 있는 식재료를 이용해 만든 음식이라 할지라도 그 먹는 양이 얼마 되지 않으면 피폭이 되는 영향이 아주 미미하다'라는 말씀인지 다시 한 번 확인을 받고 싶습니다. 그리고 피폭이라는 개념이 한번 방사능이 체내로 들어오면 그 방사능은 계속 몸 안에서 남아 있는 건지 알고 싶습니다.

길이 매우 길어졌네요. 보시고 시간 되실 때 답장 부탁드리겠습니다.

읽어주셔서 감사합니다.!

이 글에서는 위와 같은 질문에 대해 답을 적어봅니다.

후쿠시마 원전 사고가 난 지 벌써 8년 이상 지났지만, 아직도 여전히 방사능 피해에 대한 걱정과 염려 때문에 일본에 여행을 가거나 또는 유학

가는 것을 망설이는 분들이 우리 주변에 상당히 많이 있는 것이 사실입니다.

가장 먼저, 방사능 피해를 이해하기 위해서 필요한 기본적인 지식은 다음과 같습니다.

1. 방사선은 에너지이다. 눈에 보이지 않는다. 물론 냄새도 없다.
2. 방사선피폭이란 에너지를 받는 것으로서, 겨울철 양지바른 곳에서 햇빛을 쬐면 몸이 따뜻해지는 것과 같은 것이다.
3. 방사선은 자연에도 있고 인공적으로 만들어진 것도 있다.
4. 방사선은 어느 곳에나 다 있다. 숨을 쉬는 공기에도 들어 있고, 우리가 매일 마시는 물과 먹는 음식물에도 들어 있으며, 땅 속에도 있고, 지구 밖 우주에서도 지구 안으로 날아 들어오고 있다.
5. 이 지구 위에서는 누구나 자연에 있는 방사선에 의해 내부피폭과 외부피폭으로 방사선피폭을 하면서 살아가고 있다. 내부피폭으로 받은 방사선량과 외부피폭으로 받은 방사선량을 더한 값이 우리가 받는 총 방사선량이다.
6. 자연 방사선이건 인공 방사선이건 방사선피폭으로 받은 방사선량이 우리 몸에 미칠 수 있는 해로운 건강 영향의 정도는 우리 몸이 받은 총 방사선량의 크기에 비례한다.
7. 받은 방사선량이 100밀리시버트가 넘으면 해로운 건강 영향이 나타난다는 것이 의료과학적으로 입증되었다. 100밀리시버트 이하에서 해로운 건강 영향이 있는지에 대해서는 아직 확실하게 밝혀진 것이 없다. 연구가 계속 진행중이다.

네, 일본으로 여행하시는 분들께서 가장 염려하시는 것이 음식물 섭취로 인한 내부피폭입니다. 그런데, 내부피폭 문제를 생각할 때에 우리가 가장 먼저 기억해야 하는 것은 다음과 같은 세 가지 사실입니다.

1. 우리나라 사람은 어른이건 아이이건 누구나 자연에 있는 방사선으로부터 일 년에 평균적으로 약 3밀리시버트 정도를 받으면서 살고 있다.

2. 해로운 건강 영향이 있느냐 없느냐는 얼마나 많은 양의 에너지를 방사선으로부터 받았느냐에 달려 있다.
3. 늘 신중하고 조심하는 자세로 불필요한 방사선 피폭은 피하고, 불가피한 경우에는 최소한으로 줄여나가도록 노력한다.

우리나라 사람이 자연에 있는 방사선으로부터 일 년에 받는 총 3밀리시버트 중 약 1.8밀리시버트를 내부피폭으로 받습니다. 평균적으로 라돈에 의해서 약 1.4밀리시버트를 그리고 음식물에 의해서 약 0.4밀리시버트를 받고 있는 것입니다.

한편, 방사선 피폭으로 내 몸 건강에 해로운 영향이 있지 않을까 하면서 걱정이 되는 경우에는 제5부 제3화를 보시면 좋겠습니다.

그러면, 방사능에 오염된 식재료를 이용해 만든 음식을 먹을 경우에 방사선 피폭 즉 내부피폭이 어느 정도 될 것인가에 대해 자세히 알아봅니다.

우리가 방사능에 오염된 식품을 먹었을 때, 그로 인해 우리 인체가 받을 방사선량 즉 총 방사선 에너지의 크기는 다음과 같은 세 가지에 의해 결정됩니다.

1. 먹은 총 음식물의 양(kg)
2. 그 음식물이 방사능에 오염된 정도(Bq/kg)
3. 그리고 그 음식물이 어떤 방사성핵종에 의해 오염이 되었느냐
   즉, 방사성핵종에 따라 결정되는 내부피폭 선량환산계수(mSv/Bq)

따라서, 내가 먹은 음식물이 방사능에 의해 오염된 정도가 낮고, 또 그 오염된 음식물을 먹은 양이 많지 않다면, 받게 될 선량도 그리 크지 않게 됩니다.

예를 들면, 현재 음식물 방사능 오염 관리 기준인 1kg당 100베크렐

(Bq)의 방사성세슘(Cs-137)으로 오염된 고등어를 매일 200g씩 1년 동안 먹는다고 가정할 경우, Cs-137의 선량환산계수가 1.3E-05밀리시버트/베크렐이므로, 내부피폭에 의한 방사선량은

0.2kg/일 × 365일 × 100Bq/kg × 1.3E-05mSv/Bq = 약 0.1밀리시버트가 됩니다.

매일 200그램을 일 년 동안, 즉 365일 동안 계속 먹으면, 73kg이 됩니다. 2017년 해양수산부 발표에 따르면, 우리나라 국민은 1인당 연간 58.4kg의 수산물을 소비하고 있습니다.

0.1밀리시버트는 일반인 선량한도 연간 1밀리시버트의 1/10에 해당합니다. 또한, 0.1밀리시버트 정도의 선량 증가는 우리나라 국민들이 자연에 있는 방사선으로부터 일 년에 평균적으로 받는 3밀리시버트와 비교해 보았을 때, 매우 미미한 양인 것을 알 수 있습니다.

이런 배경으로 우리나라 정부는 수산물이 kg당 100Bq 정도로 오염되어 있는 것은 위험도가 매우 낮기 때문에 충분히 안전한 수준인 것으로 판단하고, 수입하는 수산물의 방사능 농도를 100Bq/kg 이하가 되도록 관리하고 있는 것입니다.

방사능 피폭을 한 히로시마 나가사키 원폭생존자들에 대한 역학 연구 결론은 100mSv 이상에서는 선량-영향(발암) 관계가 있고, 암 발생의 확률이 방사선량에 비례해서 증가한다는 것이 밝혀졌습니다.

100mSv 이하 영역에서는 이러한 관계가 있는가에 대한 증거가 나타나지 않았습니다. 즉 이런 100mSv 이하의 저선량 영역은 선량 - 영향 관계가 있는지 없는지가 아직 밝혀지지 않고 있는 영역입니다.

따라서, 방사선량의 크기가 100mSv를 넘는다면, 이는 방사선 위험이 고선량 영역에서 있기 때문에 모든 수단을 동원해서 선량을 반드시 낮추어야 하는 것이 맞지만, 자연방사선량 수준인 수mSv 정도 이하로 선량 크기가 유지된다면, 이러한 상황은 충분히 위험 관리가 되고 있다고 보는

것입니다.

한편, 국제원자력기구(IAEA)는 방사선량이 0.01밀리시버트 이하일 경우에는 해당하는 방사능 위험도가 극히 낮으므로 0.01밀리시버트 이하 방사선량 값은 방사선량이 아닌 것으로 보고 무시해도 좋다는 면제(exemption) 기준치로 정하고 있습니다.

이 면제기준의 의미를 다른 말로 설명해 보면, 만일 20Bq/kg로 오염된 고등어 200g을 일 년 동안 이틀에 한 번씩 먹었다면, 선량이 0.01밀리시버트가 되고, 그로 인한 암사망 위험은 무시해도 좋다는 해석이 가능합니다.

따라서, 비록 방사능에 약간 오염되어 있는 식재료를 이용해 만든 음식이라 할지라도 그 먹는 양이 얼마 되지 않는다면, 받은 방사선량이 매우 적으므로 그 영향은 충분히 무시할 수 있다고 말씀드릴 수 있습니다.

또한, 오염된 음식물을 먹어서 방사능이 한번 우리 몸 안으로 들어오면 그 방사능은 계속 우리 몸 안에서 남아 있는 것인가에 대해서는 제2부 제12화를 보시면 좋겠습니다.

요지는 방사성세슘을 포함해서 어떤 방사성물질이 우리 인체의 소화기 또는 호흡기계통을 통해서 인체 내부로 들어온 경우, 우리 인체의 신진대사 과정을 거쳐 일부는 땀, 소변 또는 대변 등으로 지속적으로 배출되면서 동시에 일부는 인체 내부에 잔류하게 됩니다.

이 과정에서 인체 내부로 처음 들어왔던 양의 절반은 계속 몸에 남아 있고 나머지 절반이 몸 밖으로 빠져나가는 데까지 걸리는 시간을 '생물학적 반감기'라고 부릅니다.

방사성세슘-137의 경우에는 생물학적 반감기는 110일, 물리적 반감기는 30년입니다. 즉, 어느 시점에 몸 안에 들어온 방사성세슘-137은 물리적으로는 반감기가 30년이라서 줄어들지 않고 거의 그대로 몸 안에 남아 있지만, 생물학적 반감기인 110일이 지나면 처음 들어온 양의 절반이 인체의 신진대사 과정을 통해 몸 밖으로 빠져나가게 되고 이 생물학적 반감기의 열 배 즉, 약 3년 정도가 지나면 들어 온 양의 99.9%가 즉, 거의 모든 양이 몸 밖으로 빠져나간다는 것을 의미합니다.

그렇지만, 국제방사선방호위원회(ICRP)가 내부피폭에 의한 방사선량을 평가할 때에는 방사성물질 중에는 생물학적 반감기가 상당히 긴 것도 일부 있기 때문에 보수적으로 평가하기 위해서 70년 동안을 체내 잔류기간으로 해서 계산하고 있습니다.

마지막으로 현재 일본에서 진행되고 있는 "먹어서 응원하자" 캠페인의 기본 취지는 후쿠시마현에서 생산한 농수산물이 방사능에 오염이 되어 있지 않을까 하는 우려 때문에 일본 사람들도 구매하는 것을 꺼리는 경향이 있어서 후쿠시마현 농부와 어민들이 재정적으로 어려움을 겪고 있기 때문에 후쿠시마현 농수산물의 소비를 촉진해서 그들을 돕기 위한 것이었습니다.

이와 관련, 우선 말씀드릴 수 있는 것은 원전 사고로 주변 환경으로 나온 방사성물질은 대부분 방사성세슘이고, 방사성세슘은 물에 잘 녹고 또한 흙에 매우 잘 달라붙는 특성을 가지고 있습니다.

따라서, 후쿠시마 원전 사고로 방사능에 오염된 후쿠시마현 논과 밭의 겉 표면에 있는 흙을 10센티미터 정도의 깊이로 전부 걷어내서 검정 비닐 포대에 담아 별도의 장소에 보관하는 방법으로 그동안 논과 밭의 방사능 제염 작업을 꾸준히 진행해 왔습니다.

그 결과, 현재 후쿠시마현에서도 방사능 오염을 제거한 논에서는 쌀을 재배하고 있고 2015년도 이후에는 후쿠시마현에서 생산한 모든 쌀이 kg당 100Bq인 오염 기준을 적용하는 방사능 오염 검사를 통과했습니다.

또한, 제가 몇 년 전에 방문한 도쿄의 한 음식점에서는 식재료가 후쿠시마현에서 생산한 것인지 아닌지를 메뉴판에 명기하고 있었고, 후쿠시마현 식재료를 사용하는 음식은 약간 저렴한 가격으로 판매하고 있었습니다.

후쿠시마현에서 잡히는 수산물의 방사능 오염 정도는 제1부 제2화를 참고하시기를 바랍니다.

결론적으로, 후쿠시마현에서 생산되는 농수산물이 아무런 방사능 오염 관리를 하지 않고 무분별하게 일본 시중에서 유통되고 있는 것은 아니고, 식재료 방사능 오염 관리를 충분히 거친 이후에 일본 내에서 유통되고 있으므로, 일본에서 음식물 섭취로 인한 방사능 피폭 피해를 염려할 이유는 없다고 보는 것입니다.

제 답글도 매우 길어졌습니다. 도움이 되셨기를 바랍니다.

댓글

질문 https://www.youtube.com/watch?v=5Lnc_-1-dA8
이 정도 수치 먹음 어떻게 되나요? 2018.12.7. 13:09

답글 네, 보내주신 2013년 9월에 올려진 유튜브 영상에 나오는 수치들을 사용해서 내부피폭 선량 평가를 해 보겠습니다.
영상에 담긴 내용이 사실이라면, 생선 근처로 측정기가 가까이 접근하면 공간 감마선량률이 매우 높게 올라가는 것을 볼 수 있어서 측정한 생선이 방사능에 어느 정도 오염이 되어 있는 것으로 생각할 수 있겠습니다.
따라서, 만일 생선이 방사성세슘-137에 의해 오염되어 있고, 공간 감마선량률을 측정한 지점이 생선에서 10 센티미터 정도 떨어졌다고 가정하고, 그 때 선량률이 시간당 0.4 마이크로시버트이었으며 좌판에 쌓여 있는 측정 대상인 생선의 총량이 약 5 kg 정도라고 가정하고 선량평가를 해 보겠습니다.
그러면, 방사성세슘-137 감마상수는 8.9E-08 [uSv·m^2]/[h·Bq] 정도이므로 생선 속의 방사능 오염 농도는 약 8.8E+03 Bq/kg으로 계산됩니다.
따라서, 이렇게 오염된 생선을 우리나라 국민이 일년동안 먹는 수산물의 평균량인 60 kg을 먹었다고 가정할 경우에 총 내부피폭 선량은
60 kg x 8.8E+03 Bq/kg x 1.3E-05 mSv/Bq = 약 6.8 밀리시버트가 됩니다.
물론 생선을 먹는 양에 따라서 내부피폭 선량도 비례해서 증가하거나 또는 감소하겠습니다. 이런 정도의 방사능 오염은 관리 기준치인 kg당 100 Bq의 약 88배에 달하므로 매우 높은 농도로 오염되었다고 볼 수 있겠습니다.
2018.12.8. 11:08

질문 저 정도 수치의 고등어 큰 싸이즈 3개 정도는 먹어도 괜찮나요? 일년에요 ㅠㅠ 방사능이야 오염도에 따라서 다르고 확실히 하기 어렵겠지만, 100% 죽는 피폭양은 얼마부터 인가요? 일년에? 그리고 하루에? 너무 기초적인 질문 죄송합니다. 2018.12.8. 11:26

답글 고등어 한 마리의 무게가 보통 1 kg 정도된다고 보겠습니다.
일년에 이런 고등어를 세 마리 먹었다고 하면, 그로 인한 내부피폭 선량은 약 0.3 밀리시버트 정도가 된다고 하겠습니다. 이런 정도의 선량은 우리가 자연에 있는 방사선에 의해 받는 선량의 1/10 이하 정도이니, 건강에 미치는 영향은 무시가능하다고 할 수 있겠습니다.
우리가 하루와 같은 단기간에 약 4,000 밀리시버트 이상의 선량을 받으면, 30일 이내에 50%의 사망 확률이 있습니다. 그러므로, 방사선은 받은 에너지의 총량 즉 선량이 어느 정도인가가 피해의 크기를 결정한다고 볼 수 있습니다.
현재까지 의료과학적으로 조사하고 알려진 바로는 일 년 이하의 기간에 100 밀리시버트 이하를 받은 경우에는 건강 피해가 나타나는 것을 확인할 수 없었습니다. 2018.12.10. 19:26

질문 아 그렇군요 답변 감사합니다. 2018.12.10. 20:30

질문 궁금한 게 있는데요, 한 번에 많은 양의 방사능에 피폭하게 되어도 잠복기라는 텀이 존재하나요? 예를 들면 급성 백혈병 같은 거요. 2018.12.16. 23:29

답글 오랫동안 답을 올려드리지 못해 미안합니다. 네, 그렇습니다. 사람이 방사선에 피폭한 후에 즉 방사선으로부터 에너지를 받은 후에 몸에서 어떻게 어느 정도 암이 생기는 가에 대해 우리가 현재 알고 있는 의료과학적 지식은 1945년 히로시마 나가사키 원자폭탄 방사능에 피폭했었던 약 8만 명을 지금까지 약 70년 가까이 지속적으로 관찰하고 연구 조사한 결과에 바탕을 두고 있습니다. 이들은 한 번에 많은 양의 방사능에 피폭한 대표적인 경우입니다. 이 사람들의 경우에도 잠복기가 존재했습니다. 급성 백혈병의 경우에는 보통 잠복기가 4-5년 정도인 것으로 알려져 있습니다. 2019.8.24. 11:58

질문 사실 가장 걱정되는 부분은 자연 방사선량 어쩌고가 아니고 "후쿠시마산 농산물이 철저하게 전수검사가 되고 있는가?"가 가장 큰 걱정입니다. 내가 먹고 있는 모든 음식들이 방사선이 기준치 이하라는 확신이 있다면 믿고 먹을 수 있겠죠. 하지만 말로는 철저히 전수검사를 한다고 해놓고 실제로는 그렇지 않으면 "방사능에 오염된 식품들이 알게 모르게 내 입속으로 들어갈 수 있다."는 사실이 무서운 겁니다. 2018.12.16. 13:31

이웃 네 저도 그게 궁금하네요. 2018.12.16. 23:25

답글 네, 제가 아는 범위 내에서는 후쿠시마 원전 사고 방사능으로 오염된 후쿠시마

현에서 생산되는 농수산물 방사능 오염 관리는 전수검사를 하면서 철저히 하고 있습니다.

이는 농민들과 어민들이 스스로를 보호하고 후쿠시마현 경제 재건을 위해서도 그렇게 하고 있습니다. 만에 하나 방사능에 오염된 농수산물이 유통된 것으로 확인되는 경우에는 완전히 신뢰를 잃을 것을 후쿠시마현 주민들이 잘 알고 있습니다. 그리고 현재 시점에서는 그동안의 제염 노력의 결과로 방사능 오염 정도는 상당히 낮아져 있습니다. 2018.12.19. 07:27

질문 감사합니다. 아기와 일본 가족여행 계획 잡혀있는데, 마음이 한결 놓이네요. 근데 어른보다 아기가 세포분열이 활발해서 피폭당했을 때 빠르게 진행된다는데.. 일본음식을 함께 먹어도 크게 문제가 없을까요? 2018.12.26. 23:58

답글 네, 어린이가 어른보다 전체적으로 보통 약 2~3배 더 방사선에 민감한 것은 사실입니다. 하지만, 짧은 일본 여행 기간 중에 먹을 음식물 때문에 방사능 피해를 걱정하실 이유는 없다고 봅니다. 왜냐하면, 음식물 섭취로 인해 받을 방사선 에너지 총량 즉 방사선량이 매우 작을 것이기 때문입니다.

2018.12.27. 13:46

질문 감사합니다~^^ 2018.12.27. 14:23

질문 음식은 아니지만 일본 샴푸나 화장품들도 마찬가지로 괜찮은 건가요? 샴푸 같은 거 특히 아이들에게는요? 바쁘시겠지만 검색해도 이런 글이 없어서요ㅠ

2019.1.26. 10:19

답글 2011년 후쿠시마 원전 사고 방사능으로 현재 일본의 오염된 지역과 정도를 보았을 때, 일본 마켓에서 유통 중인 일본 샴푸나 화장품들이 방사능에 오염되었다고 보기에는 매우 어렵습니다. 물론 정확한 것은 측정을 해 봐야 알겠지만, 일본 화장품과 샴푸 등 공산품을 사용하면서 방사능에 의한 영향을 걱정할 이유는 전혀 없습니다. 어린이가 일본 샴푸를 사용하는 경우도 마찬가지입니다.

2019.1.28. 08:01

질문 안녕하세요~ 최근에 무인양품 플라스틱 제품이 후쿠시마 근처 공장에서 제조되어서 논란이 되었는데 어떻게 생각하세요? 플라스틱을 집에 두는 것만으로 문제가 될까요?ㅠㅠ 집안 곳곳에 있는 플라스틱을 버려야하나 걱정입니다~ㅠㅠ 2019.6.6. 03:21

답글 네, 그러한 플라스틱 제품이 방사능에 오염되었다는 것이 확인된 바는 아직까지 없는 것으로 알고 있습니다. 후쿠시마시 지역이 후쿠시마 원전 사고 방사능으로 영향을 받았었던 것은 분명합니다. 하지만, 현재 후쿠시마현에 위치한 공장에서 생산되는 제품이 방사능에 오염되어 있는가 또는 아닌가는 전혀 별개의 문제라고 생각합니다. 무엇보다도 공산품을 생산하는 회사가 자사 제품이 방사능에 오염되어 있는 것으로 확인된다면, 그 회사는 더 이상 운영할 수 없게 되리라는 것을 너무나 잘 알고 있다고 봅니다. 따라서, 제품을 생산하는 과정에서 제품이 방사능에 오염되지 않도록 모든 조치를 취할 것으로 생각합니다.

집안에 지금 있는 제품이 방사능에 오염이 되었는지의 여부는 물론 측정을 해봐야 정확하게 알 수 있을 것입니다. 그러나, 저라면 위와 같은 제 생각을 바탕으로 그 제품을 어떻게 할 것인가를 결정하겠습니다. 2019.6.8. 17:34

질문 감사합니다~ 좀 안심이 되네요~ 행복한 주말 보내세요~^^ 2019.6.8. 18:00

이웃 왜 전혀 별개의 문제가 되나요?? 2019.6.23. 20:07

답글 네, 제가 "별개의 문제"라고 말씀을 드린 이유는 다음과 같습니다. 즉 후쿠시마현 지역이 후쿠시마 원전 사고 방사능으로 영향을 받아서 일부 지역이 원하지 않게 방사능에 오염이 된 것은 사실이지만, 후쿠시마현의 일부 지역이 방사능에 오염이 되었다고 해서 후쿠시마현에서 생산되는 공산품이 반드시 방사능에 오염되었다고 볼 수는 없다는 의미로서, "별개의 문제"라고 말씀드린 것입니다.

후쿠시마현에서 생산되는 공산품이 방사능에 오염이 되었는지 아닌지는 그 공산품에서 방사능이 나오는가를 방사능계측기를 사용해서 직접 측정해봐야 확인할 수 있을 것입니다. 2019.6.30. 13:15

질문 안녕하세요. 방사능이 무서워서 검색하다가 자강님 블로그 알게 되었습니다. 제가 건강에 도움이 될려고 폴란드산 아로니아 분말을 먹는데, 식약처에 검색해보니 킬로그램당 1베크렐 또는 2베크렐 정도의 세슘이 검출된다고 합니다. 이정도 검출량이면 폴란드산 아로니아 분말을 먹어도 될까요? 이게 먹는거다 보니까 더 신경이 쓰이네요. 내부피폭이 더 무섭다는 말도 있고 제 생각엔 내 몸 안에 세슘이 미량이라도 있다는 게 신경쓰이네요.

2019.6.15. 11:19

답글 네, 물론 세슘-137은 인공 방사성핵종이므로 아로니아와 같은 식품에서 검출되어서는 안됩니다. 하지만 현재 이 지구상에 존재하는 모든 농수산물 식재료들에는 세슘-137이 매우 작은 양이지만 들어있습니다. 그 이유는 1940-50년대에 있었던 지상핵실험과 체르노빌 그리고 후쿠시마 원전 사고 때문입니다.

우리나라에서 생산되는 식품들도 예외가 아닙니다. 제2부 제1화 글의 마지막 표를 보시면, 우리나라에서 생산되는 콩, 돼지고기, 표고버섯, 커피 등에 kg당 1 내지 2 베크렐 정도 까지도 들어 있는 것을 알 수 있습니다.

한편 자연 방사성핵종인 칼륨-40은 kg당 수십 내지 수백 베크렐 정도까지도 들어있는 것을 알 수 있습니다. 2019.6.17. 06:23

제4화

비행기 여행을 하면 방사선을 얼마나 받을까요? 항공 승무원과 조종사들은 어느 정도 방사선량을 받을까요?

2018. 6. 13. 18:11
한줄 이야기 https://blog.naver.com/radsafe/221298093139

자연방사선은 크게 우주방사선, 지각방사선, 음식물방사선 그리고 라돈(Rn-222) 이렇게 네 부분으로 나누어져 있습니다.

이 중 우주방사선은 우주와 태양에서 만들어진 보통 에너지가 매우 높은 중성자와 양성자들입니다. 이들 우주방사선에 의한 선량률은 보통 고도가 높고 그리고 위도가 높을수록 높아지며, 또 태양의 활동이 활발해지면 그에 따라 높아집니다.

따라서, 우리들이 비행기 여행을 하는 경우에 높은 고도로 올라가므로 이 우주방사선에 의한 방사선량이 지상에 있을 때보다 더 많아집니다.

즉 비행기 여행중 방사선량률은 위도와 비행 고도 그리고 태양 활동에 따라 달라지지만 보통 시간당 2 내지 10마이크로시버트(μSv) 정도이며, 10km 고도에서 비행하는 경우 방사선량률은 통상적으로 시간당 7μSv 정도입니다.

우리나라에서 지표면에서의 공간 감마선량률이 보통 시간당 0.1 내지 0.2μSv 정도이고, 최대 0.6μSv 정도인 것을 생각해보면, 비행기 여행중 우주선에 의한 방사선량률은 상당히 높은 수준인 것을 알 수 있습니다.

만일 누가 일 년에 200 시간 정도 비행기 여행을 했다면, 그로 인해 받은 연간 유효선량은 통상적으로 1밀리시버트(mSv) 정도입니다. 다음 표는 2013년 3월 15일에 각 비행기 여행 항로별로 받은 유효선량 값입니다.

비행 종류		총 유효선량 (μSv)	평균 선량률 (μSv/h)
북대서양항로	파리 - 뉴욕	60	6.8
적도항로	콜롬보 - 자카르타	9.7	2
북극항로	베이징 - 시카고	82	6.8

한편, 유럽 국가에서의 여객기 승무원들이 우주선에 의해서 받은 방사선량을 조사한 자료에 의하면, 평균 연간 유효선량이 체크는 1mSv 그리고 핀란드와 스웨덴은 2.5mSv 정도인 것으로 나타났습니다. 그리고, 개인별 최대 연간 유효선량은 독일, 프랑스, 덴마크, 핀란드 및 스웨덴의 경우 약 5 내지 7mSv 정도인 것으로 나타났습니다.

또한 2006년에 조사한 미국의 여객기 승무원에 대한 우주선에 의한 평균 연간 유효선량은 3.1mSv였고, 2007년에 조사한 일본의 여객기 조종사에 대한 우주선에 의한 평균 연간 유효선량은 1.7mSv, 개인별 최대 연간 유효선량은 3.8mSv 정도이며, 여객기 승무원에 대한 평균 연간 유효선량은 2.2mSv, 개인별 최대 연간 유효선량은 4.2mSv 정도인 것으로 나타났습니다.

이와 같이 우주선에 의한 비행기 승무원 피폭은 연간 10mSv를 넘을 것으로 예상되지는 않지만 상당한 정도에 이르고 있고 또한 일반인들의 비행기 여행은 현재 지속적으로 증가하고 있는 추세에 있으므로, 국제방사선방호위원회(ICRP)는 우주방사선에 대한 방사선방호 권고를 2016년에 ICRP Pub 132 '비행중 우주방사선에 대한 방사선방호' 보고서로서 발간했습니다.

한편, 우주방사선에는 중성자와 양성자들이 지구로 들어오면서 공기 즉 산소와 질소 등과 충돌해서 생기는 이차 방사선 등도 해당됩니다. 이와 같은 우주선에 의한 이차 방사선도 천연 방사성핵종인 것입니다. 우주선이 공기 중 질소와 충돌해서 만들어지는 삼중수소는 가장 대표적인 이차 방사선에 해당합니다.

방사성 핵종	반감기	대기중 평균 생성률 (atoms/cm^2 · sec)	대류권에서의 농도 (Bq/kg air)	주요 방사선과 에너지 (MeV)	빗물에서 측정된 평균 농도 (Bq/liter)
^{3}H	12.3년	0.25	1.2×10^{-3}	β^- 0.0186	-
^{14}C	5730년	2.2	13.0	β^- 0.156	-
^{22}Na	2.6년	5.6×10^{-5}	1.1×10^{-6}	β^+ 0.545 γ 1.28	2.8×10^{-4}
^{35}S	88일	1.4×10^{-3}	1.3×10^{-4}	β^- 0.167	$0.7\text{-}10.7 \times 10^{-2}$
^{38}Cl	37.3분	-	-	β^- 4.91 γ 1.60; 2.17	0.15-2.5

이와 같이 우주선에 의해 천연적으로 만들어져서 우리 지구상에 현재 존재하고 있는 삼중수소 총량은 시간에 따라 거의 변하지 않으면서 일정하게 약 270만 테라베크렐(TBq) 정도에 이르고 있고, 또한 현재 담수에는 톤당 400Bq, 바닷물에는 톤당 100Bq 정도의 농도로 존재하고 있습니다.

그렇지만, 1940-50년대에 행해진 지상 핵실험으로 인해 인공적으로 생성된 삼중수소의 총량도 약 1,350만 TBq에 이르고 있습니다.

마지막으로 소개해 드립니다. 비행 항로와 비행시각이 정해지면 방사선량을 정확히 알 수 있습니다. 여러분들도 비행기를 타고 여행을 하셨나요? 받은 방사선량이 궁금하시나요?

그렇다면, 비행기 여행에서 받은 선량을 다음에서 쉽게 계산해 볼 수 있습니다.

https://www.sievert-system.org/?locale=en#Calcul

(참고)

1. 1TBq = 1×10^{12}Bq = 1조 Bq

일본 후쿠시마 방사능 지금은 어떤가요?

2017. 8. 9. 18:10
방사선 방호 이야기 시리즈 제4탄(https://blog.naver.com/radsafe/221070366699)

지금 이 시간 후쿠시마 방사능 수준을 알고 싶으시나요?

일본으로 여행가시나요? 그곳의 방사능 수준을 알고 싶으시나요?

그러시다면, 이곳을 방문해 보시기를 권해 드립니다.

http://realtime.safecast.org

https://blog.safecast.org/

http://safecast.org/tilemap/

실시간 측정 자료입니다. 유튜브에는 후쿠시마 방사능에 대해 걱정하는 많은 다양한 자료들이 올라와 있는 것을 잘 알고 있습니다. 이곳은 일본 국민들이 스스로 측정한 자료를 실시간으로 서로 공유하는 곳입니다.

전 세계 어디에서나 누구나 방사선 측정기가 있으면 참여할 수 있습니다. Safecast는 2011년 3월 후쿠시마 원전 사고 직후, 일본 각 지역에서의 방사능 수준을 서로 공유하기 위한 목적으로 만들어진 global open data network입니다.

우리나라에는 한국원자력안전기술원(KINS)이 운영하는 실시간 방사능 정보 제공 사이트가 있다는 것은 이미 알고 계시지요.

http://iernet.kins.re.kr/

방사능 수준 이해에 도움되시길 바랍니다.

(참고)

1. 위 사이트들에서 제공되는 실시간 방사능 값은 시간당 몇 마이크로시버트 또는 나노시버트 단위로 제공되는 공간감마선량률 자료입니다.
2. 1시버트(Sv) = 1,000밀리시버트(mSv)
3. 1밀리시버트 = 1,000마이크로시버트(μSv)
4. 1마이크로시버트 = 1,000나노시버트(nSv)

댓글

질문 솔직히 답변바랍니다. 하나만 집고 넘어가자면, 혹시 한국관광공사나 주일대사관이라던지 일본쪽 어디에서도 스폰이나 지원을 받으시는 곳이 있으신가요?? 의심해서 여쭙는게 아닌 저도 믿을만하신 분인가 하여 질문드립니다! 2018.7.3. 15:22

답글 전혀 없습니다. 저는 지난 40년동안 방사선을 공부하고 연구하고 있는 자로서 현재 공공연구기관에 근무하면서 카이스트에서 겸임교수로 학생들에게 강의하고 있습니다. 우리나라에서 지난 후쿠시마 사고 이후 방사선 피폭 건강 영향에 대한 fake news가 무분별하게 너무 많이 돌아다니고 있는 것이 안타까워 이렇게 블로그를 운영하면서 방사선피폭 영향에 대한 사실적인 정보를 공유하고자 하는 것입니다. 2018.7.3. 20:28

질문 크 먼가 믿음이 확 오네요. 교수님! 그럼 교수님 믿고 도쿄 가겠습니다. 물론 이상생겨도 교수님 탓은 하지 않겠습니다. 2018.7.3. 21:15

질문 방사능 위험 또는 오염 이라는 게, 실질적으로 방사능을 맞는 것도 있지만 먹을 걸로 인해 체내로 유입되는 경우도 있지 않습니까? 일본 내 먹거리에 대해서 논란이 많습니다. 피폭지역과 꽤 먼거리에서 키운 버섯에서 기준치 7배 초과된 방사능 검출 우동 다시용이라구요. 이전에도 방사능 오염된 기형아 물고기들이 전국 각지의 초밥집으로 팔려나갔다는 어부의 양심고백, 후쿠시마산 쌀이 원산지 국내산이라 표기되어 일본 전국 각지로 판매 (기존 지역표기를 없애고 국내산으로 표기) 등등

먹거리 실태로 보자면 일본 전국이 오염되었다고도 볼 수 있는 상황이라고 생각합니다. 방사능 수치만으로 얘기할 상황이 아니라고 보는데, 이에 대한 교수님?의 생각은 어떠신지 궁금합니다. "방사능 수치가 낮다 = 안진" 이게 옳은건가요? 2018.7.22. 11:44

답글 네, 방사능 오염 음식물에 대한 우려와 걱정이 널리 퍼져 있는 것을 알고 있습니다. 분명한 것은 2011년 사고 이후 오염된 논의 표면 겉흙을 10 센티미터 정도 걷어내는 제염 노력을 한 결과로 후쿠시마현에서 생산되는 모든 쌀이 2015년도부터는 방사능 오염 기준치인 kg당 100 베크렐 이하로 측정되었습니다.

방사능 오염된 기형 물고기에 대한 이야기는 1986년 체르노빌 사고 때도 그랬었지만 모두 사실이 아닌 것으로 확인되었습니다. 버섯의 경우에는 세슘 방사능이 상대적으로 높게 농축될 가능성은 있습니다. 하지만 실제로 오염된 버섯이 유통되고 사용되었을 것으로는 보지 않습니다. 왜냐하면 일본 농민들 스스로 방사선피폭을 하지 않기 위해 측정관리를 자체적으로 하는 등 많은 노력을 하고 있기 때문입니다.

"어느 정도 방사능이 없어야 안전하다"고 할 수 있느냐는 이 문제를 생각하는 사람마다 다 다르게 생각하고 답을 할 수 있는 문제라고 봅니다. 왜냐하면 사람마다 위험 즉 리스크를 받아들이는 정도가 다 다르기 때문입니다.

어떤 사람은 리스크가 0이 아니면 즉 "방사능이 1이라도 있으면 위험하다"라고 할 것입니다. 또 다른 사람은 어느 정도 리스크 즉 "자연에 있는 방사선에 의해 받는 정도의 리스크는 안전하다"라고 생각할 것입니다. 자연 방사선량에 의한 리스크는 일년에 3 밀리시버트 정도를 받는 리스크입니다. 어느 누가 옳다 그르다라고 할 수 없는 문제입니다.

하지만 분명한 것은 우리는 평생 살면서 수많은 위험 요소들에 의해 둘러쌓여서 수많은 리스크를 감내하면서 살아가고 있다는 것입니다. 물론 방사능, 미세먼지, 가습기 살균제, 유기화합물, 식품 등도 그런 요소들 중의 하나이구요.

이러한 수많은 위험 요소들에서 오는 리스크를 어떻게 잘 관리하면서 사느냐가 중요하다고 봅니다. 2018.7.22. 12:30

질문 안녕하세요. 상세하고 근거있는 참고문헌 깔끔히 정리해 놓으신 것 잘 보았습니다. 정말 많은 도움이 되었고 안심이 되었습니다. 이 말 꼭 전해드리고 싶었어요.

일본의 사이트 3개를 모두 번역기를 돌려보고 어떻게든 알아서 해석해보려 했는데 자강님께 조금 더 정확한 답을 얻고 싶어 이렇게 댓글로 문의를 드려보아요. 현재 저는 다음주 23일 월요일부터 일주일동안 후쿠오카에 있습니다. 아이의 오랜 소원을 위해 보호자로 여행을 갑니다.

현시점 방사능 수치가 '밀리시버트'로는 수치가 어느 정도인지 가늠하기가 어렵더라구요.. 혹 현재 '후쿠오카'의 방사능 수치정도가 어떠하고, 위험의 정도가 어떠한지 알려주신다면 정말 감사드리겠습니다. 자강님.

2018.7.22. 13:38

답글 네, 도움이 되셨다니 기쁩니다. 현재 후쿠오카에서의 방사능 수준은 시간당

0.06 마이크로시버트 정도로서 서울에서의 방사능 수준의 절반 정도 되는 것으로 확인됩니다. safecast에서 확인해 볼 수 있습니다. 2018.7.22. 20:49

질문 직접 캡처하면서까지 답변주신 것 정말 감사드려요. 급하게 출국하기 전 이 댓글을 보고는 얼마나 마음 놓으며 즐겁게 여행을 하게 되었는지 몰라요. 아이를 챙기며 돌아다니다 이제서야 감사의 답글을 답니다. 감사합니다:) 한 가지를 더 여쭙고 싶습니다. 혹 일본에서 산 옷이나 가방에 방사능이 오염됐다면 이는 세탁을 하면 괜찮아지는 부분일까요..? 아이가 가방을 너무 사고 싶어 하기에 구매를 했지만 막상 걱정이 되어서 소독약을 뿌려볼까 싶었어요. 하지만 곧 소독약으로도 안 되겠다 싶어서 여기저기 서치를 해보았지만 정확한 것은 역시 자강님의 다른 포스터에 적어놓으신 것 처럼 세탁을 하면 되는 부분이 맞을까요..? 2018.7.25. 02:48

답글 네, 그러셨군요. 도움이 되셨다니 기쁩니다. 네, 혹시 가방 겉 표면이 방사능 오염이 되어 있었다면 세척하면 씻겨 나갑니다. 그런데 후쿠오카에서 구입한 가방 겉 표면이 방사능에 오염이 되어 있다고 보기는 어렵겠습니다. 소독약 등을 뿌리는 것은 전혀 도움이 안 됩니다. 2018.7.25. 07:20

질문 안녕하세요. 블로그를 알게 되어 감사하네요. 일본 여행을 좋아하지만 매번 방사능이 맘에 걸리는데 전문적인 내용 감사해요. 특히 먹거리가 걱정이었는데.... 일본이 철저히 후쿠시마 먹거리에 방사능 검사를 실시하는 게 정말 맞나요?? 혹시 그런 내용은 어디서 아셨는지 궁금해요. 정말 먹거리 믿어도 되겠죠?? 아이들을 키우는지라 불안감이 늘 남네요. 2018.9.5. 07:16

답글 네, 후쿠시마현에서 생산되는 농수산물에 들어 있는 방사능은 후쿠시마현 주민들에 의해 직접 측정, 확인되고 있습니다. 물론 지자체와 정부 차원에서도 방사능으로 오염된 식재료가 시중에 유통되지 않도록 측정 관리하는 시스템이 작동하고 있습니다.

저는 이러한 내용들을 일본 내 제 동료 지인들에게서 듣는 소식과 받은 자료들 그리고 지자체와 일본 정부의 홈페이지에 있는 자료들로부터 파악하고 있습니다. 현재 일본에서 후쿠시마 사고 방사능으로 오염된 식재료들이 무분별하게 유통되고 있는 것은 결코 아닙니다. 이는 일본 사람들 스스로 방사능에 오염된 음식을 먹어서는 안 된다는 것을 잘 알고 있기 때문입니다.

2018.9.5. 20:45

질문 자세한 댓글 감사해요. 저는 주로 큐슈 쪽을 여행하는데 아무래도 먹거리가 늘 걸리는데, 큐슈는 쌀이나 채소를 거리가 먼 후쿠시마현으로부터 수입하는 건 아니겠죠?? 이번에 가고시마를 가려고 하는데 설마 거리가 먼 곳에서 먹거리를 수입하지는 않겠지 하고 안심은 하는데 검사를 한다니 다행이네요. 아 그리고 제가 휴대용 방사능측정기가 믿어도 될까요??

2018.9.6. 06:48

답글 네, 쿠슈 지역은 생각하시는 바대로 방사능 염려를 더욱 덜하셔도 좋은 곳입니다. 휴대용 방사능측정기는 혹시 음식물 안에 들어가 있을지도 모르는 방사성 오염을 측정해 내지는 못합니다. 왜냐하면 휴대용 측정기로 측정할 수 있을 정도가 되려면 식재료가 방사능에 매우 높은 농도로 오염이 되어야하기 때문입니다. 즉 현재 식품 오염 관리 기준으로 적용하고 있는 100 Bq/kg 정도의 오염은 휴대용 측정기로는 측정해낼 수 없습니다. 이는 마치 머리카락의 굵기를 초등학생들이 사용하는 30 cm 자로 재려고 하는 것과 마찬가지입니다.

그리고 휴대용 측정기도 제조사와 종류가 매우 다양하므로 측정을 정확하게 해주는 측정기가 있지만 또한 그다지 정확하게 측정을 하지 못하는 측정기도 시중에 유통되고 있음을 감안하셔야 합니다. 2018.9.6. 21:15

질문 아이 데리고 일본에 발령나서 가야 하는데, 아이를 놔두고 갈까 고민 많이 하는 요즘입니다. 우연히 교수님 블로그 보고 글 읽고 도움이 많이 되었습니다. 그러니 교수님 말씀으로는 도쿄 치바 사이타마 이 쪽 주변은 안전 지역으로 봐도 된다는 거죠? 2019.2.20. 22:36

답글 네, 그렇습니다. 도쿄와 인근 지바, 사이타마 지역은 2011년 후쿠시마 원전 사고 방사능으로 일시적으로 매우 약하게 국부적으로 오염이 되었던 적은 있었지만, 2019년 현재 어린이를 비롯해서 보통 사람들이 방사능을 걱정하면서 살아야 하는 곳은 결코 아닙니다. 방사능 관련, 안전한 지역입니다.

2019.2.21. 07:10

질문 단호하게 말씀 해주시니 신뢰가 너무 가요. 저희 가족 이 문제로 너무 많은 고민 중이에요. 와이프도 걱정을 하구요. 아이가 걱정 되서 방사능 관련해서 너무 다들 위험하시다고만 하셔서 그게 가짜 뉴스든 아니든 사람이 불안해지더라구요. 혹시나 혹시나 하는 생각에. 정말 조언 감사합니다.

2019.2.21. 21:36

제4부

라돈 침대는 안전한가요?

제1화

라돈, 폐암을 일으키나요?

2018. 1. 5. 18:10
방사선 방호 이야기 시리즈 제18탄(https://blog.naver.com/radsafe/221178607140)

숨을 쉴 때 폐 깊은 곳까지 들어간 라돈 가스는 방사선을 세포에 직접 쏴 폐암을 유발하고 고체로 변해 폐에 그대로 축적됩니다. 올해부터 환경부는 주택의 라돈 권고 기준을 ㎥당 200Bq로 정했습니다. 다중이용시설 기준보다 느슨하고 외국이나 국제보건기구 기준보다도 못합니다. 이런 상황을 감안해 환경부는 라돈의 권고기준을 재검토하겠다고 밝혔습니다.

위와 같은 일부 언론 보도 내용에 대해 팩트체크를 해 봅니다.

라돈은 대표적인 자연방사선 중의 하나입니다.

자연방사선들 중에서 우리에게 가장 많은 방사선량을 주고 있습니다.

자연방사선은 제2부 제15화에서 이미 알아보았듯이 크게 우주방사선, 지각방사선, 음식물방사선 그리고 라돈 이렇게 네 부분으로 나누어져 있습니다.

지각방사선이라고 하는 땅 속에 들어 있는 우라늄-238과 토륨-232가 각각 붕괴하면 기체 상태로 공기 중에서 돌아다닐 수 있는 라돈(Rn-222)과 토론(Rn-220)이 만들어집니다.

따라서, 주택 같은 건축물의 벽 또는 바닥 구조물이나 건물 아래 흙 속에 들어 있는 우라늄-238과 토륨-232는 일정한 시간이 지나면 라돈과 토론 기체가 되어 건물안 공간으로 들어오게 되고, 우리가 그 공간에서 숨을 쉴 때 폐로 들어와서 내부피폭을 일으키게 됩니다.

라돈과 토론에서는 모두 알파선이 나옵니다. 따라서, 공기중에서 5cm

정도밖에 못 날아가는 알파선은 인체 피부를 뚫고 들어오지도 못하기 때문에 외부피폭은 일어나지 않습니다.

한편 라돈은 반감기가 3.8일이지만 반면에 토론은 반감기가 약 1분 정도로 매우 짧아서 생겨나자마자 곧바로 자연적으로 사라진다고 볼 수 있습니다.

따라서, 침대 위에 누워 있는 것 같이 라돈과 토론이 생겨나는 건물의 바닥이나 벽면에서 약간만 떨어져 있어도 토론의 농도와 그에 따른 선량은 무시할 수 있을 정도로 금방 낮아지게 됩니다.

하지만, 침대를 사용하지 않고 오랜시간 동안 바닥에 누워서 있거나 또는 잠을 자는 경우에는 토론의 농도와 그에 따른 내부피폭 방사선량을 무시할 수 없게 됩니다.

한국원자력안전기술원(KINS)이 2009년에 실제 측정하고 평가한 결과에 따르면, 우리나라 사람들이 평균적으로 일 년에 받는 자연방사선량 3.1밀리시버트의 약 45%에 해당하는 1.4밀리시버트 정도를 라돈에 의해서 받고 있습니다.

그럼, 라돈 농도에 대한 국제기구들의 권고 기준에 대해 알아봅니다.

우선 세계보건기구(WHO)는 2009년에 발간한 "실내 라돈 핸드북"에서 실내 라돈 농도 관리를 위한 기준으로 연평균 농도를 평방미터(㎥)당 100Bq로 정하면서, 동시에 어떤 나라의 고유한 특성과 사정으로 인해 100Bq로 정하지 못할 경우에는 100Bq을 초과해서 정할 수 있으나 최대 300Bq은 넘지 않을 것을 권고하고 있습니다.

국제원자력기구(IAEA)는 2014년에 발간한 "국제방사선안전기준"에서 실내 라돈 농도 관리를 위한 기준을 정할 때 각 나라의 경제적 및 사회적 조건들을 감안해서 정하되, 연평균 농도가 ㎥당 최대 300Bq은 넘지 않을 것을 권고하고 있습니다.

국제방사선방호위원회(ICRP)는 2014년에 발간한 제126번 보고서

ICRP Pub. 126 "라돈 방사선방호"에서 실내 라돈 농도 관리를 위한 기준을 정할 때, 경제적 및 사회적 조건들을 고려해서 연평균 농도를 ㎥당 100 내지 300Bq 범위 내에서 합리적으로 달성가능한 낮게 정할 것을 권고하고 있습니다.

위와 같은 세 국제기구들의 권고를 종합해 보면, 라돈 농도 관리기준은 각 나라의 경제적 및 사회적 조건들을 감안해서 정하되, 연평균 농도를 ㎥당 100 내지 300Bq 범위 내에서 합리적으로 달성가능한 낮게 정할 것을 권고하고 있다고 할 수 있습니다.

KINS가 1990년대부터 최근까지 조사한 결과에 의하면, 우리나라 전체 가옥 실내 평균 라돈 농도는 ㎥당 약 50베크렐입니다. 최대 농도는 ㎥당 약 1,350베크렐입니다. 그리고 WHO, IAEA 그리고 ICRP가 제시하는 국제적 관리 기준인 ㎥당 300베크렐을 넘는 비율이 전국 가옥의 약 0.8% 정도입니다.

그러면, 다음은 이와 같은 라돈 농도가 얼마나 많은 방사선량을 가져다주는 가에 대해 알아봅니다.

제2부 제15화에서 알아본 바와 같이 ICRP는 최근에 최신 과학적 모델과 데이터를 사용해 라돈 내부피폭 선량계수를 새롭게 평가했고, 그 결과를 제137번 보고서 ICRP Pub. 137 "직무 내부피폭 제3부"에 담아 2018년 초에 발간했습니다.

다음은 이와 같이 ICRP가 새롭게 제시한 라돈 내부피폭 선량계수인 6.7E-06mSv per Bq h m^3에 근거해서 평가한 농도와 선량과의 관계표입니다.

라돈 농도 (Bq/㎥)	라돈 내부피폭 방사선량 (mSv)	
	주 택 (연 7,000시간 기준)	직 장 (연 2,000시간 기준)
10	0.47	0.13
50	2.3	0.67
100	4.7	1.3
200	9.4	2.7
300	14	4
500	24	7
1,000	47	13
2,000	94	26

실내 라돈 연평균 농도가 ㎥당 300베크렐인 주택에서 거주하는 경우에 받는 내부피폭선량은 일 년에 약 14밀리시버트 정도가 되는 것을 알 수 있습니다.

또한, 이 ICRP의 새로운 선량계수를 적용해서 라돈 선량을 재평가한다면, 우리나라 사람들이 평균적으로 받는 라돈 선량은 연간 1.4밀리시버트에서 2.3밀리시버트로 약 0.9밀리시버트가 증가하므로 결국 우리나라 사람들은 평균적으로 일 년에 자연방사선으로부터 약 4밀리시버트를 받으면서 살고 있다고 할 수 있습니다.

마지막으로, WHO에 의하면 라돈은 흡연 다음으로 두 번째로 폐암을 일으키는 원인입니다. 전체 폐암의 3 내지 14% 정도가 라돈 때문에 발생한 폐암입니다. 라돈 평균 농도가 ㎥당 100베크렐이 증가하면 폐암이 발생할 확률이 약 16% 증가하는 것으로 보고 있습니다.

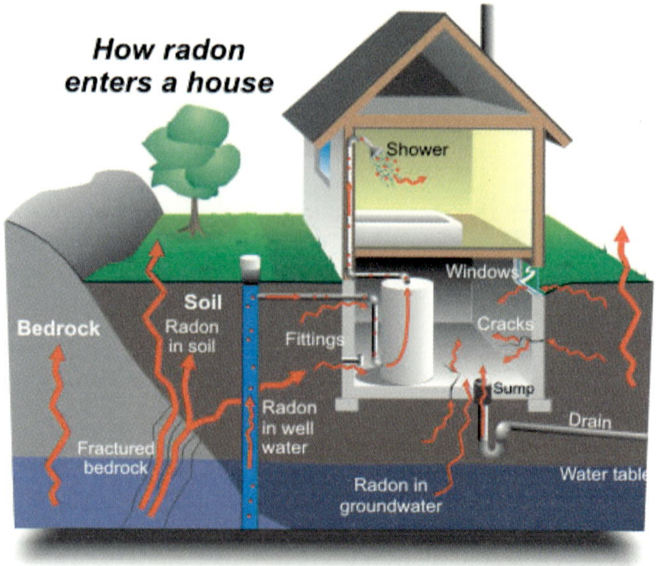

땅속에 있는 우라늄이 라돈 가스가 되어 집 안으로 스며 들어올 수 있는 경로들

댓글

질문 질문이 있는데, 라돈 방사능을 없애기 위해선 환기를 자주 시키라는 것이 권고사항인데요. 환기 후 반감되었던 라돈 방사능 수치가 다시 올라간다면 이는 어떻게 설명해야 하나요? 2018.1.5. 18:32

답글 환기 이후에도 곧바로 다시 라돈 수치가 올라가는 경우에 대해서는 다음과 같이 생각해 볼 수 있습니다. 먼저 바닥 또는 벽에서 지속적으로 많은 양의 라돈이 생겨서 방안으로 나오는 경우입니다. 둘째, 측정기와 연관된 경우입니다.

라돈 농도 측정법에는 두 가지가 있습니다. 능동형(active) 측정기와 수동형(passive) 측정기입니다. 능동형은 라돈 농도 수치를 측정기에 바로 표시해 주기 때문에 현장에서 직접 수치를 알 수 있습니다. 수동형은 현장에서 일정 기간동안 라돈 농도를 누적하고 있는 것을 판독기가 있는 실험실로 회수한 후 판독해서 농도를 알아내는 방법입니다. 일정 기간 누적된 농도의 평균값을 알 수 있습니다. 능동형 측정기는 온도와 습도 변화, 공기 안 먼지의 영향, 측정기 정전기 발생, 라돈 포화, 라돈 자핵종인 폴로늄-210의 간섭 등 다양한 요인들의 영향으로 사실 정확한 값을 제시하는 것이 조금 어렵습니다.

따라서 환기 이후에 곧바로 농도가 다시 올라간다면 계속 라돈이 새로 유입될 가능성을 검토해 보거나 또는 다른 능동형 측정기로 측정해 보거나 수동형 측정기로 측정해서 값들을 상호 비교해 볼 필요가 있습니다. 2018.1.6. 08:25

질문 안녕하세요. 지은지 3년된 푸르지오 살고 있구요. 내년에 반도 유보라 입주 예정인데 아기들이 있어서요. 헌 집도 라돈수치가 높을 수 있다더라구요. 새 집은 일본에서 고철이나 폐자재 수입한 걸로 집을 지었다 해서 너무 무섭습니다. 전 더 이상 새집 안가고 싶은데 신랑은 막무가내구요. 직접 집을 지어야 하나요?ㅠ 저희는 울산살구요 타지로 이사가고 싶은데 신랑은 다 싫다 그러네요. 전 엄마라 아이들 건강이 우선인데ㅠ 어떻게 생각하시는지 궁금해서요. 2018.2.21. 10:11

답글 네, 일본에서 고철이나 폐자재 등을 수입해서 아파트를 짓는다는 등 방사능 오염 가능성이 있다는 이야기들이 아기 엄마들이 주로 많이 모이는 인터넷 카페 등에서 얘기되고 있는 것을 잘 알고 있습니다.

하지만 제 의견으로는 그러한 얘기는 과도한 걱정이라고 봅니다. 고철의 경우, 후쿠시마 사고 직후 일부 수입한 적이 있었던 것은 분명합니다. 하지만 그 고철이 방사능에 오염이 되어있는지 여부를 지금 모든 제철 회사에 설치 운영하고 있는 방사능 감시기로 오염 검사를 실시하고 있어서 방사능에 오염된 철근이 아파트 건설에 사용되는 가능성이 원천 차단되고 있습니다.

그럼에도 정 불안하시다면, 요즘 시중에서 개인 휴대용 방사능 측정기를 십수 만원에서 수십만원 정도의 비용으로 손쉽게 구입할 수도 있습니다. 그런 측정기를 하나 구입해서 늘 생활 주변 공간에서 방사능을 직접 측정해서 확인해 보는 것도 한 방법이 될 것입니다. 하지만 분명한 것은 제 생각에는 그렇게까지 염려 안하셔도 무방합니다.

라돈은 아파트에 거주하는 분들은 전혀 걱정할 이유가 없습니다. 땅 밑에서 주로 새로 생겨 집안으로 들어오는 것이 없을 뿐만 아니라 구조상 충분히 환기가 잘 되기 때문입니다. 한국원자력안전기술원이 전국 가옥 라돈 농도 조사를 수행했을 때에 이미 오래전에 확인한 사항입니다.

결론적으로 내 아이를 방사능 피해로부터 안전하게 보호해야 하겠다는 그 간절한 마음은 조금 짐작할 수 있지만, 제 생각에는 비현실적으로 과도하게 공포감과 두려움을 갖는 것은 바람직하지 않다고 봅니다. 조금 더 방사능의 실체에 대해 스스로 파악해 보시고 스스로 판단해 보시길 권해 드립니다.

2018.2.21. 14:18

질문 네 소중한 말씀 감사드립니다. 마음이 조금 편안해졌습니다. 새 아파트 들어가는게 마음이 안 좋았는데, 어느 정도는 내려놓아야 하는 것 같네요..

2018.2.21. 19:26

질문 그동안 아파트 1층 생활하면서 바닥에서 잔지가 4년째네요. ㅠ 침대 꼭 사야겠네요. 혹시 매트리스만 사서 자도 괜찮을까요?? 아니면 엄청 두꺼운 이불을 여러 장 덮어 5-7 cm 정도 높이로 만들고 자는 건 효과가 있을지요?.. 라돈에 대해서 안 지는 얼마 안되어서 최근엔 침대 살 계획하면서 아침저녁으로 환기 자주 해주고 있습니다. 저희집은 겨울에도 환기를 자주 하는 편이였는데 그래도 문 꼭 닫고 1층 바닥에서 자는 것보다는 좀 나았으려나요??ㅜㅜ 2018.2.24. 16:20

답글 네, 아파트 1층이라면, 가급적 침대 생활을 하시는 것이 좋을 것으로 봅니다. 물론 두껍게 요를 깔고 생활하는 것도 도움이 될 것으로 봅니다. 환기가 제일 중요하구요. 그런데, 어느 지역에서 사시느냐가 가장 중요합니다. 즉 땅 밑에 우라늄과 토륨이 가급적 덜 들어있는 지역이 바람직합니다. 2018.2.24. 17:48

질문 지역은 경기도 수원이구요, 위험지역인지는 잘 모르겠네요. ㅜㅜ 지금 다시 보니깐 집이 땅이랑 30센치 정도 떨어져 있는 것 같아요!! 밑에 공간이 있어 고양이들도 그 안에서 자고 그러네요. 그럼 더 좋은 거죠? 2018.2.24. 19:38

답글 네, 수원 지역은 우리나라에서 가옥 라돈 농도가 높은 지역에 해당하지 않습니다. 지표면에서 떨어져 있으면, 당연히 라돈이 실내로 유입될 가능성이 훨씬 낮아집니다. 2018.2.25. 04:35

질문 안녕하세요. 선생님 글 잘 읽었습니다. 아파트 4층이고, 아기와 함께 침대아닌 바닥에 목화요를 깔고 자는데 라돈 위험할까요? 침대랑 바닥이랑 라돈 수치가 새벽에 차이가 좀 난다고 본 적이 있는데 맞는지, 침대생활을 하는게 라돈으로부터 안전할까요? 답변 부탁드립니다. 감사합니다. 2018.5.11. 00:58

답글 네, 아파트 4층이라면, 바닥에 깔린 목화요 위에서 자는 경우와 침대 위에서 자는 경우가 라돈 피폭 관점에서는 별다른 차이점은 없을 것으로 봅니다. 하루 24시간 기간 동안 실내 공기중 라돈 농도가 시간대별로 차이가 나는 현상은 아파트가 아닌 단독주택의 경우와 같이 아래쪽 즉 땅쪽 즉 방바닥쪽에서 라돈이 지속적으로 유입되는 경향이 있는 경우에 해당된다고 할 수 있습니다. 우리나라 대부분 지역에 있는 대부분의 아파트에서는 라돈 피폭에 대한 안전 문제를 걱정할 만큼 그 농도가 높지 않습니다. 2018.5.11. 06:27

질문 안녕하세요... 오늘 이 블로그를 알게 되서 차분히 읽고 있는데 다른 분들과 다르게 이해하기 쉽게 써주셔서 무지한 저도 이해하면서 읽고 있습니다... 유익한 글 감사드립니다... 저는 요즘 문제가 되는 대진침대 사용자입니다... 네이버 카페는 소송 중심이고 다음카페는 다들 우왕좌왕이고 저도 이 상황이 어떤 상황인지 인지가 안되다가 며칠전부터 이곳저곳 전화를 해보고 문제가 라돈이 아니라 방사능이라는 결론이 나왔습니다... 그래서 방사능 측정하는 사설업체에 측정을 의뢰해 놓은 상태입니다...
이렇게 댓글을 다는 이유는 제가 모르는 분야인지라 사설업체에 검사하러 오면 요청해야 할거나 질문해야 할게 어떤 것이 있는지 알고 싶구요... 선생님의 전문가적 견해로 이 사태가 어느 정도의 심각성인지 듣고 싶습니다...
선생님의 답변은 저와 몇 명만 공유할겁니다.... 바쁘신데 이렇게 무례하게 질문드려 죄송합니다... 2018.5.13. 11:30

답글 우선 그 업체가 사용하는 측정기의 제품명을 알아 놓아야 합니다. 그리고 그 측정기에 국가표준기관에서 발행한 날짜가 유효한 교정(calibration) 필증이 부착되어 있는가를 확인하시기 바랍니다. 그리고 나서, 다음 사항들을 확인해 보시길 바랍니다.
1. 라돈(Rn-222)과 토론(Rn-220)을 서로 구별해서 측정할 수 있는가?
2. 라돈 또는 토론의 농도를 측정하는 데에 있어 라돈 또는 토론의 자핵종들의 간섭을 배제시켜서 라돈 또는 토론의 농도 만을 측정할 수 있는가?
그리고 나서 한 가지 더 시도해 본다면,
환기를 완전히 하고 난 이후에 또는 환기를 하고 있는 상태에서 다시 측정을 해 보았을 때 분명하게 라돈 또는 토론 농도 값이 내려가는 지를 확인해 보는 것도 좋겠습니다. 만일 내려가지 않는다면 자핵종들의 간섭을 받는다는 것으로 해석될 수 있습니다. 이렇게 되면 정확한 라돈 또는 토론 농도 측정이 이루어질 수 없습니다.
이번 사건의 심각성은 무엇보다도 우리 주변의 생활용품과 건강보조제품에 방사성물질을 즉 토륨 함량이 매우 높은 모래의 일종인 모나자이트라고 하는 광물질을 무분별하게 사용하는 경향에 있다고 봅니다. 방사선은 천연이건 인공이건 상관없이 우리 신체에 에너지를 많이 주면 우리 신체에 해로운 영향이 발생할 수 있습니다. 따라서, 이른바 음이온 발생 제품을 생산하기 위해 모나자이트를 사용하는 것은 이제 더 이상 하지 않는 사회가 되어야 할 것입니다.
그나마 한 가지 다행스러운 것은 선량 평가 결과가 비교적 낮게 나왔다는 것입니다. 우리 소비자들에게 실질적인 해로운 건강 영향은 없을 것으로 보이는 것이 다행스러운 면입니다. 2018.5.13. 16:49

질문 친절한 답변 감사드립니다. 하루빨리 이 악몽에서 벗어나고 싶네요~ 현재 열흘 정도 지나보니 카페는 누굴 믿어야할 지 모르는 상황입니다. 라돈아이측과 변호사측에서 불안감 조성을 하고 있다는 의견도 있습니다. 몇몇이 모여 따로 의견교환 중인데 다들 비전문가라 불안감만 높아지는 상황입니다ㅜㅜ 선량평가결과가 낮게 나왔다는 말씀은 라돈수치가 기준치 이하라고 발표된 내용을 말씀하시는 건지요? 선량평가결과가 무슨 의미인지 몰라서요. 전공 분야도 아니구 졸업한 지도 오래 되서 이해력이 급감이네요ㅜㅜ 죄송한 부탁이지만, 검사 후에 수치나오면 검토해 주실 수 있으세요? 카페는 더이상 믿을 사람이 없는 상황이어서요. 2018.5.14. 00:24

답글 아참, 너무 기본적인 것이어서 위 답에서 한 가지 언급 안한 것이 있는데요. 대상 시료를 측정하기 전에 그 공간에서 시료가 없는 상태에서 측정을 먼저 해서, (이 값이 백그라운드 즉 배경준위 입니다.) 백그라운드 값을 확보해 놓아야 합니다. 그리고 나서 시료를 그 공간에 갖다 놓고 측정을 같은 방식을 적용해서 실시해서 측정값을 얻은 후, 이 측정값에서 앞에서 확보해 놓은 백그라운드 값을 빼야만 그 시료에 대한 측정값을 얻을 수 있습니다. 이렇게 백그라운드 값을 먼저 측정하는 지 안하는지 그리고 이 백그라운드 값을 어떻게 활용하는 지를 살펴보는 것이 좋겠습니다. 2018.5.14. 06:36

질문 답변 감사드립니다. 방사능 수치와 라돈 수치를 측정해서 제가 인지하고 있어야 앞으로 건강을 어떻게 챙길지 어떻게 살아가야할 지 구체화 될 것 같아서요... 바쁘실텐데 다시 한번 머리 숙여 감사드립니다... 행복한 하루보내세요... 2018.5.14. 07:44

질문 안녕하세요. 17평형 아파트 4층에 살고 있어요. 평소에 환기는 자주 시키고 창문도 열어놓고 살아요. 라돈아이를 구매해서 설명서대로 측정했는데 0.08(환기했을 때)~0.80 피코큐리(새벽)가 나와요. 바닥에 두고 해보고 책상위에 올려두고 측정도 해봤어요. 측정한 건 3일 정도 켜놓고 계속했는데 주기적으로 3개월 정도 꾸준히 켜놓고 측정하는게 정확한가요? 일부 아파트에 라돈수치가 높은걸 TV 프로그램에서 본적이 있었는데 가정집에서 라돈외에 다른 방사능 종류는 없나요? 2018.6.3. 17:42

답글 우리나라 전국 전체 가옥에서의 라돈 평균 농도는 입방미터당 55 베크렐 (=약 1.5 피코큐리/리터)입니다. 라돈아이는 라돈과 토론을 구별해서 각각 측정할 수는 없습니다. 연속 측정하는 경우 펌프가 없어서 과대평가하는 경향이 있습니다. 정상적인 경우 가정집에는 라돈 이외에는 없습니다. 다만, 음이온 제품이라고 광고하는 제품에는 모나자이트가 들어있을 수 있고 여기에서 토론이라는 천연 방사능 기체가 공기중으로 나올 수 있습니다. 2018.6.3. 18:08

질문 네, 답변 감사합니다.~~ 2018.6.3. 18:19

질문 안녕하세요. 읽어보니 이해가 어느 정도 생기네요. 연관돼서 궁금한 게 생겼는데요. 방사능 시멘트라는 말 들어본 적 있으세요? 일본에서 쓰레기를 수입해 시멘트에 섞어 만든다는 얘기들이 있었습니다. 일본 지진 이후에도 수입된 걸로 나와 방사능 우려도 있었구요. 그래서 몇 년도 이후에 만들어진 건물들은 위험의 소지가 있다는 말들이 돌았습니다. 이에 대해 아는 바가 있으신가요? 2018.7.19. 09:56

답글 네, 후쿠시마 원전 사고가 난지 3-4년 후인 지난 2014-15년도 경에 그런 의혹을 언론에서 보도한 적이 있었던 것으로 알고 있습니다. 그 이후 여러 경로를 통해 우리나라에서는 실제로 그러한 방사능에 오염된 시멘트는 생산되지 않은 것으로 확인된 것으로 또한 알고 있습니다. 그러한 의혹이 제기되었던 것은 그 당시 시멘트 제조에 사용되는 일부 재료가 일본에서 수입된 것이 있었기 때문인 것으로 알고 있습니다. 2018.7.19. 20:12

질문 네 감사합니다. 일본에서 수입한 재료로 만들긴 했으나 방사능에 오염된 시멘트는 없었다는 말씀이신거군요. 2018.7.19. 20:31

답글 그렇습니다. 2018.7.19. 20:58

질문 라돈 매트리스를 비닐커버로 씌우고 사용하면, 라돈이 폐로 들어가는 것은 막을 수 있지만, 방사선 조사는 막을 수 없다는 거지요? 몸에 밀착해서 사용하는 침대같은 경우요. 2018.8.15. 16:04

답글 방사선 조사도 막을 수 있습니다. 왜냐하면 라돈 매트리스에서 나오는 방사선은 알파선이고 알파선은 비닐 두께를 뚫고서 날아가지 못하기 때문입니다. 매트리스 위에 시트나 요를 깔고 사용했다면 알파선은 이러한 것들도 투과하지 못하므로 몸에 도달하지 못합니다. 방사선은 어떤 종류의 방사선이냐에 따라 그 성질이 매우 다릅니다. 2018.8.15. 21:18

질문 저희집도 소형아파트 2층이긴 한데 혹시 침대없이 바닥에서 자면 방사능 오염량이 많아진다는 뜻인가요? 그러면 약간 두꺼운 이불은 괜찮을까요...? 수파없이 바닥생활 하는 것도 안 좋은가요... 윗 댓글에 콘크리트 스탠드 옷걸이 말씀하셨는데 일반행거 말씀하시는 건가요... 행거에서도 방사능이 나오는가요?? 그리고 궁금한 게 있는데 염소제거 필터 사려 하는데 아류산칼슘이라고 염소제거볼이 있더라구요. 혹시나 방사능이 나올지 걱정돼서 그런데 거기에 모나자이트 같은 게 들어갈 수 있는지 궁금합니다... 그리고 일각에서는 삼다수도 제주도 암반수라 방사능 오염되었다는 말이 있던데 너무 걱정돼서 이렇게 댓글 남깁니다... 2018.8.21. 09:53

답글 네, 아파트 2층인 경우에는 땅과 직접 붙어있지 않기 때문에 흙에서부터 생겨서 방바닥을 거쳐 방안 공기로 올라오는 라돈은 특별히 높을 이유가 없습니다. 물론 방바닥 재료 자체에서 생겨나는 라돈과 토론이 있으므로 바닥에서 떨어질수록 라돈의 농도가 낮아지는 것은 맞으므로, 침대 생활을 하는 것이 바닥에서 자는 것보다는 라돈 방사선피폭을 낮추는 데에는 도움이 된다고 볼 수 있습니다. 소파에서 생활하는 것과 침대생활 하는 것은 두 경우 모두 바닥이나 벽면에서 어느 정도 떨어진 위치이기 때문에 큰 차이가 없을 것으로 봅니다.
또한, 생활습관의 차이에서 오는 라돈 피폭 크기 차이보다는 근본적으로 가옥이 어느 위치에 있느냐가 라돈 피폭량을 더 크게 좌우한다고 봅니다. 즉 가옥이 위치한 지점의 땅 속에 들어있는 우라늄과 토륨의 함량이 어느 정도인가가 더 주요한 요인이라는 의미입니다. 정상적인 보통의 경우라면, 콘크리트 또는 스테인레스 제품에 방사능은 없습니다. 다만, 콘크리트나 스테인레스가 방사능에 오염되는 경우는 매우 드문 특수한 경우입니다.

아류산칼슘은 $CaSO_3$ 화합물로서 이 또한 정상적인 경우라면 방사능이 들어있지 않습니다. 모나자이트를 고의적으로 집어넣었는지 아닌지는 측정을 해 보아야 알 수 있을 것입니다.

제주도 삼다수는 우려할만하게 방사능에 오염되어 있지 않습니다. 제주도 토양은 다공성인 화산토로서 1950-60년대 지상 핵실험 때 만들어진 세슘-137이 육지 토양보다 다소 높은 농도로 들어있는 것은 맞지만, 그 농도가 매우 낮은 수준입니다. 사실 태평양 바닷물과 한강물을 포함한 이 지구상의 모든 물과 토양에는 이 세슘-137이 매우 낮은 농도 수준으로 들어있습니다. 삼다수 방사능 오염을 걱정할 이유가 전혀 없습니다. 혹시 라돈 오염을 생각하신다면, 라돈은 기체이므로 삼다수를 생산하는 과정에서 공기중으로 빠져 날아갑니다.

2018.8.21. 20:05

질문 일본 방사능 때문에 제주도까지 오염된 걸로 아는데 걱정할 수준은 아니였나 보군요... 침대를 다시 사야할 것 같습니다... 답변 감사드립니다:)

2018.8.21. 20:56

답글 네, 침대 생활을 하는 것이 더 유리합니다. 제주도는 일본 후쿠시마 사고 방사능과는 전혀 상관이 없는 곳입니다. 2018.8.21. 21:55

질문 라돈을 줄이는 방법은 환기랑 또 무엇이 있나요? 2019.3.6. 22:42

답글 라돈을 많이 발생시키는 물질 즉 우라늄과 토륨이 집의 구조물에 포함되지 않도록 하는 것이 필요하고(예를 들면 석고보드를 사용하지 않는 것, 음이온 제품을 사용하지 않는 것 등), 또한 땅속에는 우라늄과 토륨이 들어있으므로 일반 주택의 경우에는 땅에서 집안으로 공기가 유입되지 않도록 잘 차단하는 것이 필요합니다. 2019.3.9. 21:40

라돈이 무엇인가요? 얼마나 위험한가요?

2018. 11. 24. 12:15
방사선 방호 이야기 시리즈 제21탄(https://blog.naver.com/radsafe/221405177025)

이 글에서는 라돈에 대한 팩트를 종합적으로 정리해 봅니다.

1. 라돈은 자연에서 생기는 방사능 기체이다. 가옥, 학교 또는 직장 등 모든 건물의 실내 공간에 존재한다. 냄새, 색깔 또는 맛이 없다. 우리가 숨을 쉬는 모든 공기 속에 들어 있다. 땅속에서 지하수와 같은 물에 녹아 들어갈 수 있다.

2. 대리석이나 화강암 같은 자연에 존재하는 모든 종류의 암석 또는 흙에 들어 있는 우라늄(U-238)과 토륨(Th-232)에서 라돈이 만들어진다.

3. 우라늄에서 만들어지는 라돈(Rn-222)을 보통 라돈이라고 부르고, 토륨에서 만들어지는 라돈(Rn-220)은 특별히 구별해서 토론이라고 부른다. 우라늄에서 만들어지는 라돈과 토륨에서 만들어지는 토론은 둘 다 라돈이지만 그 특성은 매우 다르다. 예를 들면, 반감기가 라돈은 3.8일이지만 토론은 1분 정도이다. 물론 인체 위해성도 서로 다르다.

4. 라돈은 땅속에서 만들어져서 공기 중으로 나오거나 또는 건물의 실내 공간으로 스며 들어온다. 또한, 물 또는 건축자재에서 만들어져서 실내 공간으로 나올 수 있으나 땅에서 만들어져 건물 안으로 들어오는 라돈에 비하면 그 양은 매우 작다.

5. 실외 공간에서는 라돈은 기체이므로 매우 빠르게 퍼져 나가서, 공기중

라돈 농도는 매우 낮아지므로 보통 문제가 되지 않는다. 실외 공간에서 평균 라돈 농도는 입방미터당 5~15베크렐(Bq/m^3) 정도이다. 하지만, 어떤 곳에서는 입방미터당 1베크렐(Bq/m^3) 정도이지만, 다른 곳에서는 입방미터당 100베크렐(Bq/m^3)에 이르기도 한다. 나라마다 지역마다 차이가 매우 크다.

6. 하지만, 실내 공간에서는 라돈 농도가 높아질 수 있다. 특별히 광산, 동굴 또는 수처리 시설과 같은 장소에서는 라돈 농도가 매우 높아질 수 있다. 보통 가옥, 학교 또는 사무실과 같은 공간에서 평균 라돈 농도는 입방미터당 10~10,000베크렐(Bq/m^3) 정도로 매우 다양한 분포를 보이고 있다.

7. 우리나라 가옥 실내 공간에서의 평균 라돈 농도는 입방미터당 55베크렐(Bq/m^3) 정도이다. 전 세계 실내 공간에서의 평균 라돈 농도는 입방미터당 50베크렐(Bq/m^3) 정도이다. 하지만, 실내 공간에서의 평균 라돈 농도가 입방미터당 100베크렐(Bq/m^3)이 넘는 나라도 있다.

8. 라돈은 알파선을 내 놓으면서 스스로는 자핵종이라고 하는 다른 방사성입자가 된다. 우리가 코로 숨을 쉬면 폐로 들어가는 공기가 흐르는 통로인 기도와 폐 세포에 생겨난 자핵종인 방사성입자가 달라붙는다. 그 결과 폐 세포에 많은 에너지를 전달하면 폐 세포의 DNA가 변형될 수 있고 이로 인해 폐암이 생길 수 있다.

9. 라돈은 흡연 다음으로 두 번째로 폐암을 일으키는 원인 물질이다. 라돈 농도가 높은 광산에서 일하는 광부들로 인해 라돈이 폐암을 일으킨다는 것을 20세기 초반에 처음 알게 되었다.

10. 어느 한 나라에서 전체 폐암의 3% 내지 14% 정도는 라돈에 의한 폐암이다. 국가 전체 평균 라돈 농도와 흡연의 정도에 따라 비례해서

달라진다.

11. 흡연자는 비흡연자보다 라돈에 의한 폐암 발생 위험성이 약 20배 정도 크다. 입방미터당 100베크렐(Bq/m^3)의 라돈 농도에서 평생을 사는 경우에 비흡연자의 경우에 폐암 발생률이 라돈에 의해 0.4%에서 0.5%로 0.1%가 증가하나, 흡연자의 경우에는 폐암 발생률이 라돈에 의해 10%에서 12%로 2%가 증가한다.

12. 실내 공기중 평균 라돈 농도를 낮추면 그에 비례해서 폐암의 발생 위험은 감소한다. 따라서, 라돈 농도는 합리적으로 달성가능한 낮게 유지하는 것이 바람직하다.

13. 라돈에 의해 우리 인체에서 발생할 수 있는 암으로 지금까지 밝혀진 것은 폐암이 유일하다.

14. 세계보건기구(WHO)와 국제방사선방호위원회(ICRP)는 각 나라마다 지반 속에 들어 있는 우라늄과 토륨의 함량이 달라서 라돈 농도가 서로 다르다는 특성을 감안하고 라돈에 의한 폐암 발생 위험성을 고려해서, 실내 라돈 농도를 입방미터당 100 내지 300베크렐(Bq/m^3) 이하가 되도록 관리하는 것을 권고하고 있다.

15. 연평균 농도가 입방미터당 300베크렐(Bq/m^3)이면, 가정에서는 일년에 약 14밀리시버트(mSv) 그리고 직장에서는 약 4mSv의 방사선량을 받는 것에 해당한다.

16. 기존 또는 신축 건물에서 라돈 농도를 낮출 수 있는 실용적이고 효과적인 방법이 잘 개발되어 있다. 지반을 이루는 흙과 암석 종류로 인해 라돈 농도가 상대적으로 높은 지역에서는 건물 내 라돈 농도를 낮추기 위한 조치를 취하는 것이 바람직하다.

17. 라돈 방사능 기체에 의한 피폭은 대부분 집에서 일어난다. 집안에서는 보통 지하실과 같이 땅에 가까운 위치에 있는 공간에서 상대적으로 라돈 농도가 높다. 집안 라돈 농도는 다음 요소들에 의해 결정된다.

① 가옥 또는 아파트 아래 지반을 이루는 암석과 흙에 들어 있는 우라늄 함량

② 흙에서 생긴 라돈이 집안 공기로 유입될 수 있는 경로가 있느냐 없느냐 (예: 바닥의 갈라진 금, 바닥과 벽체 사이 틈, 파이프 또는 케이블 관통구, 블록집의 경우에는 블록 내의 작은 공기 구멍, 하수구 또는 배수구)

③ 방안 공기가 환기되는 정도, 환기하는 습관, 가옥의 밀폐성

18. 라돈 농도는 같은 마을에서도 집집마다 다 다르다. 또한 어떤 한 집에서도 계절마다 다르고, 날마다 다르며, 또한 하루 중에도 낮과 저녁 등 시간대마다 달라진다.

19. 이와 같이 라돈 농도는 변화가 심하기 때문에 반드시 연간 평균 농도를 파악해서 위험성을 평가해야 한다. 따라서, 실내 공기중 라돈 농도는 최소 3개월 이상 연속 측정해서 평균한 값을 측정하는 것이 바람직하다. 장기간에 걸쳐 누적해서 측정해서 그 결과를 평균하는 수동형 라돈 측정 방법을 이용하면, 보다 정확한 라돈 농도 측정과 선량 평가를 할 수 있다.

20. 우라늄 또는 토륨이 들어 있는 함량이 상대적으로 높은 광물질들이 있다. 그 대표적인 것이 모나자이트이다. 다른 보통의 광물질에 비해 모나자이트는 토륨이 들어 있는 함량이 상대적으로 높다. 따라서, 모나자이트를 넣은 매트리스에서 나오는 방사능 기체는 대부분 토론이다.

21. 우리는 어른이건 아이이건 누구나 자연에 있는 방사선으로부터 에

너지를 받으면서 살고 있다. 우리나라 사람이 자연에 있는 방사선으로부터 일 년 동안에 받는 에너지 총량 즉 방사선량은 평균적으로 약 3밀리시버트 정도이다. 이 선량의 절반 이상을 라돈으로부터 받고 있다.

22. 토론은 반감기가 1분 정도로 매우 짧아 토론이 발생하는 지점 즉 표면으로부터 10센티미터를 떨어지면 표면에서의 토론 농도의 1/5로 감소되고, 50센티미터 이상 떨어지면 토론은 거의 모두 자연스럽게 사라져서 없어진다.

23. 하지만, 라돈은 반감기가 3.8일 정도로 다소 길기 때문에 라돈이 발생하는 표면으로부터 거리가 멀어짐에 따라 그 농도가 감소하지만, 실내 공기 중에 어느 정도 넓은 범위까지 라돈은 퍼져 나갈 수 있다.

24. 따라서, '라돈 농도를 측정한 지점이 표면으로부터 얼마나 떨어져 있느냐'는 라돈 또는 토론의 농도를 측정할 때에 매우 중요한 변수 중의 하나이다.

25. 현재 시중에 유통되고 있는 라돈아이는 라돈과 토론을 구분해서 측정하지 못하고 라돈과 토론을 모두 한꺼번에 측정한다. 라돈아이의 또 한 가지 특성은 공기를 흘러가게 하는 에어 펌프가 없어서 측정 결과가 누적되는 경향이 있어서 계기판에서 지시하는 측정값의 변화가 매우 천천히 일어나므로, 한 측정과 다음 측정 사이에 충분한 시간 여유를 가지고 측정하는 것이 바람직하다.

26. 측정한 값이 라돈 농도 값인지 아니면 토론 농도 값인지에 따라서 그 결과로 평가되는 방사선량은 약 2배 정도 차이가 난다. 즉 라돈이 토론보다 2배 정도 더 위험성이 크다.

27. 따라서, 라돈 또는 토론을 측정할 때에는 무엇보다도 올바른 측정기

를 사용해서 올바른 측정 방법을 적용하고, 측정한 값이 라돈 농도인지 또는 토론 농도인지 명확히 하는 것이 방사선량을 평가하는 데에 매우 중요하다.

28. 한편, 측정한 라돈 또는 토론 농도로부터 방사선량을 평가하기 위한 계산식에서 사용하는 평형인자는 라돈의 경우에는 0.4 그리고 토론의 경우에는 0.04를 적용하는 것이 타당하다.

29. 측정한 라돈 농도로부터 방사선량을 평가하는 것은 다음 공식을 사용하면 된다.

방사선량 = 측정한 연평균 라돈 농도 × 그 농도에 거주한 총 시간 × 선량환산인자

이 때, 연평균 농도를 사용하는 경우 집에 연간 총 거주하는 시간은 통상 7,000시간으로 본다. 선량환산인자는 국제방사선방호위원회(ICRP)가 제공하고 있다.

30. 연평균 농도가 입방미터당 50베크렐(Bq/m^3)인 집에 살면, 일 년에 약 2.3밀리시버트(mSv)를 받는다.

31. 어떤 실내 공간에서의 라돈 또는 토론 농도 값의 측정은 통상적으로 어떤 사람이 그 실내 공간에 거주하면서 코로 숨을 들이쉬는 지점과 가장 근사한 위치에서 측정하는 것이 올바른 측정 방법이다.

32. 라돈은 무게가 무거워서 밑으로 깔리는 것은 아니다. 라돈과 토론은 실내 바닥, 벽 또는 천장 등에서 생겨난다. 라돈과 토론은 불활성기체로서 그 어떤 물질과도 반응하지 않고, 공기 중에서 확산 즉 퍼져나간다. 퍼져 나가면서 공기 중에 있는 미세먼지 또는 수분 등에 달라붙을 수 있다. 라돈 또는 토론이 달라붙은 그 미세먼지가 다른 미세먼지와 결합해서 그 크기가 점점 커지고 무게가 무거워지면 그 때

에 아래로 가라앉을 수 있다.

33. 집에서 잠을 잘 때 바닥과 코의 위치가 가까워지면 공기를 들이마시는 지점이 라돈 또는 토론 농도가 상대적으로 높은 위치로 갔다고 볼 수 있다. 따라서, 침대 생활을 하는 것은 바닥으로부터 코가 보다 멀리 떨어지게 하므로, 라돈 방사능에 의한 피폭량을 줄이는 데에 유리하다고 볼 수 있다.

34. 라돈 방사능은 다른 물질을 방사능을 가지도록 만들지 못한다. 따라서, 라돈 또는 토론이 생겨나는 대리석 또는 화강암 위에 놓여 있는 생필품들에서는 라돈 방사능에 의해 변화 또는 이상은 나타나지 않는다. 그런 생필품이 유해성을 갖게 되지는 않는다.

35. 라돈 또는 토론의 유해성을 평가하면서 라돈 또는 토론의 자핵종에서 나오는 감마선을 고려할 필요는 없다. 그런 감마선이 라돈 또는 토론에 의한 총 유해성에 기여하는 정도는 매우 작아서 무시가능하다.

36. 실내 공간에서의 감마 방사능을 측정하면 우리나라에서는 보통 시간당 0.07 내지 0.3마이크로시버트 정도 수준이 된다. 물론 지역에 따라서는 이보다 다소 높아질 수도 있다. 감마 방사능을 측정해서 이런 정도 수준이 측정되면, '라돈에 의한 감마선의 영향은 없다'라고 할 수 있는 것이다.

37. 대리석 또는 화강암이 일시적으로 뜨거운 물 등에 의해 온도가 올라가는 것이 실내 공간의 라돈 또는 토론 농도의 변화에 주는 영향도 무시가능할 정도로 매우 작다고 할 수 있다.

댓글

질문 http://geozoonee.tistory.com/1341
여기 보면 굉장히 심각하던데 한국은 라돈 때문에 맘 편히 살 수 없을 정도의 국가인가요? 진지하게 외국으로 도피해야 하나요 아니면 계속 한국에서 살아야 하나요? 외국으로 도피하고 싶어도 집 나가면 개고생인지라 고민되네요..ㅠㅠ. 2018.12.3. 23:09

답글 오랫동안 답글을 드리지 못했습니다. 실내 공기중 라돈 방사능은 충분히 관리할 수 있습니다. 핀란드 같은 나라는 지형적으로 우리나라보다 땅속 우라늄에서 나오는 라돈 농도가 훨씬 높습니다. 그렇지만, 정부와 각 개인이 힘을 합쳐서 노력해서 실내 공기중 라돈 문제를 잘 극복하고 있습니다. 다만, 우리나라에서는 소위 "음이온이 건강에 좋다"라는 잘못된 생각 때문에 침대와 같은 우리 주변 생활용품에 모나자이트라는 토륨 함량이 높은 물질을 외국에서 수입해서 생활용품에 고의로 집어넣은 것 때문에 실내 공기중 토론 농도가 다소 높아졌던 사례가 있었습니다. 이러한 문제점도 라돈과 토론 방사능에 대한 이해도모, 건강에 대한 인식 변화, 법적 규제와 관리를 통해 충분히 극복해갈 수 있다고 봅니다. 2019.8.26. 19:32

질문 궁금한 게 있습니다~ 감마선의 영향은 미비해서 무시해도 될 정도라고 하셨는데, 이건 모나자이트 외에 화강암에서 뿜어져 나오는 라돈도 마찬가지인가요? 최근에 신축아파트에 현관 입구나 화장실 선반 등에 화강암으로 인테리어한 게 문제가 되는 게 있더라구요.ㅜ 거기에 코박고 숨쉬지 않는이상 크게 문제가 안 되는건가요? 감마선 무시해도 될까요?ㅜ 2019.6.18. 22:16

답글 네, 그렇습니다. 모나자이트와 화강암 모두 감마선은 무시 가능합니다.
2019.6.19. 06:20

제5부

갑상선 암 치료에서 무엇을 조심해야 하나요?

제1화

갑상선암 방사성요오드 치료 환자는 방사선안전을 위해 무엇을 조심해야 하나요?

2017. 12. 3. 17:20
방사선 방호 이야기 시리즈 제15탄(https://blog.naver.com/radsafe/221153719831)

가족이 갑상선암으로 수술하고 방사성요오드 치료 용량 180밀리큐리를 앞두고 있습니다. 미세한 암세포 제거를 위해 꼭 필요한 치료입니다. 치료후 병원 차폐실에서 3박 4일 격리후 퇴원할 예정입니다. 얼마 정도의 시간이 지나야 몸 안의 방사성물질이 없어질런지요?

방사성요오드 생물학적 반감기와 유효반감기라는 것도 있더라구요...

휴대전화나 소지품 등은 맨손으로 만지거나 해야 하는데, 이런 것들에 묻어 있는 방사성 물질은 그냥 놔두면 없어지는 것인지, 어떤 걸로 닦아야 하는지, 또 속옷이나 옷들은 다 버려야 하는지 궁금한 것이 많네요... 눈에 보이지 않는 것이라 더 무섭기도 하네요....

우선 갑상선 암 치료와 관련한 방사선 안전관리 규정을 알아봅니다.

현재 적용중인 방사선안전관리에 관한 법령에 의하면, 방사성요오드를 활용한 갑상선암 치료 환자와 같이 진료의 목적으로 인체에 방사성동위원소를 사용한 경우에

1) 인체 표면으로부터 1미터 거리에서 방사선량률이 시간당 0.07밀리시버트를 초과하는 경우에는 일반환자와 격리해서 입원시키도록 하고 있고,
2) 또한 퇴원해서 주변 가족이나 친지 등에게 5밀리시버트 이상을 줄 수 있는 경우에는 퇴원을 하지 않도록 제한하고 있습니다.

방사성요오드-131 치료 용량 180밀리큐리(6.7E+9베크렐)가 환자 몸

에 들어가면, 약 70% 정도는 2~3일 정도의 비교적 빠른 시간 내에 몸에서 모두 빠져 나가고, 약 30%가 즉 54밀리큐리(2.0E+9베크렐) 정도가 갑상선에 모이게 됩니다.

방사성요오드-131는 물리적반감기가 8일이고 생물학적반감기는 80일입니다. 따라서 유효반감기는 7.3일입니다. 즉 7.3일이 지나면 몸 안에 원래 있었던 양의 절반이 남게 됩니다.

치료에 들어간 후 3박 4일 동안 병원 차폐실에서 격리 후 퇴원하는 일정인 경우, 퇴원하는 시점에서 몸에 남아 있는 방사성요오드-131의 양은 약 37밀리큐리(1.4E+9베크렐) 정도가 될 것으로 평가됩니다.

환자의 갑상선에 37밀리큐리가 남아 있는 경우, 환자로부터 1미터 떨어진 거리에 있는 사람이 받을 방사선량은 시간당 약 0.08밀리시버트 정도가 됩니다. 따라서, 이 정도면 대략 퇴원은 할 수 있는 정도가 됩니다.

환자의 몸에서 이 방사성물질이 줄어드는 정도는 일주일이 지나면 처음 퇴원한 시점에서의 방사능 세기의 절반으로 줄어든다고 보면 됩니다.

예를 들면, 퇴원한 시점에서 1미터 거리에서 시간당 0.08밀리시버트였으므로 1주일이 지나면 시간당 0.04밀리시버트로 줄어든다는 것입니다. 다시 1주일 즉 퇴원한 후 2주일이 지나면 방사선량률은 1미터 거리에서 0.02밀리시버트가 됩니다.

한편, 환자와의 거리가 가까워질수록 즉 환자에게 가까이 가면 갈수록 방사선량률은 거리의 제곱에 비례해서 급격히 올라갑니다.

예를 들면, 10센티미터 거리로 가까이 가게 되면 1미터 거리에서 시간당 0.08밀리시버트이었던 방사선량률이 시간당 8밀리시버트로 100배 정도 급격히 올라갑니다.

따라서, 가까이 접근하는 것은 불가피할 경우에 즉 매우 짧은 시간 동안만 잠깐 동안 하는 것이 중요합니다.

특히, 가족 중에 어린이와의 접촉은 매우 짧은 시간 동안만 제한적으로 하는 것이 좋습니다. 어린이 갑상선이 방사성요오드-131에 노출되면 어른에 비해서 그 위험도가 상대적으로 높기 때문입니다.

결국 환자와의 거리를 가능한 멀리하고 환자 옆에 있는 시간을 가급적 짧게 줄이는 것이 방사선 안전 관점에서 매우 중요합니다.

한편, 환자 몸속에 있는 방사성요오드-131은 재채기, 기침, 땀, 침, 소변, 호흡할 때의 배기 등과 같은 여러 가지 경로로 몸 밖으로 일부가 쉽게 빠져 나올 수 있습니다. 소변으로 가장 많이 빠져 나옵니다. 휴대전화와 같은 소지품을 만지는 경우, 손바닥으로 나오는 땀을 통해서도 아주 작은 양이지만 일부가 휴대전화 등 소지품 표면에 묻게 될 수 있습니다.

따라서, 갑상선암 치료 환자는 다음과 같은 사항을 주의해야 합니다.

1. 퇴원하는 시점에서 가능하다면 차를 직접 혼자 몰고 댁으로 가는 것이 좋습니다. 불가피하게 다른 사람과 동승할 때에는 다른 사람 바로 옆 자리에 붙어 앉지 않고 가급적 멀리 떨어져 앉도록 합니다. 운전중에 그리고 운전을 마친 후에 차 안의 공기도 잘 환기시키는 것이 좋습니다. 가능하면 대중교통은 이용하지 않습니다.

2. 음식물이나 음료를 나누어 먹거나 같이 먹지 않도록 하는 것이 좋습니다. 컵과 식기도 물론 구별해서 사용합니다. 사용한 식기는 사용한 직후 반드시 물로 깨끗이 세척합니다. 설거지할 때 가급적 종이 타월은 사용하지 않습니다.

3. 소변을 볼 때는 꼭 앉아서 보아 소변이 튀지 않도록 합니다. 용변 이후에는 화장지를 이용해 생식기를 닦고 배수를 두 번 하는 것이 좋습니다. 그리고 변기 주위를 깨끗이 청소하고 화장실 안에서 손을 깨끗이 씻고 나오는 것이 좋습니다.

4. 수건, 전화기 등을 다른 사람과 공유하지 않습니다.

5. 땀과 침 등 체액이 묻어 있을 것 같은 모든 것들은 별도로 모아 별도로 세탁하고, 버릴 쓰레기는 별도로 모아 폐기합니다. 예를 들어 속옷과 베개모, 침대 시트 등은 별도로 모아서 별도로 세탁하는 것이 좋습니다.

6. 물론 다른 사람 또는 애완동물과 나란히 누워 잠을 자지 않고 침대 용구들을 공유하지 않습니다. 침대간 거리는 최소한 2미터 이상을 유지합니다.

7. 다른 사람들과 최소한 1미터 이상 그리고 가급적 2미터 이상 멀리 떨어져 앉습니다. 특히 임산부와 10세 이하 어린이와는 가급적 접촉하거나 가까이 하지 않습니다.

8. 불가피하게 짧게 방문해야 하는 경우를 제외하고 다른 사람들과 5분 이상 같이 있어야 하는 공공장소에는 가지 않습니다.

9. 특히 퇴원 후 첫 일주일 동안은 위 주의사항을 매우 엄격히 준수합니다.

이상이 일반적인 주의사항입니다. 중요한 것은 치료받으시는 병원의 주치 의사선생님에게서 잘 안내를 받으시고 의사선생님의 지시를 잘 따르시는 것이 좋겠습니다.

하지만, 방사선에 노출되는 것을 막연히 두려워 할 이유는 없습니다.

우리나라 사람은 아이이건 어른이건 누구나 자연에 있는 방사선에 의해 일 년에 평균 3밀리시버트 정도의 방사선량을 받으면서 살고 있습니다.

현재 밝혀진 의료과학적 증거에 의하면, 100밀리시버트 이상을 받는 경우에는 암 발생과 같은 위험이 분명히 있다는 것이 확인되고 있습니다.

하지만, 불필요하게 방사선량을 받을 필요는 전혀 없습니다. 가용한 모든 수단과 방법을 이용해서 불필요하게 방사선 에너지를 받는 것을 피하는 것이 좋습니다.

(참고)

1. 갑상선암 방사성요오드 치료 환자를 위한 유럽연합의 방사선방호 지침 97번
https://ec.europa.eu/energy/en/topics/nuclear-energy/radiation-protection/scientific-seminars-and-publications/radiation-protection-publications

댓글

질문 혹시 갑상선 검사 동위원소 테크네슘 6 mCi 투여시 받을 피폭양도 알 수 있을지요? 2018.1.7. 12:24

답글 방사능 6 mCi는 2.2E+08 베크렐입니다. 6 mCi x 3.7E+07 Bq/mCi=2.2E+08 Bq 테크네슘-99m의 성인에 대한 선량계수는 2.2E-11 Sv/Bq입니다. 따라서, 테크네슘-99m의 6 mCi에 의한 내부피폭 유효선량은 2.2E+08 x 2.2E-11 = 4.8E-03 Sv 즉 4.8 밀리시버트입니다. 2018.1.7. 15:35

질문 안녕하세요. 갑상선 암 수술 후 내일 방사능치료 입원 예정 중인 17개월 아들 키우고 있는 주부인데요. 아이하고는 며칠 따로 지내야될까요? 병원에서는 5일 정도 떨어져 지내라고 하던데.... 제가 인터넷 보니까 4주 떨어져 지내라는 분도 계시고... 너무 오래 떨어져 있으면 보고 싶기도 하고... 어떻게 해야될지 모르겠네요. 2018.2.6. 13:49

답글 네, 4주 정도 떨어져 지낸다면 완벽하겠습니다. 하지만, 어린아이가 너무 보고 싶으실 것이기 때문에 그 기간동안 잠깐씩 짧은 기간동안 만나는 것은 무방할 것으로 생각합니다. 하지만 만날 때에 껴안고 오랫동안 있는 것은 가급적 피하는 것이 좋겠습니다. 2018.2.6. 19:36

질문 안녕하세요~~ 친구가 이번에 방사능치료(갑상선, 임파선)에 들어가는데요... 방사능 치료 후 만나야 할 일이 있는데 제 딸과(3세) 함께 만나야 합니다.... 따로 만난다고 할지라도 제가 우선 친구를 만난다면 피폭이 될꺼 같은데요... 최소(최대) 얼마의 기간 정도 피하는게 좋을까요?? 물론 정확한 양을 알아야 하겠지만 ㅜㅜ 물어보기가 애매한 것 같아서요... 여기 생물학적 반감기가 80일이라고 나와있는데... 그럼 최소 80일 이후 만나는게 좋을까요?? 제가 또 가임기에 유아동반이라서 조심스럽네요. ㅠㅠ 2018.4.15. 21:48

답글 네, 생물학적 반감기의 기간보다는 치료에 얼마나 많은 양을 투여했느냐와 퇴원 시에 몸에 얼마나 많은 양이 남아 있느냐가 중요합니다. 우선 3살난 딸과 함께 만나는 것은 가급적 할 수만 있다면 피하는 것이 좋겠습니다. 그리고 80일 이후던지 할 수만 있다면 퇴원한 시점에서 오래될수록 좋겠습니다. 만나실 때에도 가급적 거리를 최대한으로 유지하고 최대한 짧은 시간동안 만나는 것이 좋겠습니다. 하지만, 불가피하게 수십 밀리시버트를 받았다고 하더라도 피해가 꼭 있는 것은 아니지만 그렇다고 불필요하게 방사선을 받을 이유도 없기 때문에 위의 수칙을 잘 준수하시는 것이 좋겠습니다. 치료를 받는 환자분에게 잘 이해시키고 양해를 구하는 것이 바람직할 것으로 봅니다. 환자분께서도 이해하실 것으로 봅니다. 2018.4.15. 22:49

질문 답변 너무 감사합니다. 늘 행복하세요. 2018.4.21. 21:59

질문 안녕하세요. 자강님, 7월 9일 방사성요오드(동위원소) 150 큐리 2박 3일 치료 후 11일에 퇴원해서 지금은 호텔에서 지내고 있습니다. 14일 토요일인 지금 이 시점에서도 애인과 포옹 등은 자제해야 하는게 맞을까요? 트윈베드 룸으로 잡아둬서 여친이 일정거리가 떨어진 곳에서 자고 가긴 했습니다. 이래저래 맘에 걸려서요. 2018.7.14. 07:35

답글 네, 150 밀리큐리로 치료받으신 것으로 이해합니다. 아무래도 치료 후 일주일 내지 열흘 정도 기간까지는 장시간 가까운 거리에 있는 것은 삼가시는 것이 좋겠습니다. 2018.7.14. 17:04

질문 저희 아버님이 교통사고로 골절되어 입원 중이신데 동위원소 검사를 받으셨다고 해요. 골절되면서 몸에 다른 뼈 조각이 있는지 검사하는건데 병원에서는 뭐.. 격리라든가 이런 특별한 주의사항은 전혀 없었다고 하네요. 위 갑상선암 치료와는 다른 부분이지만 이것도 방사능 물질일텐데 접촉해도 무방한지 반감기는 어느 정도인지 궁금하네요. 2018.8.9. 22:46

답글 네, 동위원소 검사에는 다양한 종류의 방사성동위원소들이 다양한 목적으로 사용되고 있지만, 뼈 검사라면 아마도 Tc-99m (테크네슘-99m)을 사용했을 겁니다. Tc-99m은 반감기가 6시간이고 140 keV 감마선을 냅니다. 따라서 하루가 지나면 90% 이상이 사라지고 약 60시간 즉 이틀반 정도가 지나면 몸에서 모누 사라지게 됩니나. 또한 임치료 경우와는 달리 사용하는 양이 작아 대부분 격리 또는 접촉 금지와 같은 특별한 조치를 취하지 않아도 무방합니다. "테크네슘을 사용해서 검사했나요?" 이렇게 한 번 병원에 물어보시길 바랍니다. 2018.8.10. 05:55

질문 환자 본인은 위험하지 않나요? 2018.8.17. 12:22

답글 방사성요오드는 그 성질이 갑상선으로만 들어갑니다. 따라서 갑상선암 환자에 요오드-131을 처방하면 이 방사능은 갑상선에 있는 암세포에만 그 에너지를 거의 대부분 전달해서 암세포가 죽어 암이 치료되게 됩니다. 따라서 환자가 불필요한 피폭 즉 갑상선이 아닌 다른 부위에 에너지를 받아서 위험한 상태에 이르지는 않습니다. 요오드가 갑상선에만 모이는 특별한 성질을 활용하는 암 치료법입니다. 2018.8.18. 07:55

질문 너무 감사합니다. 2018.8.18. 15:32

질문 안녕하세요, 우연히 선생님 블로그를 보게 되었습니다. I-131 치료시 환자 본인이 받게 되는(내부피폭) 방사선량이 대략 어느 정도인지 궁금합니다. 갑상선(암) 세포가 다른 장기보다 훨씬 더 요오드 흡수를 잘 하기 때문에 방사성요오드 치료가 가능하다고 알고 있습니다, 그런데 혈액이나 다른 장기가 받는 방사선량이 전혀 없지는 않은 것 같습니다, 대략 치료를 위한 I-131 허용 축적 용량이 500-600 mCi이고 이 이상일 경우 혈액암이나 다른 암발생율이 높아진다고 보고된 것 같습니다. 2018.9.26. 14:56

답글 네, 치료를 받는 환자 본인이 받는 내부피폭 방사선량은 당연히 처방한 I-131 방사능 양에 비례합니다. 얼마 세기의 방사능을 어떤 시간적인 주기로 처방할 것인가는 갑상선암의 종류와 상태에 따라 달라지므로 주치의 의사선생님이 판단해야 하는 일입니다. 갑상선의 요오드 흡수 능력은 갑상선 내의 요오드 농도와 이 흡수 능력과 연관되는 신체 내에서 분비되는 호르몬 양과도 관련되어 있습니다. 보통 I-131 투여 직전에 I-131 전량이 갑상선에 흡수될 수 있도록 필요한 조치를 하게 됩니다.

따라서, 몸 안에 투입된 I-131의 전량 또는 대부분이 갑상선에 흡수된다고 볼 수 있습니다. 이로 인해 혈액이나 다른 장기들이 받는 선량이 물론 0은 아니지만 혈액이나 다른 장기들에서 I-131에 의한 방사선피폭으로 인한 원하지 않는 부작용이 발생하는 것을 충분히 방지할 수 있는 것입니다. 일부 연구에서는 지적하신 바대로 I-131 치료 환자들에서 혈액암인 백혈병 발생 확률이 다소 높아진다고 보고했으나, 또 다른 연구에서는 그러한 부작용이 나타나는 것을 확인할 수 없었다는 보고도 있습니다. I-131 투여로 갑상선암을 치료함으로써 얻게 되는 이득은 혈액이나 다른 장기에서 나타날 부작용에 따른 위험을 충분히 상쇄할 수 있다고 봅니다. 일본 원폭생존자들에 대한 역학 연구 결과에 의하면, 100 밀리시버트 이하의 선량에서는 방사선피폭에 의한 암 사망은 나타나지 않았습니다. 또한 갑상선암 치료를 위한 I-131 허용 방사능양은 존재하지 않습니다. 얼마를 처방할 것인가는 오직 담당 주치의 선생님의 결정입니다.

2018.9.26. 15:36

질문 댓글 감사합니다. 예를 들어 I-131 100 mCi 투여시 내부피폭으로 환자가 받는 방사선량 (유효선량)이 어느 정도인지 궁금합니다. 앞서서 다른 분 문의에서 Tc-99m 6 mCi 투여시 피폭양이 4.8 밀리시버트로 계산이 되었는데, 이와 유사하게 I-131 100 mCi 투여시 피폭양이 밀리시버트 단위로 계산이 가능할지요? 2018.9.26. 16:32

답글 I-131 선량계수가 성인의 경우에 2.2E-05 mSv/Bq 이므로,

100 x 3.7E+07 x 2.2E-05 = 8.1E+04 mSv

즉 약 8만천 밀리시버트 (약 81 시버트) 정도가 됩니다. 2018.9.26. 17:01

질문 계산 감사합니다, 그런데 제가 피폭양에 대해 제대로 이해했는지 모르겠는데요,, 81 Sv 이 실제 피폭량이라면 엄청난 값인데요. (약 5-10 Sv 피폭되면 거의 사망하지 않나요??)

계산해주신 값의 의미가 I-131 100 mCi를 투여한 환자가 실제 전신에 받게 되는 피폭양으로 이해하면 되나요? PET-CT 1회 검사에서 약 10 mSv 피폭된다고 알려져 있는데 그렇다면 PET-CT 8,100회 찍은 것과 동일한 건가요? 연이어 번거롭게 해드려 죄송합니다,,, 2018.9.26. 17:15

답글 전신에 받는 것이 아닙니다. 환자의 갑상선에 있는 암세포가 받는 선량입니다. 그렇게 많은 양의 에너지를 받게 해서 암세포를 죽게 만들어서 암을 치료하고자 하는 것입니다. 2018.9.26. 17:18

질문 유익한 정보 감사합니다. 요오드 치료 입원 예정인데... 퇴원후 사용한 침구 수건 의류는 별도 세탁 후 건조하면(건조기사용) 가족들에게 피해가 없나요? 물세탁을 해도 혹시 반감기라는 게 있는건지 궁금합니다. 2018.10.29. 07:08

답글 네, 물세탁은 별도로 하는 것이 바람직합니다. 물세탁을 하면 대부분의 방사능은 세척되어 제거했다고 할 수 있습니다. 만약 잔류해 있는 방사능이 있다면 반감기가 8일입니다. 이 반감기의 10배 즉 80일이 지나면 방사능이 모두 사라졌다고 볼 수 있습니다. 따라서, 세척도 좋지만 격리도 좋은 방법입니다. 2018.10.29. 07:15

질문 갑상선암 외에 다른 암은 항암 치료라는 걸 할 때, 방사선 치료하지 않나요? 만약 한다면 다른 암들은 갑상선암과는 좀 다른가요? 주변인에게 따로 조심해야 한다던지 이런거 없는 건가요? 2018.11.16. 05:48

답글 갑상선암을 치료할 때에는 방사성요오드-131이라는 방사성물질을 몸 안으로 넣어서 암 세포를 죽이지만, 대부분의 다른 암들은 특정한 장소에서 즉 암 치료실에서 엑스레이 또는 양성자를 신체 외부에서 몸 안에 있는 암세포를 향해 쏘아서 암세포를 죽이는 방식이므로 이 경우에는 암환자 몸 안에 방사능이 잔류 즉 남아 있지 않으므로 보호자 등 환자 이외 분들이 특별히 방사선피폭을 염려할 이유는 없습니다. 2018.11.16. 06:05

질문 감사합니다. ^^ 2018.11.16. 13:15

질문 안녕하세요. 자강님. 갑상선 요오드치료 80 밀리큐리 14일 오후에 먹고 오늘 퇴원했어요. 측정기 퇴원기준이 70인데 저는 약 1미터 거리 7이라고 하네요. 숫자의 단위는 듣지 못했는데... 물 마시고 배출하면 오늘로부터 일주일 뒤, 10일 뒤엔 어느 정도 남아있을지... 병원에서는 대소변침 직접적인 접촉이 없으면, 괜찮다며 걱정말라고 하는데.... 같은 공간 실내에 아이들과 같이 있으면 아이들 갑상선에 흡수?가 되는 건가요? 26일부터는 4세 8세 아이들과 생활해야 해서요.ㅡㅡ;;;; 2018.11.16. 11:50

답글 네, 그러시군요. 7의 단위는 아마도 시간당 마이크로시버트인 것으로 봅니다.

퇴원 기준의 1/10 수준이므로 상당히 낮아진 수준이라고 생각합니다. 물리적인 반감기가 8일입니다. 즉 약 7일 또는 8일이 지나면 현재 수준의 절반 정도가 됩니다. 물을 많이 마신다고 해서 요오드가 몸에서 빨리 배출되는 것은 아닙니다. 일상생활은 평소와 같이 하시면 됩니다. 다만 인체 배설물과 입었던 내의 등은 철저히 구분 또는 격리 세탁해주는 것이 좋겠습니다.

한편 몸 안에 있는 요오드의 아주 작은 일부분이 호흡할 때 공기 중으로 나올 수 있습니다. 하지만 현재 님의 몸 안에 남아 있는 요오드의 양을 감안해 볼 때, 방안 공기로 나올 요오드 때문에 4세, 8세 아이들에게 미칠 방사능 영향에 대해서는 크게 염려하지 않아도 무방할 것으로 봅니다. 물론 요즘 조금 날씨가 쌀쌀해졌지만 가급적 자주 방안 공기를 환기하고 아이들과 매우 가까운 거리에 있는 시간을 가급적 줄이는 것이 바람직하겠습니다. 2018.11.17. 07:47

질문 아이들 걱정이 되었는데, 알기 쉽게 설명해주셔서 진심으로 감사합니다!! 2018.11.17. 08:25

질문 안녕하세요. 급한 질문 드립니다. 저는 12월 12일 외래에서 30 큐리 먹고 일주일간 가족과 떨어져 있었는데요. 8살 15살 아이들이 집에 있어요. 오늘 집에 가는데 계속 1 미터 이상 떨어져 지내야 할까요? 2018.12.19. 07:12

답글 네, 불가피한 경우에는 잠시동안 포근하게 아이들을 안아주는 정도는 괜찮겠습니다만, 가급적이면 할 수만 있다면 아이들과 일정한 간격으로 거리를 유지하는 것이 좋겠습니다. 2018.12.19. 07:20

질문 감사합니다. 언제까지 그래야하나요? 2018.12.19. 07:44

답글 네, 아마도 30 큐리가 아니라 30 밀리큐리일 것으로 짐작합니다. 만일 30 밀리큐리라면, 약 1주일 정도면 될 것으로 봅니다. 2018.12.19. 08:09

질문 일주일 동안 떨어져 있었으니 괜찮다는 건가요? 아님 앞으로 일주일 더 조심하면 된다는 건가요? 2018.12.19. 08:22

질문 답변 감사해요. 제가 좀 더 조심하면 될 일을.. 죄송하고 감사해요. 2018.12.19. 13:49

답글 네, 지금부터 1주일 정도를 말씀드렸습니다. 건강하시길 바랍니다. 2018.12.19. 21:31

질문 질문 있어요~ 전 5년 전에 갑상선 전절제했고, 방사선피폭 걱정에 아직 요오드치료는 하지 않았어요. 그런데 최근 유방검진차 간 병원에서 유방엑스레이 4장 · 석회화로 유방확대촬영 2장 추가해서 총 6장을 찍었구요. 그담 날 더 큰 병원에서 같은 엑스레이를 또 6장을 찍었어요. 이틀 동안 열두장을 찍은 셈인데·· 유방확대촬영은 일반 유방엑스레이보다 방사선량이 더 많을거 같은데·· 제가 이틀 동안 받은 방사선량은 얼마나 될까요? 유방엑스레이는 일반 흉부엑스레이보다 피폭량이 많다던데 걱정이 돼서요. 글 타고 오다가 여기까지 와서 질문하게 됐네요~ 아시면 답변부탁드려요~ 2019.7.11. 20:40

답글 네, 유방암을 발견하기 위해 실시하는 유방촬영술은 보통 1회에 0.4 밀리시버트 정도를 받아서, 흉부 엑스레이 촬영이 1회에 0.1 밀리시버트 정도인 것에 비해 더 많은 선량을 받는 것은 사실입니다.

또한 유방암 정밀 검사인 확대촬영은 보통 유방촬영술에 비해 병원에 따라서 다르지만 대략 10 % 내지 두 배 정도까지 선량을 더 많이 받는다고 할 수 있습니다. 따라서, 님께서 보통 유방촬영 4회, 확대촬영 2회를 하셨다면, 2.6 밀리시버트 또는 최대 3.2 밀리시버트 정도를 받았다고 볼 수 있습니다.

그런데, 우리는 누구나 자연에 있는 방사선에 의해 일년에 약 3 밀리시버트 정도를 받으면서 살고 있습니다. 따라서, 님께서 한 병원에서 받은 총 선량은 님께서 평소에 집에서 살면서 1년동안 받는 선량과 거의 같은 크기 정도로 방사선량을 받았다고 볼 수 있습니다. 이런 정도의 방사선 에너지를 받은 것으로 인한 피해를 걱정할 이유는 없습니다.

왜냐하면, 님께서 꼭 기억해야 할 중요한 점은 "만일 유방촬영술을 통해 암을 발견하고 치료했다면, 그로 인해 얻게 되는 이득은 방사선 촬영으로 인해 앞으로 예상되는 위험보다 매우 훨씬 크다"는 것이기 때문입니다.

엑스레이 촬영을 해서 혹시 내 몸에 해로운 영향이 생길까봐 걱정하실 수 있겠는데요. 우선 드리고 싶은 이야기는 "방사선은 1이라도 받으면, 위험하다"라는 것은 아니라는 것입니다. 제 생각엔 방사선은 해롭다는 생각으로 무조건적으로 공포감과 두려움을 가지고 대할 필요도 없지만, 또한 동시에 방사선의 위험성을 무시하거나 간과해서도 안된다고 봅니다.

방사선의 위험성에 대해서는 먼저 다음과 같은 생각을 지니는 것이 중요하다고 봅니다.

1. '불필요한 방사능은 받지 않아야 한다',
2. '방사능 피해는 받은 선량이 어느 정도 값 이상이 될 때, 그 받은 선량에 비례해서 나타날 수 있다',
3. '우리나라 사람들은 어른이건 아이이건 누구나 자연에 있는 방사선으로부터 일년에 평균적으로 약 3 밀리시버트 정도를 받으면서 살고 있다',
4. '100 밀리시버트 이상을 받았을 때에는 암 발생과 같은 방사능 피해가 확실히 나타난다'
5. '할 수만 있다면, 신중하게 행동해서 방사능을 적게 받도록 노력해야 한다'

즉 방사선피폭 후에 우리 몸에 해로운 건강 영향 즉 암이 생기는 것이 의료과학적으로 분명하게 확인된 선량은 100 밀리시버트 이상 부터입니다. 100 밀리시버트 이하의 선량에서는 어떤 영향이 생기는 가 또는 생기지 않는 가에 대한 의료과학적 증거가 아직 없습니다. 그래서 방사선량은 할 수만 있다면 불필요하게 받지 말아야 하고, 불가피하게 받아야 할 경우에는 가급적 적게 받는 것이 바람직합니다. 병원에서 방사선 촬영을 하는 것은 우리 몸에 있을지도 모르는 질병의 유무를 확인하고 치료하기 위한 것이므로 방사선량을 불가피하게 받는 경우입니다. 2019.7.12. 17:14

질문 너무 자세하게 얘기해주셔서 궁금증이 풀렸어요~ 감사합니다^^ 2019.7.12. 17:24

질문 안녕하세요. 저희 남동생이 갑상선암 수술을 하고 이제 방사성요오드 치료를 앞두고 있습니다. 그리고 저는 출산을 앞둔 산모입니다. 동생 방사선요오드 치료날짜와 저의 출생예정일이 겹쳐서 걱정입니다. 물론 동생과 저와 아이는 한동안 직접 접촉하지 않겠지만 문제는 친정엄마입니다. 엄마가 산후조리를 해 주시기로 했는데 동생과 엄마가 같이 지낸 후 저희집에 와서 저와 아이를 만나도 상관없나요? 동생도 엄마와 접촉하지 않기 위해 노력하면 2차 피폭 혹은 간접 피폭은 없나요? 산후조리 동안 엄마가 요리를 해주시고 아이를 안을 수도 있는데 시기가 너무 겹쳐서 걱정이 됩니다. 2019.8.6. 17:12

답글 네, 곧 아기가 태어날 예정인데 집안에 갑상선암 요오드 치료 환자가 있어서 혹시 아기에게 방사능 피해가 올까 봐 걱정하시는데요. 먼저 중간에 어머님께서 동생과 아기 사이를 왔다 갔다 하는 것으로 인해 요오드가 옮겨올 가능성은 매우 낮고 또한 그 결과 2차 피폭, 간접 피폭량도 거의 0에 가까울 것으로 봅니다. 치료 환자인 동생과 아기가 직접 만나지만 않는다면, 어떤 경우에도 방사능 피해를 염려할 이유는 전혀 없다고 봅니다. 2019.8.6. 17:30

방사능 피폭한 사람에게서 방사능이 전염될 수도 있나요?

2018. 1. 10. 18:10
한줄 이야기 시리즈 제23탄(https://blog.naver.com/radsafe/221181851328)

방사능 피폭한 사람에게서 방사능이 전염될 수도 있나요?

방사능에 피폭한 것이 다른 사람에게 전염되지는 않습니다.

엑스선 촬영과 같은 방사선 피폭은 방사선 즉 엑스선이 가진 에너지를 전달받는 것입니다. 이 때 엑스선 촬영을 한 즉 엑스선이 지닌 에너지를 전달받은 사람이 방사성물질로 되는 것은 아닙니다. 알파선, 베타선, 감마선 모두 마찬가지입니다.

지금같은 겨울철에 양지바른 곳에서 햇빛을 받으면 몸이 따뜻해지거나 또는 들에 쌓인 눈이 녹는 것과 같은 이치입니다.

하지만 중성자에 피폭한 경우에는 피폭한 물건이나 사람이 방사성물질로 변할 수 있습니다. 이는 중성자만이 갖는 특성입니다.

한편, 방사선으로부터 에너지를 전달받는 '피폭'이 아니라 '오염'이란 것이 있습니다. 오염은 방사성물질이 인체 또는 의복이나 물건의 표면에 묻은 것입니다.

이 경우에는 다른 물건이나 사람과 접촉할 때, 표면에 달라붙어 있던 방사성물질이 다른 물건이나 사람에게 다시 묻어 옮겨갈 수 있습니다. 이 경우에도 '전염'이라고 하기보다는 '오염이 확산된다'라고 하는 것이 옳은 표현이 되겠습니다.

이러한 인체 또는 의복이나 물건의 표면에 묻은 방사성물질을 샤워, 세탁 또는 세척 등의 방법으로 제거하는 것을 '제염'이라고 합니다.

댓글

질문 일본에서 만들어진 필기구, 책, 피규어와 같은 물건들도 방사능을 가지고 있나요? 그것들을 손으로 만지거나 사용할 시에도 우리 몸으로 방사능이 흡수될 가능성이 있나요? 그리고 어느 정도 시간이 지나면 몸에서 방사능이 빠져나오나요? 답변 부탁드립니다. ㅠ 집에 일본물건이 너무 많아서 걱정되네요.ㅠ 2018.8.16. 22:20

답글 일본에서 생산된 책등 공산품들이 방사능에 오염되어 있다고 보기는 어렵습니다. 일본 국민들도 방사선피폭에 대한 우려가 크기 때문에 생산하는 과정에서 방사능 오염이 없는 재료들을 사용하거나 생산된 제품 방사능 오염 검사를 실시하는 등 품질 관리를 철저히 하고 있기 때문입니다.

한편 책 등 공산품의 내부가 오염되었을 경우에는 사용하거나 만지는 경우에 우리 몸 내부로 흡수되지는 않습니다. 세슘 137이 우리 몸 속에 들어온 경우, 약 3년이 지나면 모두 몸 밖으로 배출됩니다. 집에 일본 물건이 많다고 해서 방사능 걱정할 이유는 없다고 봅니다. 정 불안하시면 휴대용 방사선측정기를 하나 구입하셔서 직접 측정해 보시는 것도 안심하실 수 있는 방법이 되겠습니다. 2018.8.17. 07:06

질문 그럼 일본 관광객 옷에 방사능이 묻어 있다면 제가 그 옆을 지나갈 때 제 옷이 방사능 물질로 오염될 수 있나요? 2018.8.28. 23:52

답글 오염에는 고정 오염과 비고정 오염 두 가지가 있습니다. 보통 모든 재질의 표면은 매끄럽지 않고 매우 미세한 굴곡이 있습니다. 또한 방사성물질은 매우 미세한 입자입니다. 굴곡의 깊숙한 곳이 오염된 경우는 고정 오염으로 보시면 됩니다. 이 경우에는 오염이 전파되지 않습니다. 그러나 비고정 오염 상태로 오염된 옷을 서로 스치는 경우에는 오염이 옮겨질 수도 있습니다. 하지만 반드시 물리적으로 서로 접촉이 있어야 합니다. 2018.8.30. 06:13

질문 친절한 답변 정말 정말 감사합니다!!! 그러면 일본인 관광객이 제 앞에 지나가고 저는 그 뒤를 몇 분 정도 걸어가면서 지나갔을 경우엔 바람을 통해 오염이 옮겨질 수 있나요? 서로 접촉한다는 뜻이 옷끼리 닿는 경우를 말하는지 같은 공기를 공유했을 때인지 헷갈리네요ㅜㅜ 2018.8.30. 16:44

답글 아, 네, 바람을 통해서 오염이 옮겨지는 경우는 그 가능성이 거의 없다고 볼 수 있겠습니다. 오염된 옷에서 방사능이 바람에 의해서 떨어져 나오기도 어렵고, 떨어져 나온 방사능이 옆 사람의 옷에 바람에 의해서 달라붙기도 매우 어렵기 때문입니다. 서로 접촉한다는 것은 옷끼리 닿는 경우입니다. 2018.8.30. 23:16

질문 제가 갑상선암 수술을 앞두고 수술을 위한 검사로 엑스레이와 CT를 찍었습니다. 조영제 맞고 찍는 CT요.. PET CT는 아니라고 알고 있습니다. 두 CT차이점은 잘 모르겠지만요 .ㅠ 집에 아직 백일도 안 지난 갓난아기가 있는데, 오늘 엑스레이와 CT를 찍은 저는 이럴 경우 어떻게 하는 게 좋나요?
제가 방사능에 오염되서 아기에게 피해를 주지 않을까 걱정입니다. ㅠ 검사실에 핸드폰을 들고 들어갔는데 핸드폰도 오염이 됐을까요? 물티슈로 닦기만 했는데요ㅠ 아기에게 피해가 됐을까봐 넘 걱정이되요ㅠ 선생님 답변 좀 꼭 부탁드릴게요. 2018.9.17. 23:38

답글 네, "내가 엑스레이와 CT를 찍었다"는 것은 "내가 햇빛을 쏘였다"와 같은 것으로 볼 수 있습니다. 우리가 햇빛을 쏘이면 우리 몸이 더워집니다. 그 이유는 햇빛이 가져다주는 에너지를 우리 몸이 받았기 때문입니다. 햇빛을 쏘이고 온 우리가 카페에서 친구를 만나 차를 같이 마셨을 때, 카페에 가기 직전에 햇빛을 쏘였던 내가 카페에서 만난 친구에게 어떠한 영향도 미치지 않습니다.
CT와 엑스레이도 마찬가지입니다.
그러나, PET 촬영이나 또는 갑상선암 치료를 위해 방사선을 내는 방사성동위원소를 내 몸 안에 넣었을 때는 사정이 다릅니다. 내 몸 안으로 들어온 그 방사성동위원소가 몸 안에 남아 있는 기간 동안에는 지속적으로 방사선 에너지를 내놓기 때문입니다. 결론적으로 CT와 엑스레이를 찍었던 질문자님께서 아이에게 미칠 수 있는 방사능 영향은 0 즉 전혀 없습니다. 휴대폰도 마찬가지입니다. 아이에게 미치는 영향과는 전혀 상관이 없습니다. 2018.9.18. 06:43

질문 ㅠㅠ 이른 아침부터 정성스런 답변 님 감사드립니다. 아기에게 죄책감이 들어서 마음이 너무 힘들었는데 아기한테 아무런 영향을 주지 않았다고 말씀해주시니 힘이 나네요. 참으로 감사드려요. 정말 감사해요!! 2018.9.18. 08:07

질문 일본에서 만들어진 그릇의 경우는 어떤가요? 요즘 한국에서 일본에서 만들어진 그릇을 많이 파는데, 그릇은 흙으로 만드는 거잖아요? 만일 후쿠시마가 있는 동쪽 지역이 아니라 서쪽 지역에서 만들어진 그릇이라면 써도 되는지, 만약을 위해 역시 쓰지 않는 것이 좋을지 궁금합니다. 2019.8.15. 04:36

답글 네, 그릇을 만드는 데에 사용하는 보통 고령토라고 하는 흙에는 사실 여러가지 종류가 있고, 그 성질이 그릇을 만들기에 적합해야 하므로 일정한 지역에서 땅속으로 파고 들어가 채취합니다.
우선 후쿠시마 원전 사고 방사능은 후쿠시마현의 일부 지역의 지상 표면에 있는 약 5 내지 10 깊이의 토양을 오염시킨 상태이므로 그릇을 만드는 데에 사용하는 흙 원재료가 방사능에 오염되어 있다고 보기는 매우 어렵습니다.
또한 그릇을 만들 때에 가마에서 최소 섭씨 1,000도 정도 그리고 보통 1,300도 이상으로 가열해서 구워냅니다. 그런데 세슘-137 방사능은 약 670도에서 전부 기체가 되어 배출가스로 공기중으로 날아갑니다.

따라서 그릇 제품이 후쿠시마 사고 방사능으로 오염될 가능성은 거의 없다고 볼 수 있습니다. 2019.8.15. 06:42

질문 상세하게 답변해 주셔서 감사합니다. 2019.8.15. 11:22

질문 추가적으로 궁금한 게 있는데요, 요즘 [일본 그릇 방사능]으로 검색하면, 어떤 개인이 방사능 기계로 수치를 검사한 사진이 검색되더라고요. 이 경우에 세슘은 높은 온도에서 가열하여 날아갔지만, 표면에 다른 방사능이 부착되었기 때문에 이런 검사 결과가 나오는 건가요? 2019.8.16. 12:25

답글 아 네, 그릇에는 그릇 표면에 색깔을 입히기 위해 사용하는 유약과 도료 때문에 방사능이 측정될 수 있습니다. 유약 등에는 보통 자연방사능인 우라늄과 토륨 방사능이 들어있습니다. 종류에 따라 매우 높은 농도로 들어있을 수 있습니다. 보통 파란색을 띤 그릇에서 높은 방사능이 측정됩니다. 2019.8.16. 22:42

질문 유약에서 나오는 우라늄 자연방사능은, 무시해도 좋은 정도의 일상적인 건가요? 2019.8.17. 00:29

답글 네, 그렇습니다. 2019.8.17. 06:02

방사선은 우리 몸에 얼마나 해로운가요?

2017. 11. 8. 20:06
한줄 이야기 시리즈 제21탄(https://blog.naver.com/radsafe/221135620775)

방사선은 우리 몸에 얼마나 해로운가요?

> 방사능 피폭으로 인해 해로운 건강 영향이 나타나는 정도는 방사선으로부터 받은 총 에너지의 크기에 비례해서 나타납니다.

방사능 피폭을 한 히로시마 나가사키 원폭생존자들에 대한 역학 연구 결론은 100mSv 이상에서는 선량 - 영향(발암) 관계가 있고, 그 정도는 방사선량에 비례해서 증가한다는 것이 밝혀졌습니다.

100mSv 이하 영역에서는 이러한 관계가 있는가에 대한 증거가 밝혀지지 않았습니다. 즉 이런 저선량 영역은 선량-영향 관계가 있는지 없는지가 아직 밝혀지지 않고 있는 영역입니다.

따라서, 방사선량의 크기가 100mSv를 넘는다면, 이는 방사선 위험이 고선량 영역에서 있기 때문에 선량을 낮추어야 하는 것이 맞지만, 자연방사선량 수준인 수mSv 정도로 선량 크기가 유지된다면, 이러한 상황은 충분히 위험 관리가 되고 있다고 보는 것입니다.

예를 들면, 100Bq/kg의 방사성세슘(Cs-137)으로 오염된 고등어를 매일 200g씩 1년 동안 먹는다고 가정할 경우, 내부피폭에 의한 총 방사선량의 크기는

0.2kg/일 × 365일 × 100베크렐/kg × 1.3E-05밀리시버트/베크렐 = 약 0.1밀리시버트(mSv)가 되는 것을 알 수 있습니다.

이러한, 0.1밀리시버트 방사선량은 우리나라 사람이라면 어른이건 아이이건 누구나 자연에 있는 방사선에 의해 일 년 동안 받는 평균 방사선량인 약 3밀리시버트와 비교하면 매우 적은 양이고 또한 평균값인 3밀리시버트의 변동폭 안에 들어가는 정도의 적은 양이라는 점입니다.

한편, 국제원자력기구(IAEA)는 방사선량이 0.01밀리시버트 이하일 경우에는 해당하는 방사능 위험도가 매우 낮으므로 0.01밀리시버트 이하 방사선량 값은 방사선량이 아닌 것으로 보고 무시해도 좋다는 면제(exemption) 기준치로 정하고 있습니다.

이 면제기준의 의미를 다른 말로 설명해 보면, 만일 20베크렐/kg로 오염된 고등어 200g을 일 년 동안 매일이 아니고 이틀에 한 번씩 먹었다면, 선량이 0.01밀리시버트가 되고, 그로 인한 암사망 위험은 무시해도 좋다는 해석이 가능합니다.

이와 같이 방사능 피폭에 의한 건강 위험은 방사선량의 크기에 따라 정해지므로 제2부 제7화의 참고 1에 제시된 방사선방호 개념 표를 참고하시면 도움이 되겠습니다.

댓글

질문 X레이와 CT의 방사선량이 궁금합니다. 의사들은 아무 문제가 없다고 하고 있으나 궁금합니다. 2018.8.31. 02:03

답글 네, CT는 방사선을 이용해서 인체 사진을 촬영하는 것으로서 1회 촬영에 약 10 밀리시버트를 받습니다. 저선량 CT는 1회에 보통 2 밀리시버트를 받습니다. PET CT는 1회에 약 25 밀리시버트를 받습니다. SPECT는 CT 중의 하나로서 0.1 내지 10 밀리시버트 정도를 받습니다. 흉부 엑스선 촬영은 1회에 보통 0.05 내지 0.1 밀리시버트를 받습니다. 치과 엑스선 촬영은 1회에 약 0.01 밀리시버트를 받습니다. 뼈 스캔은 CT와는 다릅니다. 엑스선을 사용하지 않고 몸 안에 방사성동위원소를 넣어서 방사선 사진을 찍는 것입니다. 1회 선량은 보통 CT보다 약간 작아서 5-8 밀리시버트 정도입니다. 2018.8.31. 06:21

제6부

임산부와 아이들에게 더 위험한가요?

제1화

임산부와 어린이는 방사선에 더 위험하지요?

2017. 8. 10. 18:20
방사선 방호 이야기 시리즈 제6탄(https://blog.naver.com/radsafe/221071039598)

> 임신중입니다. 뱃속에 있는 내 아이 방사선을 맞으면 절대 안되지요?
> 유치원에 다니는 내 아이가 방사선에 노출되면 훨씬 위험하지요?
> 임산부와 어린이는 방사선으로부터 절대 안전하게 보호되어야 하는 것 아닌가요?

네, 방사선이 우리 인체에 에너지를 전달하면, 우리 인체의 나이에 따라 나타나는 영향의 크기가 달라집니다. 사실 이 영향의 크기는 피폭할 당시의 나이뿐만 아니라 성별과 가족력 그리고 생활습관 등에 따라서도 차이가 날 수 있습니다.

임산부와 영유아 그리고 어린이들이 방사선에 더욱 민감하다는 얘기들이 그동안 언론이나 SNS에서 다음과 같이 다양하게 많이 제기되었습니다.

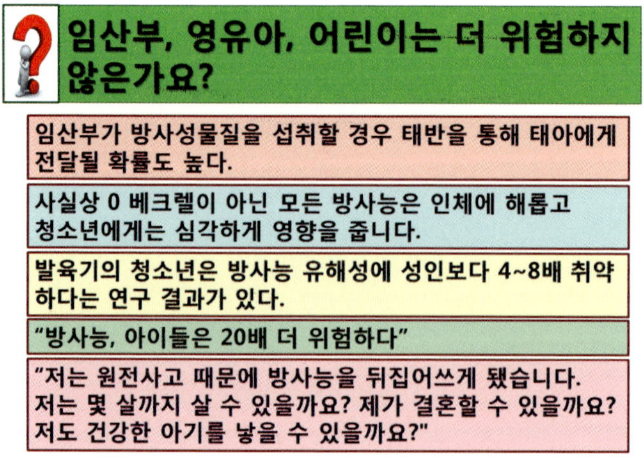

이 글에서는 이에 대해서 팩트체크를 해봅니다. 결론은 역시 유엔방사선영향과학위원회(UNSCEAR)의 2013년 '어린이 방사선피폭 영향 보고서'에서 찾을 수 있습니다.

즉, 현재까지 밝혀진 연구 결과는 "어린이는 성인에 비해 약 2~3배 더 민감하다. 하지만, 인체의 각 장기별로 보았을 때에는 이 민감도가 다르다. 즉, 어린이의 경우에 매우 민감한 장기가 있고 또한 어린이의 경우에 오히려 덜 민감한 장기도 있다."입니다.

아래 그림에서 보시는 바와 같이, 갑상선의 경우에는 어린이가 일반 성인보다 약 8~9배 더 민감한 것을, 즉 더 위험한 것을 알 수 있습니다. 이렇기 때문에 제2부 제6화에서 설명드렸듯이 일본 정부는 후쿠시마 지역의 총 36만 명의 사고 당시 18세 미만이었던 청소년과 어린이에 대해 갑상선암 발생 추적 역학 조사를 현재 수행하고 있습니다.

❖ 소아의 생애 암사망위험도(lifetime cancer risk)는
모든 연령군에 비해 약 2 ~ 3배 높을 수 있음 (UNSCEAR 2006)

백혈병, 갑상선암, 피부암, 뇌암 등	30%	소아에서 방사선 민감도가 유의하게 높음
신장암, 방광암 등	25%	방사선 민감도의 차이 없음
폐암 등	10%	소아에서 방사선 민감도가 오히려 낮음
식도암 등	15%	위험도의 차이에 대한 결론을 내릴 수 없음
호지킨 림프종, 전립선암, 직장암, 자궁암 등	20%	방사선피폭 시의 나이와 암 발생에 연관성이 거의 없음

❖ 갑상선 선량(^{131}I)은 성인에 비해 유아에서 8 ~ 9배가량 높음

❖ ^{137}Cs의 경우에는 방사선 민감도에 거의 차이가 없음

Ref. : EFFECTS OF RADIATION EXPOSURES ON CHILDREN, A/AC.82/R.696, UNSCEAR (2013)

각 인체의 장기별로 자세히 살펴보면, 어린이가 성인보다 더욱 민감한 장기는 전체 장기의 약 30%, 어린이나 성인이나 민감도의 차이가 없는 장기가 25%, 민감도의 차이에 대한 결론을 내릴 수 없는 장기가 15% 또한 나이와 민감도의 상관관계가 없는 장기가 20% 정도입니다.

그런데, 어린이가 오히려 방사선에 덜 민감한 장기도 있습니다. 이 장기가 약 10% 정도로서 대표적인 것이 폐입니다. 그 이유는 어린이의 폐는 방사선피폭 이전에 이미 질환을 가지고 있는 경우가 성인보다 낮고 또한 손상 복구 능력이 뛰어나기 때문입니다.

이와 같이 어린이와 성인의 방사선 민감도는 각 장기별로 다소 차이가 있지만, 전체적으로 종합해 보면 어린이가 성인에 비해 약 2~3배 더 민감하다고 볼 수 있습니다.

그럼, 임산부의 경우에 대해 알아볼까요.

국제방사선방호위원회(ICRP) Pub. 103 보고서(2007)에 의하면, 뱃속의 배아 또는 태아의 방사선민감도는 신생아 또는 어린이에 대한 민감도와 비슷합니다. 따라서, 뱃속의 배아 또는 태아는 신생아 또는 어린이와 동일한 민감도를 가진 것으로 보면 됩니다.

이를 배경으로 방사선피폭이 불가피하게 수반되는 직장에서 근무하는 여성의 경우에 그 여성이 임신하지 않았을 경우에는 남성 근로자와 동등하게 방호 관리하는 것이 타당하나, 다만 여성 근로자가 임신을 했을 경우에는 임신한 여성 근로자 뱃속의 배아 또는 태아를 특별히 보호해 주어야 하므로 임신한 잔여기간 동안에 받을 선량이 일반인에 대한 선량한도인 1밀리시버트 이하가 되도록 방호 조치를 취해야 한다고 권고하고 있습니다.

또한, 국제방사선방호위원회(ICRP) Pub. 105 보고서(2008)에서는 "뱃속의 배아 또는 태아가 100밀리그레이 이하의 흡수선량을 받은 경우에는 이는 결코 임신을 중단하는 이유가 되어서는 안 된다"라고 권고하고 있습니다.

한편, UNSCEAR 2008년 보고서에 의하면, 우리가 병원에서 흉부 엑스선 촬영을 할 경우에 1회 촬영에 보통 0.02 내지 0.1밀리시버트를 받고, 전신 CT 촬영을 할 경우에는 1회에 약 10밀리시버트 정도를 받습니다.

따라서, 비록 내가 임신한 사실을 모르는 채로 엑스선 촬영이나 또는 CT 촬영을 했다고 하더라도 내 뱃속의 아이가 받을 선량이 100밀리시버트보다는 매우 적을 것이기 때문에 이런 방사선검사 때문에 내 뱃속의 아이가 받을 해로운 건강 영향은 그렇게 걱정하지 않아도 좋은 수준이라고 할 수 있습니다.

물론, 임산부가 특이한 질병을 가지고 있어서 임산부가 상당한 양의 방사선량을 받을 수 있는 특수한 종류의 방사선검사를 받아야만 하는 경우에는 임산부 본인과 뱃속의 아이가 받을 각각의 위험성에 대해서 주치의 의사와 충분히 상담을 한 이후에 방사선검사를 시행할 것인가 또는 안 할 것인가를 결정해야 합니다.

한편, 가임기 여성이나 임신 중인 임산부가 방사선을 맞으면 혹시 기형아가 태어나지 않을까 염려가 되실 것입니다.

국제방사선방호위원회(ICRP)에 의하면, 임신이 되고 난 후 제3주~제8주 기간의 배아(embryo) 시기에 아기의 모든 장기가 새롭게 만들어지고, 이 시기가 방사선에 가장 민감한 시기로서, 이 시기에 임산부가 방사선을 많이 맞으면 기형이 생길 가능성이 높아집니다.

이 경우에도 배아가 100밀리시버트 이상의 선량을 받아야 기형아가 발생할 수 있다는 것이 동물실험을 통해 확인되었습니다.

즉, 기형아 발생은 최소 선량 이상을 받아야 생길 수 있고 이 최소 선량 즉, 발단선량은 100밀리시버트 입니다.

마지막으로, 여기에서 한 가지 꼭 잊지 말아야 할 것은 "내 몸에만 자연방사성핵종인 방사성칼륨(K-40)이 있고 내 아이에게는 없다"든지 또는 "나만 공기 중에 있는 자연방사성핵종인 라돈(Rn-222)을 마시고 내 아이는 마시지 않는 것은 아니다"라는 것입니다.

즉, "사람이라면 누구나 성인이건 어린이이건 간에 자기 몸 1킬로그램당 약 55베크렐의 방사성칼륨(K-40)을 가지고 있고, 누구나 성인이건 어린이이건 간에 우리는 언제 어디서나 방사성칼륨이나 라돈 등과 같은 각종 방사선이 내는 에너지 공간에서 그 방사선 에너지를 받으면서 살고 있다"라는 것입니다.

그래서, 중요한 것은 임산부, 영유아, 어린이, 청소년 그리고 성인에 이르기까지 우리는 라돈과 같은 자연방사선을 포함한 모든 방사선으로부터 가능한 한 에너지를 불필요하게 받지 않도록 해야 하고 또한 방사선으로부터 받는 에너지의 총량이 합리적으로 달성가능한 한 작아지도록 지속적으로 노력해야 한다는 것입니다.

즉, 방사선피폭으로부터 나를 보호하기 위해 제2부 제7화 참고 1로 제시된 방사선방호 개념을 가지고 방사선피폭을 대하는 것이 중요합니다.

다시 말하면, 연간 자연방사선량 3밀리시버트보다 적은 값인 1밀리시버트 이하 정도의 방사선피폭은 우리가 그 위험성에 대해 염려하지 않아도 되는 일상적인 위험 수준이라는 것입니다.

(참고)

1. 밀리그레이(mGy)는 흡수선량의 단위이다. 흡수선량이란 우리 인체 장기의 단위 질량에 흡수된 방사선 에너지의 총량이다. 흡수선량에 방사선가중치를 곱하면 등가선량이 되고, 이 등가선량에 조직가중치를 곱한 후 모든 장기에 관해 더하면 유효선량이 된다. 등가선량과 유효선량의 단위는 밀리시버트(mSv)이다. 간단하게, 대부분의 경우에 1밀리그레이는 1밀리시버트와 같은 것으로 볼 수 있다.
2. 방사선피폭이 불가피하게 수반되는 직장에서 근무하는 여성과 남성 근로자에 적용하는 연간 선량한도는 20밀리시버트이다. 이 값은 5년 평균값으로서, 이 5년 기간 동안에 어느 한 해에는 최대 50밀리시버트까지 그리고 5년 전체 기간 동안에 받는 총 방사선량은 100밀리시버트까지를 한도로 정하고 있다.
3. 방사성칼륨(K-40)에서는 1.46MeV 크기의 강한 에너지의 감마선이 나온다. 내 아이의 몸무게가 10킬로그램이면, 총 550베크렐이다. 1초에 550개의 방사선이 나온다. 이런 감마선이 내 아이 몸에서 계속 나오고 있다. 물론 내 몸에서도 계속 감마선이 나오고 있다.

4. 발단선량이란 피폭한 전체 집단 중 그 1%에서 어떤 영향이 발생하는 선량을 말한다. 예를 들면, 만일 1,000명의 배아가 똑같이 100밀리시버트를 받은 경우, 100밀리시버트를 받은 1,000명의 배아 중에서 10명의 배아가 기형가가 되는 선량이 100밀리시버트이다라는 의미이다. 100밀리시버트를 받은 나머지 990명의 배아는 정상 신생아가 된다.

이와 같이 선량이 어느 정도 이상 되어야 영향이 생기기 시작하고 그 이하 선량에서는 그 영향이 전혀 나타나지 않는 영향을 결정론적 영향(deterministic effect)이라고 부른다. 결정론적 영향 중에서 발단선량 값이 가장 낮은 것이 바로 배아에서 기형아가 발생하는 100밀리시버트이다. 그리고 그 다음으로 낮은 것으로서 현재까지 밝혀진 것은 눈의 수정체에서 백내장이 발생하는 발단선량으로서 그 값이 500밀리시버트이다.

즉, 일반인에게서 각종 결정론적 영향이 발생하기 위해서는 최소한 500밀리시버트 이상을 받아야 한다. 이 영향을 다른 말로 급성방사선장해(Acute Radiation Syndrome)라고 부른다.

댓글

질문 안녕하세요~~ 블로그 글 잘 읽어보았는데요~ 그럼 제가 어제 난소쪽 CT촬영할 게 있어서 조영제를 맞고서 CT촬영을 진행했는데요. 아직 임신은 아니고 임신준비 중인데, 그럼 준비하는 데 문제는 없다는 말씀이시지요~? 산부인과 선생님께서 이번 달은 피하는 게 좋겠다 하셨는데 저는 시간가는게 너무 아까워서요.. ㅜㅜ 따로 여쭤볼 곳이 없어 블로그 글 읽어보다가 글 남깁니다~~! 2018.3.29. 09:53

답글 그렇습니다. 아직 임신한 상태가 아니라면, 1-2회 정도의 CT 촬영으로 받는 방사선량으로 인해 임신이 안된다거나 또는 임신 이후에 태어날 아기에게 어떤 해로운 영향이 있다거나 하는 것에 대해 염려할 이유는 없다고 봅니다.
하지만, 모든 결정은 의사 선생님과 충분히 상의하고 주치의 선생님의 결정에 따르시는 것이 좋겠습니다. 2018.3.29. 19:28

질문 안녕하세요~ 임산부이고 지금 7개월 차에 접어들었는데요. 북해도로 3일 정도 여행 다녀오는 건 크게 영향이 없을까요? 2018.5.18. 23:52

답글 북해도 지역은 후쿠시마 사고 방사능으로 오염된 지역은 아닙니다. 따라서 3일 북해도 여행으로 받을 방사선 피폭은 염려할 이유는 없습니다. 다만 임신 7개월 차이면 사람으로서의 형태는 이제 완벽하게 갖추고 한창 빠르게 성장하고 있는 시기입니다. 이 기간 동안에는 태아를 일반인과 마찬가지로 보고 태아에 대한 선량을 1 밀리시버트 이하가 되도록 관리하는 것이 좋겠다고 권고하고 있습니다. 또한 여행 중에 일어날 수도 있는 각종 위험 요소들도 있는 것을 감안하면, 불가피하게 해야 하는 여행이 아니라면 여행을 자제해서 태아 순산을 먼저 생각하는 것이 바람직해 보입니다. 2018.5.19. 05:38

질문 답변 너무 감사드립니다~^^ 2018.5.19. 09:13

질문 7살 딸을 둔 부모인데요~ 2주전 아이가 넘어지면서 코를 크게 다쳐 이비인후과에서 앉아서 찍는 씨티로 촬영했어요. 근데 골절같다고 해서 대학병원에 가서 거기서는 누워서 찍는 씨티로 촬영했어요... 다행히 코는 이상없었고 어쩔 수 없는 2번의 CT촬영이니 별걱정이 없었는데요. 문제는 아이가 어제 유치원에서 친구머리랑 코를 세게 부딪혀 쌍코피가 났다네요...ㅠㅠ 코 다친지 2주만에... 또 코를 심하게 다쳤는데요. 이비인후과 가면 씨티찍어야 한다고 할텐데.. 근 2주동안 이미 2번의 씨티를 촬영했는데. . 3번째 씨티를 촬영해도 되나요? 2주라는 짧은 기간 동안 같은 부위를 3번 CT촬영 시키려니 방사선 걱정이 되어서요... 실례가 아니라면 조언 부탁드립니다. 2018.5.31. 14:10

답글 네, 아이이므로 염려가 크실텐데요. 우선 CT는 촬영하는 부위별로 선량이 다소 차이가 나면서, 1회에 보통 2 내지 10 밀리시버트를 받습니다.
하지만 어린이에게 CT 촬영을 하는 경우에는 이 선량을 조금 낮추어도 원하는 영상을 얻을 수 있습니다. 따라서, 일단 병원에 가셔서 의사 선생님과 상담하시면서 CT를 이미 2회 촬영한 것을 얘기하면서 또 CT를 찍어야 한다면, 받을 선량이 얼마 정도인가를 물어보는 것이 좋겠습니다.
코 부위에 집중적으로 CT 방사선을 받는 것이므로 몸 전체가 방사선을 받는 경우보다는 아이 몸에 줄 영향의 크기가 작을 것이 그나마 조금 다행스러운 점입니다. 제 생각에는 아이 코 치료를 위해 CT를 꼭 찍어야 하고 또 그 결과 코를 잘 깔끔하게 치료할 수만 있다면, 세 번째 CT도 촬영하는 것이 좋을 것으로 봅니다. 최대 약 30 밀리시버트 정도를 코 부위에 받는다고 하더라도 코 치료에 또 한 번의 CT 촬영이 꼭 필요하다면 CT 촬영을 하는 선택이 좋을 것으로 판단합니다. 2018.5.31. 20:24

질문 좋은 정보 감사합니다. 지금 저는 임신 3주에 허리디스크로 인해 엑스레이를 총 9회 촬영했습니다. 산부인과에서도 부정적으로 말씀하셔서 마음이 많이 안 좋고 걱정도 많이 되네요. 이글 보고 힘이 납니다. ㅠ 태아에 영향을 줄 양은 아니겠지요? 다른 곳도 아닌 허리라 많이 걱정이 되네요.
2018.6.12. 10:03

답글 네, 엑스레이는 보통 1회에 0.05 내지 0.1 밀리시버트를 받습니다. 허리 부위이기 때문에 신경이 쓰이시겠지만, 선량값이 매우 낮으므로 태아에 대한 영향을 걱정할 수준은 전혀 되지 않습니다. 마음을 편안하게 유지하는 것이 도움이 될 것으로 봅니다. 우리나라 사람들은 누구나 일년에 약 3 내지 4 밀리시버트 정도를 받으면서 살고 있습니다. 2018.6.12. 19:45

질문 안녕하세요. 제가 임산부인데 현재 26주 차에요. 발 골절로 오늘 배에 납 방어복으로 가린 채로 발 엑스레이를 3-4장 찍었는데요, 그럼 100 까지는 안되니까 아기는 괜찮을까요? 첫애이다 보니 너무 속상해서 검색하다 여기까지 들어왔네요... ㅠㅠ 2018.8.4. 11:03

답글 아, 네, 그러시군요. 임신한 몸으로 엑스레이를 찍어서 많이 속상하실텐데요. 짧은 결론은 아무런 영향도 없으니 전혀 걱정하실 이유는 없습니다. 엑스레이를 받은 발은 아마도 약 0.2 내지 0.4 밀리시버트 정도를 받았을 것으로 봅니다. 하지만 촬영할 때에 발에만 엑스레이가 가도록 했을 것으로 생각하므로, 아기가 있는 복부에는 방사선 노출이 없었을 것으로 봅니다. 한편 이제 26주차이면 태아의 모든 내부 기관과 장기들이 만들어졌고 한창 크기가 자라고 있는 시기입니다. 26주차 태아는 갓 태어난 아기와 같다고 보시면 됩니다. 엑스레이에 마음 상하시 마시고 좋은 생각으로 태교에 진념하시면 되겠습니다.
2018.8.4. 11:16

질문 빠른 답변 진심으로 감사드립니다. ㅠㅠ 정말 정말 감사해요!
2018.8.4. 11:19

질문 1 밀리시버트 기준 치과 진단용 엑스레이는 몇 장 정도인지 궁금합니다. 현재 치위생사로 근무 중인데, 포터블 엑스레이 주변에서 찍는 경우에도 영향이 얼마나 있나요?? 현재 임신 5주 2일인데 1 미터 이상 떨어진 곳에서 촬영한 것도 저와 태아에게 피폭이 되었을까 걱정되기도 합니다. 2018.8.28. 22:03

답글 치과에서 사용하는 엑스레이와 CT는 일반 엑스레이 또는 CT의 선량보다 아주 낮습니다. 치과에서 사용하는 엑스레이는 보통 1회에 0.014 밀리시버트 정도로서 일반 엑스레이 선량인 0.1 밀리시버트의 1/7 정도 입니다.
한편 치과에서 사용하는 CT는 보통 1회에 0.13 밀리시버트 정도로서 일반 CT 선량인 10 밀리시버트와 비교가 안 될 정도로 낮고 또한 거의 일반 엑스레이 선량 수준입니다. 따라서, 치과에서 사용하는 엑스레이와 CT로 인해 해로운 건강 영향을 걱정할 이유가 없습니다. 포터블 엑스레이는 보통 1회에 0.05 밀리시버트 정도를 받습니다.
현재 임신 5주차이면 배아 또는 태아가 방사선 피폭에 가장 민감한 시기인 임신후 4주~15주 기간에 해당하므로 조심해야 하는 것은 맞습니다. 그런데 기형아 발생을 포함한 태아에 해로운 영향이 생길 수 있는 선량은 100 밀리시버트 이상인 경우입니다. 한편 국제적으로 임산부 복부 표면에서 임신 전체 기간 동안에 1 밀리시버트를 넘지 않도록 관리하는 것을 권고하고 있습니다. 참고하시길 바랍니다. 아 참 위 선량 수치는 근접 거리에서의 값으로 보시면 됩니다. 1 미터가 떨어진 경우라면 10 cm 떨어진 위치에서 값의 1/100 즉 1%가 되는 정도로 매우 낮아집니다. 따라서 가능한 멀리 떨어져 있는 것이 선량을 낮추는 방법입니다. 2018.8.28. 22:45

질문 그럼 포터블이 더 방사선 조사량이 많게 되는 건가여?? 2018.8.28. 23:17

답글 네, 아무래도 포터블 장비는 엑스레이를 막아주는 즉 차폐해주는 물질이 얇기 때문에 그렇다고 볼 수 있습니다. 2018.8.29. 07:21

질문 안녕하세요. 글보고 댓글 남깁니다. 여자 방사선사이구, CT실 근무 중인데요. CT실에 근무해도 크게 지장이 없을까요? 현재 임신 5주째예요. ㅠㅜ
걱정되서 이것저것 글을 찾아보다가 댓글 남깁니다. 2018.9.18. 12:07

답글 네, 전체 임신 기간 중에 방사능에 가장 민감한 시기는 임신 후 배아에서 각종 장기들이 만들어지는 제4주부터 제8주까지의 기간입니다. 이 기간동안 총 방사선량이 100 밀리시버트를 넘지 않도록 조심해야 합니다.
CT실에 근무한다고 해서 반드시 높은 선량을 받는 것은 아니므로, 항상 받는 방사선량을 측정할 수 있는 개인선량계를 착용하고 근무에 임하면서, 가능한 방사능에 노출되지 않도록 유의하는 것이 좋겠습니다. 2018.9.18. 21:40

질문 감사합니다. 전년도 분기마다 개인선량계 피폭량을 보니, 다 0.01 mSv 0.02 mSv이면, 그래도 안전하다고 봐도 되는 거겠죠? 2018.9.19. 13:25

답글 아, 네, 한 분기에 0.02 밀리시버트를 받았다면 일년에 0.08 밀리시버트를 받은 것이니, 우리가 자연에 있는 방사선에 의해 일년에 약 3 밀리시버트 정도를 받는 것과 비교해 보면 거의 무시가능한 수준입니다. 왜냐하면, 자연방사선량의 변동폭 정도에 해당하기 때문입니다. 그런 정도의 선량은 전혀 걱정할만한 수준이 아닙니다. 안전합니다. 2018.9.19. 20:12

답글 너무 너무 감사합니다 ^^ 2018.9.20. 06:24

질문 글 잘 읽어보았습니다.ㅠ 임신인 걸 확인하고, 내일 CT 검사가 예정되어 있는데, 아마 주수로는 4-5주? 될 것 같습니다! 꼭 받아야 하는 가슴 CT라서 산부인과 선생님께 말씀드리니, 8주 이전의 검사는 괜찮다고 말씀해 주시더라고요. 엄마의 건강이 먼저라며.. 그래도 엄마되는 입장에서 너무 걱정되어 글을 검색하는 도중 이 글을 읽게 되었어요. 조금 마음이 놓이긴 하지만 아무래도 배아 시기에는 장기가 형성되는 시기라 너무 너무 걱정되네요. ㅜㅜ 괜찮겠죠..? 2018.9.19. 10:40

답글 네, 걱정하시는 그 마음을 충분히 공감할 수 있겠습니다. 하지만 흉부 CT이므로 가슴 쪽으로만 엑스레이가 쏘이고 복부 쪽으로 엑스레이가 쏘이지 않도록 배려한다면 배아에게 미치는 해로운 영향은 전혀 없을 것으로 봅니다.

엑스레이를 직접 쏘이는 흉부 부분이 약 10 밀리시버트 정도를 받을 것이니, 복부 쪽으로 CT 엑스레이가 오지 않도록 조심한다면, 복부 쪽의 선량은 아마도 1 밀리시버트 정도도 넘지 않게 충분히 잘 관리할 수 있다고 봅니다. 의사 선생님과 잘 상담하시면 되겠습니다. 2018.9.19. 20:20

질문 친절한 답변 정말 감사합니다! 진짜 큰 위로와 힘이 되었습니다. 이렇게 재능기부를 해주시니 정말 너무 감사드려요^^ 낼 잘 검사받을 수 있을 것 같습니다! 원래는 조영제를 맞는데, 낼은 조영제를 맞지 않고, 검사를 하려고 합니다! 금기사항은 아니라 하셨는데 걱정되서요ㅠ 어찌됐던 너무 감사합니다^^ 2018.9.19. 20:44

질문 임신 5주차 되는 임산부입니다! 통증의학과에서 간호조무사로 일하고 있는데요~ 허리에 신경치료 해야 하는 환자가 올 때마다 시암실에 가서 원장님어시를 합니다. 납복을 입고 100 센치 정도 뒤에서 버튼을 1초 누릅니다. 버튼은 적게는 5번 많게는 10번 누르는데요~ 임신 사실을 4주차 때 알게 되어서.. 그때부터는 100센치 뒤에서 납복을 입고 사진 속의 파란 대형납판?을 앞에 가리고서 버튼을 누르고 있는데요.. 저.. 태아에게 괜찮을까요?ㅠ 답변부탁드립니다......ㅠ 2018.11.1. 01:27

답글 네, 납복을 착용하고 1 미터 정도 떨어진 위치에서 시암실에서 보조 역할을 하는 것으로 인해 태아에 대한 방사선피폭 영향을 걱정할 이유는 없습니다.

시암 형광 촬영 장치에서 나오는 엑스레이 선량은 보통 시술하는 의사의 경우에도 연간 1 밀리시버트 이하 정도입니다. 즉 시암에서 받는 방사선량의 크기는 통상적으로 매우 작습니다.

임산부가 복중 태아를 잘 보호하기 위해 방사선피폭에 조심해야 하는 것은 맞지만, 기형아 발생을 포함한 태아에서 해로운 영향이 생길 수 있는 선량이 100 밀리시버트 이상인 점과 방사선피폭의 시기도 태아에서 각종 장기가 생기면서 빠르게 자라나는 시기인 임신 5~15주 기간에 피폭하지 않도록 조심하면 되는 점 등을 감안해 보면, 현재 질문자님의 근무 조건에서 태아가 받을 방사선량 정도로는 걱정할 이유가 없다고 봅니다. 2018.11.3. 19:38

질문 선생님 안녕하세요. 어제 4개월 아들이 침대에서 떨어져 머리 CT 촬영했습니다. 다행히 머리는 괜찮았지만 CT 방사능에 대한 걱정에 선생님 블로그까지 찾아오게 되었습니다. 이렇게 어린 아기 머리 CT 촬영의 위험성에 대해 어떻게 보시는지 궁금합니다. ㅠㅠ 2018.11.19. 08:03

답글 네, 이제 4개월 밖에 안된 어린아이 머리에 CT 촬영을 해서 걱정이 많이 되실

텐데요. 위험성은 그 CT 촬영으로 얼마나 많은 양의 에너지를 받았느냐에 달려 있습니다. 성인에 대한 흉부 CT 촬영 1회에 보통 10 밀리시버트를 그리고 머리 CT는 1회에 2 밀리시버트 정도를 받습니다.

어린아이에 대한 CT 촬영이었으므로 아마도 의사선생님께서 이보다 낮은 양을 받도록 처방했을 것으로 봅니다. 그런데, 현재 의료과학적으로 입증된 자료에 의하면, 100 밀리시버트 이하에서는 해로운 건강 영향이 있다는 것을 확인할 수 없습니다. 따라서, 2 밀리시버트 보다 적은 양의 방사선량을 받은 것 때문에 앞으로 어떤 해로운 영향이 내 아이에게 나타나지 않을까 하고 염려하실 필요는 없다고 봅니다. 한편, 우리나라 사람이라면 어른이건 아이이건 누구나 자연에 있는 방사선에 의해 연간 약 3 밀리시버트 정도를 받으면서 살고 있습니다. 2018.11.19. 21:36

질문 문의드립니다. 현재 임신 5주차이고, 착상 시기 직후쯤 (배란일 기준 2주시점) 복부 골반 조영제 투여하는 CT 촬영을 했습니다. 병원에 문의해보니 665장을 찍었다 하시고 정확한 방사선량은 추후 알려준다고 하는데요.

1회에 10 밀리시버트면 1번 촬영에 10 밀리시버트인지, 아니면 장당 밀리시버트라 저는 665*10 밀리시버트로 봐야 하는지 궁금합니다. 2018.11.22. 15:53

질문 병원에서 방사선량은 총 1316.61 dlp라고 하고 대략 25 밀리시버드 되는 듯합니다. 2018.11.22. 16:04

답글 네, CT의 사진 장수와 CT에서 엑스레이가 나와서 우리 인체가 노출되는 정도와는 상관관계가 없습니다. 엑스레이를 노출할 때, 얻을 수 있는 사진의 장수는 임의로 정할 수 있기 때문입니다. CT 촬영으로 받은 선량은 DLP에 비례합니다. 보통의 경우에 DLP 값에 0.015를 곱하면 됩니다. 님께서는 아마도 20 mSv 조금 못 되는 수준으로 선량을 받으신 것으로 보입니다. 보통 병원에서 CT로 환자에게 주는 선량이 1회에 최대 20 밀리시버트를 넘지 않도록 관리하고 있습니다. 복부 골반 부위에 받은 20 밀리시버트 정도의 선량으로는 뱃속 태아에게 어떤 해로운 영향이 나타날 것으로는 생각되지 않습니다.

2018.11.22. 19:47

질문 답변 진심으로 감사드립니다. 주변에 관련 전문가분이 안 계셔 매우 막막하던 차였습니다. 감사합니다^^ 2018.11.22. 19:49

질문 여쭤보고 싶은 게 있어서 댓글을 달았어요... 제가 임신 8주인데 중환자실에서 근무하고 있어서 일반 portable x-ray가 올라오는 경우가 많습니다. 하루에 많으면 3번, 한 번에 많이 찍으면 열 장 정도 제가 직접 어시를 슬땐 당연히 납가운을 입고 찍지만, 아닐 때는 사정상 직장에 말하지 못해서 완전히 피하지는 못하고 최소 2~5m 이상 떨어져 있어요.. 어쩔 수 없이 다음 달까지 일해야

하는데 많이 걱정됩니다... 괜찮을까요? 2018.12.13. 23:38

답글 네, 지금 아기를 가진 상태이므로 방사선 피폭이 염려되실 텐데요. 포터블 엑스레이에서 나오는 엑스레이를 직접 받는 환자의 피부에 전달하는 선량은 통상 1회당 0.15 밀리시버트 정도이며, 1 미터 정도 떨어진 지점에서는 백만분의 1 밀리시버트 정도로 감소되어 거의 무시 가능해지며, 2 미터 정도 떨어지면 거의 0이 됩니다. 따라서, 현재 말씀하신 그런 정도의 상황에서 님 또는 뱃속의 태아가 받는 피폭량은 피해를 걱정할만한 수준에 이르지는 않을 것으로 봅니다. 괜찮다고 생각합니다. 2018.12.14. 08:16

질문 아 너무 감사합니다.. 저 때문에 아기가 잘못될까봐 죄책감에 너무 시달리고 있었거든요... 혹시 신생아 찍는 엑스레이는 방사선도 덜 나오나요? 제가신생아 중환자실에 있는 거거든요... 너무 감사합니다. ㅠㅠ 진짜 매일매일 이 생각밖에 없었어요. 2018.12.14. 08:18

답글 아, 네 그러시군요. 아기의 경우에는 체중이 작으므로 통상적으로 엑스레이의 노출량을 조절해서 약간 줄여주고 있습니다. 2018.12.14. 09:46

질문 네 ㅠㅠ 감사합니다. 2018.12.14. 11:34

질문 치과에서 근무하는데 혹시 치과 선량은 어떻게 되는지 알 수 있을까요? 2018.12.24. 19:47

답글 치과에서 사용하는 엑스레이와 CT는 일반 병원에서 사용하는 엑스레이 또는 CT의 선량보다 아주 낮습니다. 치과에서 사용하는 엑스레이는 보통 1회에 0.014 밀리시버트 정도로서 일반 병원 흉부 엑스레이 선량인 0.1 밀리시버트의 1/7 정도입니다. 또한 치과에서 사용하는 CT는 보통 1회에 0.13 밀리시버트 정도로서 일반 CT 선량인 10 밀리시버트와 비교가 안될 정도로 낮고 또한 거의 일반 엑스레이 선량 수준입니다.

따라서, 치과에서 사용하는 엑스레이와 CT로 인해 해로운 건강 영향을 걱정할 이유가 없습니다. 참고로 우리나라 사람들은 어른이건 아이이건 누구나 자연에 있는 방사선으로부터 일년에 약 3 밀리시버트 정도를 받으면서 살고 있습니다. 2018.12.24. 21:34

질문 밖에서 찍고 납 방어복 착용했었는데, 임신 중인가 말씀드리고 엑스레이 촬영에서 빠지거나 퇴사 생각 중입니다. 하지만 요 며칠 찍은 엑스레이 때문에 걱정이네여. 2018.12.24. 20:20

답글 방사선 피폭 때문에 2세가 걱정되시나요? 네, 당연히 임산부는 방사선 촬영에 조심해야 하는 것은 맞습니다. 복중 태아를 잘 보호해야 하기 때문입니다. 그런데 기형아 발생을 포함한 태아에 해로운 영향이 생길 수 있는 선량은 100 밀리시버트 이상인 경우입니다. 또한, 그 시기도 태아에서 각종 장기가 생기면서 빠르게 자라나는 시기인 임신 5~15주 기간에 피폭하지 않도록 조심하면 됩니

다. 2018.12.24. 21:35

질문 궁금한 점이 있는데요. 18개월 아기 키우고 있는데, 불가피하게 병원가면 엑스레이를 많이 찍게 되는데, 죄책감이 많이 들어요. 걱정 안 해도 될 수준인가요? 여태까지 7번 정도 찍은 거 같은데, 너무 걱정돼요. 답변 부탁드려요. 2019.1.28. 00:26

답글 네, 아이가 엑스레이를 자주 찍어서 걱정하시는 마음을 잘 알겠습니다. 엑스레이는 1회에 약 0.1 밀리시버트를 줍니다. 그런데 우리나라 사람들은 어른이건 아이이건 누구나 자연에 있는 방사선에 의해 일년에 약 3 밀리시버트 정도를 받으면서 살고 있습니다. 이 3 밀리시버트라는 값은 전국 평균값입니다. 어떤 분들은 이보다 낮은 값을 또 어떤 분들은 이보다 높은 값을 받으면서 살고 있는 것입니다. 따라서 일년에 수 밀리시버트 정도의 방사능을 받는 것에 대해서는 특별히 방사능 피해를 걱정할 필요는 없습니다. 우리가 병원에서 엑스레이 촬영을 하는 이유는 우리의 질병을 진단하고 치료해서 건강해지기 위해서입니다. 엑스레이를 받음으로 초래될 해로운 영향과 엑스레이 촬영을 해서 병을 잘 치료함으로써 얻을 건강 이득을 서로 비교해 보면, 건강 이득이 훨씬 크다는 것을 잘 알 수 있다고 봅니다. 2019.1.28. 08:18

질문 너무 답답해서 한번 더 여쭤보려구요... 제가 임신 3~4주 차(2월 25일 새벽)에 응급실에서 APCT(복부, 골반)를 찍었습니다.. 물론 임신 가능성에 대해 먼저 언급을 했구요, 소변 검사를 했고, negative가 나왔었다고 하더라구요... 근데 3일 후인 2월 28일에 임신테스트기를 해보니, 임신이더라구요... 당시 제가 CT로 피폭된 방사선량은 18.33 밀리그레이 라고 했습니다..... 부모님들 다 걱정하시고.... 외사촌 중에 다운증후군도 있고, 남동생이 혈액암이었습니다... 저 정도의 방사선량이.....혹시 문제가 될까요?ㅠㅠㅠㅠㅠ 답변 기다리겠습니다...ㅠ 2019.3.4. 12:17

답글 네, 그러시군요. 임신 3-4주차에 약 20 밀리시버트 정도를 받았으므로 태아에게서 해로운 영향이 나타날까봐 염려하시는 그 마음을 충분히 짐작할 수 있겠습니다. 하지만 제 위 글에서 말씀드린 바대로 100 밀리시버트 이하에서는 기형이 나타났다는 증거가 없습니다. 따라서 이제 지금부터는 CT 방사능에 대한 염려는 싹 지워버리시고, 태교에 집중하는 것이 좋겠다고 봅니다. 괜한 불안한 마음과 걱정이 오히려 안좋은 영향을 미칠 수도 있을 것이기 때문입니다. 2019.3.5. 20:43

질문 안녕하세요~ 방사능 수치 글을 찾아보다가 블로그에 문의하려고 댓글 남겨요~ 제가 일하는 곳에 BMD 발목 검사하는 기계가 있는데, 제가 그 기계로 검사를 해주고 있거든요.. 임신 초기에 검사 기계 옆에서 일하면 태아에게 나쁜 영향이 많이 갈까요?? 뭣 모르고 일하는 거라 그냥 검사해줬는데 걱정이 많이 되네요... 2019.5.2. 22:08

답글 네, BMD 검사 즉 골밀도 검사 기계는 엑스레이를 사용하는 것과 초음파를 사용하는 것 등이 있습니다. 둘 중에서 어떤 기계 옆에서 일하시는 줄은 모르겠지만, 초음파를 사용하는 경우라면 방사능이 없으므로 전혀 염려할 필요가 없습니다. 엑스레이를 사용하는 경우에도 환자가 받는 선량이 1회에 0.004 밀리시버트로 매우 작고, 그 기계 옆에서 일하시는 분들이 받을 수도 있는 누설선량은 보통 이 값의 1% 이하라고 볼 수 있으므로, 그 기계 옆에서 일하면서 받을 방사선량의 크기가 태아에게 미칠 영향은 완전 없다고 보셔도 무방하겠습니다. 2019.5.3. 00:44

질문 임신 9주 3일차 된 임산부입니다. 저는 수술실에서 일하고 있는데요. 저번주 토요일 씨암보는 수술로 인하여 방사선에 피폭되었는데, 태아에게 영향이 갈까 염려하던 차에 선생님의 블로그 내용을 통해 제 피폭량이 태아에게 영향이 미치지 않는다는 걸 알고 한시름 놓았습니다. 그래도 마음 한 켠엔 걱정이 앞서는데요,, 저 정말 괜찮겠죠? ㅠㅠ 괜찮다고 해주세요! 2019.6.23. 18:20

답글 네, 우선 제가 지난주에 사무실에 일이 많아 님의 글에 대한 답장을 드리지 못해 미안합니다. 가장 먼저 드릴 수 있는 답은 "네, 아기에게 영향은 없을 것입니다"입니다. 우선 아기에게 방사선피폭으로 인해 나쁜 영향이 발생하려면, 아기가 받은 방사선량이 최소 100 밀리시비트 이상은 되어야 합니다.

만일 질문자님께서 납 앞치마를 착용하고 있었다면, 이 앞치마는 씨암과 환자에서 반사되어 나오는 거의 모든 산란 엑스선을 막아주므로 뱃속 태아가 받았을 방사선량은 거의 0 밀리시버트가 됩니다. 그런데, 만일 님께서 수술실에 있었던 그 때에 납치마를 안입고 있었다면, 씨암에서 나오는 엑스선을 받는 환자와 얼마만큼의 거리에 떨어져 있었느냐가 관건이 됩니다. 환자로부터 거리가 멀어질수록 님께서 받았을 방사선량은 급속하게 작아집니다.

그런데, 만일 씨암 엑스선을 받는 환자 바로 옆에서 님께서 앞치마를 착용하고 있지 않았다고 한다면, 아마도 그 수술실에서 님의 배 부분은 물론 그당시 수술실에 있었던 총 시간에 따라 달라지지만, 최대 약 3 내지 5 밀리시버트 정도를 받았을 가능성이 높습니다. 따라서, 만일의 경우에도 이 정도의 수치는 100 밀리시버트에 훨씬 미치지 못하므로 태아 건강에 해로운 영향은 없을 것이라고 말씀을 드립니다. 도움 되시기를 바랍니다. 2019.6.30. 13:06

질문 친절한 답변 감사드립니다! 2019.7.8. 22:57

질문 안녕하세요. 전문가이셔서 댓글로 문의드려요. ㅜㅜ 제가 지식이 없어서....

제가 9월에 인천-뉴욕 갈 때 북극항로(폴라루트) 통해 가는데 18주 임산부입니다. 임산부라 우주방사선등 걱정이 되어 문의해요. 이 경로로 뉴욕을 다녀와도 태아에 문제가 없을까요? 2019.7.26. 07:52

답글 네, 그러시군요. 북극 항로로 서울-뉴욕 비행을 하시면 1회에 약 80 마이크로시버트 즉 0.08 밀리시버트 정도를 받습니다.

한편, 태아가 방사선 에너지를 받았을 때 이미 태어난 어린이에게서 나타날 수 있는 증상과 다르게 독특하게 나타날 수 있는 증상은 기형아입니다. 그런데 이 기형아는 임신 4주 내지 8주 기간동안에 100 밀리시버트 이상을 받았을 경우에 나타나는 것으로 확인되었습니다.

따라서, 님의 경우에는 이미 이 임신 기간이 지났고 또한 왕복 여행으로 받을 총 선량이 약 0.16 밀리시버트 정도이므로 이번 여행으로 태아 방사능 피폭 피해를 염려할 이유는 없다고 봅니다. 또한 임신 18주이면, 4주 내지 8주 기간동안에 생겨난 태아의 장기가 15주까지 이미 다 자란 이후 상태가 되겠습니다.

참고로 우리나라 사람들은 누구나 평균적으로 일년에 약 3 밀리시버트 정도를 자연에 있는 방사선에 의해 받으면서 살고 있습니다. 이 3 밀리시버트 값과 뉴욕 왕복 여행으로 추가될 선량을 비교해 보시는 것도 이해에 도움이 될 것으로 봅니다. 즐겁고 안전한 여행되시길 바랍니다. 2019.7.26. 08:11

질문 우와 정말 자세하고 빠른 답변 주셔서 감사합니다^^ 인터넷 어디에도 없는 이런 지식을 알려주시다니 역시 전문가이시네요 !!! 정말 감사드립니다! 오늘도 좋은 하루 되세요! 2019.7.26. 08:13

제2화

방사선이 무엇인가요? 피폭 검사는 어떻게 하나요?

2017. 12. 7. 6:10
방사선 방호 이야기 시리즈 제17탄(https://blog.naver.com/radsafe/221156625169)

첫째, 방사선과 방사능의 차이. 방사선은 X-ray처럼 사람 몸을 뚫고 지나가는 것이고 방사능은 그런 방사선을 내뿜는 물질이라는 것.
둘째, 피폭과 오염의 차이. 피폭은 방사선에 의해 DNA가 파괴된 것이고 오염은 방사능 물질이 묻거나 몸 속에 들어간 것.
셋째, 피폭 검사는 방사선을 매일 다루는 업계 종사자들이 피폭 수치를 넘었을 때 DNA 파괴 정도를 확인하는 것으로 매우 비싸고 오염 검사는 몸 속에서 특정 방사선이 나오는지를 계측만 하면 되므로 비교적 저가라는 것.

이 글에서는 위와 같은 일부 언론 보도 내용에 대해 팩트체크를 해 봅니다.

우선 방사선이란 '에너지의 흐름'입니다. 에너지는 힘이라고 할 수 있으므로 방사선이란 일정한 크기를 지닌 에너지가 공간에서 빠르게 이동하며 다니는 것입니다.

그 종류에는 엑스선, 감마선, 알파선, 베타선, 중성자선, 그리고 양성자선 같은 것들이 있습니다.

그래서 방사선은 전구와 비교해 볼 수 있습니다. 전구에도 형광등, 백열등, 할로겐등과 LED등처럼 다양한 종류가 있는 것과 같습니다.

이 중 엑스선과 감마선은 입자가 아닌 파동 형태로서 전자파의 일종입니다. 따라서, 매우 먼 거리에까지 갈 수 있다는 특성이 있습니다.

한편 알파선, 베타선, 중성자선, 그리고 양성자선은 모두 입자 즉 일정한 무게를 가지고 있는 입자방사선입니다. 따라서 운동에너지를 지니고 그 에너지에 해당하는 속도로 움직입니다. 중성자를 제외한 이와 같은 모든 입자 방사선들은 전기를 띠고 있으므로 공간에서 멀리까지 날아가지 못합니다.

방사능이란 이러한 방사선이 가지고 있는 힘의 크기 즉 방사선의 세기라고 할 수 있습니다. 마치 전구마다 10W, 20W, 30W 등으로 그 빛의 세기가 다르듯이 방사선들도 지닌 힘의 크기와 개수가 다르므로 그 정도를 표현한 단어입니다. 그래서 방사능의 단위로는 베크렐(Bq)을 사용합니다. 즉 1초에 한 개의 방사선이 나오면 '그 세기의 정도 즉 방사능이 1베크렐이다'라고 하는 것입니다.

물론 방사선이 지닌 힘의 크기 즉 에너지의 크기를 표현할 때에는 에너지의 단위 중의 하나인 전자볼트(eV)라는 단위로 표현합니다. 보통 우리가 알고 있는 에너지의 단위인 주울이나 칼로리를 사용하지 않는 것은 방사선이 지닌 에너지의 크기가 사실 매우 작기 때문에 작은 양의 에너지를 표현하기에 적합한 단위인 전자볼트를 사용합니다.

그리고 이러한 방사선을 내는 물질은 방사성물질이라고 하고 방사선을 내는 핵종을 방사성핵종이라고 합니다.

한편, 피폭이란 방사선이 가지고 있는 에너지를 전달받는 것을 말합니다. 물론 매우 많은 양의 에너지를 우리 인체 세포를 이루고 있는 DNA가 받으면 그 DNA 결합 구조가 끊어질 수 있습니다. 하지만, 피폭한 즉 방사선으로부터 전달받은 에너지의 양이 그리 크지 않으면 DNA 구조 결합에는 변화가 없습니다.

즉 방사선에 의해 DNA가 파괴되느냐 아니냐는 피폭한 에너지 양의 크기에 따라 결정됩니다.

방사성 오염이란 방사선을 내는 방사성물질이 어떤 물체의 표면이나 또는 그 안에 약간 묻어 있는 경우를 말합니다.

한편 피폭검사란 방사선으로부터 받은 에너지의 총량이 얼마인가를 알아보는 것입니다. 이런 에너지의 양을 측정하는 도구 즉 피폭검사를 할 수 있는 도구를 선량계라고 합니다.

이와 같은 선량계로는 현재 필름뱃지와 열형광선량계(TLD)가 가장 보편적으로 사용되고 있습니다.

내가 필름뱃지 또는 TLD를 가슴에 일정 기간 동안 패용하고 있는 경우에 그 기간 동안 내 몸이 방사선으로부터 받은 총 에너지 양을 합산해서 측정할 수 있는 것입니다.

한편, 방사선을 맞아서 내 몸 DNA가 파괴되는 정도도 물론 측정할 수 있습니다. 이를 '생물학적 선량 측정 방법'(Biological dosimetry)이라고 합니다. 혈액을 채취해서 혈액 안의 DNA 구조의 변형으로 염색체 이상이 어느 정도 발생했는가를 알아보는 방법입니다.

이와 같은 방법은 방사선으로부터 받은 에너지 총량이 수백 밀리시버트 이상으로 매우 큰 경우에만 변화되는 정도를 확인해 볼 수 있습니다. 앞에서 알아보았듯이 받은 에너지 양이 매우 큰 경우에만 DNA 구조에 변화가 일어나기 때문입니다.

또한, 우리 인체는 손상된 DNA 구조를 일정한 시간이 지나면 원래의 정상 상태로 복구하는 능력도 있기 때문에, 수백 밀리시버트 이상의 상당히 많은 양을 피폭한 직후에 이와 같은 측정을 하는 것이 정확한 분석을 위해 중요합니다.

신체 방사능 오염검사에는 직접 측정법과 간접 측정법이 있습니다.

직접 측정법이란 전신계수기(Whole body counter)라고 부르는, 크기가 우리 신체보다 약간 큰 문형 또는 침대형으로 만든 계측기를 이용해서 몸 안에서 나오는 감마선의 세기를 직접 측정하는 것입니다.

앞서 알아보았듯이 감마선은 매우 먼 거리까지 갈 수 있으므로 즉 투과력이 매우 크므로 우리 몸 안에 감마선을 내는 방사성핵종이 있는 경우

그 감마선이 인체의 살을 충분히 뚫고 인체 밖으로 나올 수 있기 때문입니다.

하지만, 알파선이나 베타선의 인체 오염은 직접 측정법으로는 측정할 수 없습니다. 그 이유는 역시 알파선이나 베타선은 전기를 가지고 있어 이동할 수 있는 거리가 매우 짧기 때문입니다. 따라서, 이와 같이 알파선이나 베타선으로 오염된 정도를 알아보기 위한 오염검사는 간접 측정법을 사용합니다.

간접 측정법은 소변이나 대변같은 우리 인체의 배설물을 시료로 채취해서 이 속에 들어 있는 방사능을 측정해서 몸 안에 들어 있을 방사능의 세기를 알아내는 방법입니다.

이상 방사선, 방사능, 피폭, 오염, 피폭검사와 오염검사에 대해 알아 보았습니다.

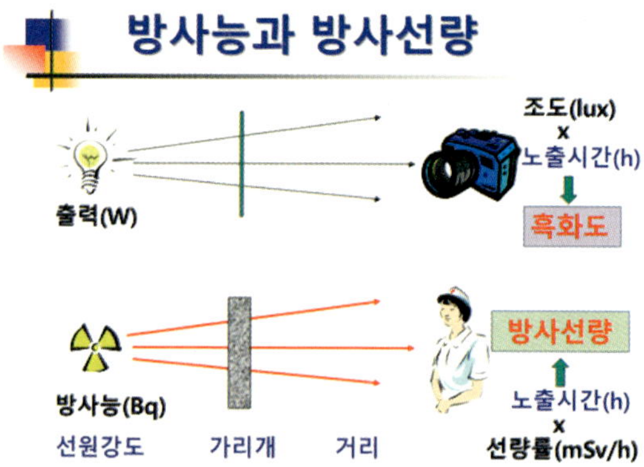

댓글

질문 글 잘 읽었어요~ 제가 몸이 안 좋아 2달 동안 복부 골반 조영제 CT 1회, 일반 복부 골반 CT 1회, 뇌시티 1회 하여, 총 3회의 시티와 6회의 엑스레이를 검사 했는데 걱정이 됩니다... 방사선 피폭되어 유전자 변이가 일어났는지는 어디

서 할 수 있는 검사인가요? 너무 무섭네요... 2018.6.25. 19:24

답글 네, CT는 1회에 보통 10 밀리시버트 정도를 받고, 엑스레이는 1회에 0.1 밀리시버트 정도를 받으므로 30 밀리시버트 정도를 받으신 것으로 볼 수 있습니다. 이 정도 수십 밀리시버트 정도의 피폭으로는 유전자 변이가 일어나지 않습니다. 뱃속의 아기 즉 태아도 100 밀리시버트 이하 선량에서는 유전자 변이가 나타나지 않았습니다. 성인은 태아보다 방사선에 훨씬 덜 민감하므로 즉 보다 많은 선량을 받아도 몸에 변화가 없습니다. 그 이유는 일시적으로 방사선이 우리 몸에 에너지를 전달하더라고 우리 몸은 받은 충격을 곧 스스로 회복하는 능력이 있기 때문입니다. 칼로 베인 상처가 조금 시간이 지나면 자연스럽게 아무르는 것과 같습니다. 내 몸의 다른 질병을 치료하기 위해 받은 30 밀리시버트 정도의 선량은 전혀 걱정할 이유가 없습니다. 검사를 할 수 있는 곳은 원자력의학원입니다. 하지만 수십 밀리시버트 정도 선량에서는 유전자 변형이 결코 나타나지 않습니다. 2018.6.25. 19:34

질문 아 감사합니다 ~~ 안 그래도 몸이 여기저기 아파 걱정을 많이 했는데 너무 감사해요. ㅠㅠ 좋은 저녁 보내세요. 감사해요. 2018.6.25. 19:36

답글 네, 몸의 질병 치료를 잘 받으시기를 바랍니다. 도움이 되셨다니 기쁩니다^^ 2018.6.25. 19:50

질문 안녕하세요. 교수님. 저희 아버지쪽 집안은 폐병 가족력이 있어서 최근에 큰아버지도 폐에 문제가 생겨 돌아가셨습니다. 하여 저희 아버지도 사전에 가능한 검사를 미리 받아서 대처하고자 하는데 폐 엑스레이는 찍어서 이상이 없다고 하셨는데, 혹시나 하여 폐 CT를 찍어보고자 합니다. (아직 의사와 상담은 안했는데 MRI는 예전에 심장 수술 하셔서 금속이 몸에 있으면 MRI가 불가능하다는걸 봐서 MRI를 찍지 못할수도 있습니다.)

CT는 방사능 피폭이 되는데 여기 블로그에서 봤던거 같은데 100기준이면(정확히 기준이 생각이 안나 대략적으로 말씀드립니다) 20 ~ 25 정도라서 한번은 안전한거 같은데 혹시나 그 100이라는 기준이 일생에 걸친 기준일지요. 예를 들어 평생에 걸쳐 CT를 그러면 5회 찍으면 방사능 안전 수치를 완전히 넘어서는 것이 아닐까 하여 걱정이 되어 전문가님께 문의드립니다. 바쁘셔서 제 글을 못 보실 수도 있지만 요즘 부모님 건강이 너무 걱정이 되어서요... 읽어 주시고 답변 주시면 너무 감사드리겠습니다.

라돈 관련 글도 교수님 블로그 내용 읽고는 집에 있는 돌침대 라돈수치 확인하시라고 부모님께 말씀은 드려놨어요. ㅜㅜ

집이 3층인데 최근 파우더룸에 타일이 떨어져서 콘크리트가 다 보여서 이것도 걱정되어서 얼른 수리하시라고 말씀드렸어요. 가까이 살면 제가 도와드리는데 멀리서 전화로만 말씀드리는 딸입니다. ㅜㅜ 2019.2.6. 20:53

답글 네, 아버지의 건강을 염려하시는 그 간절한 마음을 느낄 수 있는 글입니다.

우선 폐암 검사를 하기 위한 폐 CT 촬영은 병원마다 차이는 있지만 1회에 약 1.5 밀리시버트 정도를 받습니다.

이 1.5 밀리시버트 선량의 크기는 우리가 살면서 자연에 있는 방사선으로부터 약 5 내지 6개월 동안에 받는 양에 해당한다고 할 수 있습니다. 우리나라 사람들은 어른이건 아이이건 누구나 자연에 있는 방사선에 의해 평균적으로 일년에 약 3 밀리시버트 정도를 받으면서 살고 있습니다.

그리고 100 이라는 숫자의 단위는 밀리시버트 (mSv)입니다. "100 밀리시버트가 넘지 않으면 방사능 피해 영향을 의료적으로 확인할 수 없다"고 할 때, 100 밀리시버트는 한 번에 받은 양을 말합니다. 한편 어떤 단기간에 예를 들면 일년 정도의 기간에 누적해서 100을 받는 것은 한 번에 100을 받는 것보다는 상대적으로 피해 영향이 작다고 볼 수 있습니다.

왜냐하면, 우리 인체 세포는 방사선에 의해 받은 에너지로 인해 생길 수 있는 충격을 시간이 지나면 세포가 스스로 회복하는 능력이 있기 때문입니다. 이는 칼로 베인 손의 상처가 시간이 지나면 아물게 되는 이치와 같은 것입니다.

또한 5년 정도의 기간 안에 누적된 선량이 100을 넘지 않는다면, 그 선량에 의한 해로운 영향에 대해서는 더이상 생각하지 않아도 좋은 것으로 볼 수 있습니다. 그 이유도 신체의 스스로 회복하는 능력 때문입니다.

따라서, 제 생각엔 아버님의 폐암 진단을 위한 폐 CT 촬영에 대해서 의사선생님과 적극적으로 상담을 해 보시는 것이 좋겠습니다. 상담할 때에 1회 촬영에 몇 밀리시버트를 받는지 확인해 보시길 바랍니다. 한편 라돈과 돌침대에 대해서는 제4부 제2화 글을 보시면 좋겠습니다. 2019.2.7. 20:42

질문 자세하게 설명해주셔서 너무 감사합니다. 교수님. 오늘 하루 간절히 답변이 달릴까 안 달릴까 기다렸는데, 바쁘신 와중에도 친절히 답변해주셔서 감사합니다. ㅜㅜ 말씀하신대로 진행해볼게요 ^^ 2019.2.7. 21:37

내부피폭은 '장기간'에 걸쳐 피폭하므로 더 위험하지요?

2019. 8. 30. 22:10
방사선 방호 이야기 시리즈 제24탄(https://blog.naver.com/radsafe/221633851101)

내부피폭이 훨씬 더 위험하다고 주장하는 전문가 분이 지금도 있습니다.

주장의 요지를 들어 보면,

* 같은 방사성 물질이라도 외부에 있는 것보다 섭취든 호흡이든 인체 내부로 들어오게 되면, 그 물질이 반감기를 거쳐 사라질 때까지 '장기간'에 거쳐 피폭을 당한다는 것입니다. 선량을 계산할 때 '시간'이 늘어난다는 것이죠... 그래서 내부피폭이 더 위험하다는 주장입니다.
* 또 한 가지는, 내부피폭의 경우 방사성 물질이 인체와 바로 맞닿게 되기 때문에, 감마선뿐만 아니라 알파선에도 노출이 돼서, 세포에 손상을 줄 수 있다는 주장이 있습니다. 방사성 물질이 신체 외부에 있었다면 알파선에 노출될 일은 없다는 겁니나...
* 또, 내부피폭의 경우 방사성 물질이 '생식세포'에 영향을 줄 수 있는데, 방사선의 영향은 신체 부위마다 다 다르다, 그래서 생식세포에 영향을 줄 경우가 가장 안 좋다는 주장도 있습니다. 이렇게 방사성 물질이 신체 부위 별로 영향을 주는 정도가 다른 것이 사실인지, 사실이라면 내부피폭 선량을 계산할 때 쓰는 환산계수에 이런 점이 반영이 되어 있는 것인지도 궁금합니다.

내부피폭, 외부피폭 다를 거 없다고 하신 취지는, 방사성 물질이 신체 내부에 있든, 외부에 있든, 피폭이 인체에 미치는 영향은 같다는 뜻으로 저는 이해를 했는데, 위와 같이 '시간'과 '알파선'을 근거로 내부피폭이 더 위험하다고 하는 주장은 어떻게 봐야 하는 것인지 고민입니다...

이 글에서는 위와 같은 질문에 대한 답을 찾아봅니다.

즉 '시간'과 '알파선'이 "어떤 방사성 물질이 몸 외부에 있는 경우와 내부피폭이 되었을 경우, 어느 경우가 더 위험할 것인가?"에 미치는 영향에 대해 알아봅니다.

정답은 "외부피폭과 내부피폭 중 '어느 경우가 더 위험하다'라고 단순히 비교 얘기할 수 없다"입니다.

예를 통해 자세히 알아봅니다. 1Bq의 Cs-137이 몸 밖에 있으면서 나에게 외부피폭을 준 경우와 1Bq의 Cs-137을 오염된 음식 섭취를 통해 내부피폭했을 때를 비교해 보겠습니다.

먼저 외부피폭의 경우입니다. Cs-137은 0.662MeV 감마선을 내고, 감마상수가 1.1E-09mSv/hr per 1Bq at 30cm입니다. 즉 1Bq의 Cs-137이 30cm 거리만큼 떨어져 있는 곳에 한 시간을 머물러 있을 때, 외부피폭선량으로 1.1E-09mSv를 받는다는 의미입니다.

그럼 내부피폭의 경우를 알아봅니다. Cs-137의 섭취 내부피폭 선량환산계수는 1.3E-05mSv/Bq입니다. 즉 1Bq의 Cs-137을 섭취했을 때, 이 Cs-137이 몸에서 완전히 빠져나가기 전까지 몸 안에 머물러 있는 전체 기간 동안에 우리 몸에 전달하는 내부피폭선량이 1.3E-05mSv라는 의미입니다.

이 두 값을 그냥 비교해 보면, "1.3E-05mSv 내부피폭선량은 1.1E-09mSv 외부피폭선량보다 1.2E+04 즉 12,000배 정도 더 많으므로, 내부피폭이 외부피폭보다 더 많은 선량을 주므로 더 위험하다"라고 볼 수도 있습니다.

하지만, 여기에서 첫 번째 외부피폭의 경우에서, 30cm 떨어져 있었던 것이 아니고 1cm 떨어진 곳에 1Bq이 있었다면 어떻게 될까요? 또한 한 시간이 아니라 12시간을 머물러 있었다고 하면 어떻게 될까요?

이 경우에는 외부피폭선량으로 1.1E-09mSv × 900 × 12 = 1.2E-05mSv를 받게 됩니다. 왜냐하면, 외부피폭으로 받는 선량은 방사능이 있는 지점과 방사선에너지를 받는 지점까지의 거리의 제곱에 반비례하기 때문입니다. 앞 계산식에서 900은 30의 제곱입니다.

이 경우에 내부피폭선량과 외부피폭선량 두 값을 비교해 보면, "1.3E-05mSv 내부피폭선량은 1.2E-05mSv 외부피폭선량과 거의 같아졌습니다. 따라서, 내부피폭과 외부피폭선량이 거의 같으므로 두 경우에 위험성은 비슷하다"라고 볼 수 있는 것입니다.

그런데, 위에서 알아본 내부피폭의 경우에 Cs-137이 몸 안에 머물러 있는 총 기간은 약 1,110일 정도라고 볼 수 있습니다. 왜냐하면, Cs-137의 생물학적 반감기가 110일이므로, 반감기의 기간이 10번 지나가면 처음 몸 안에 들어왔던 양의 1/1,024이 몸에 계속 남아 있고, 1,023/1,024 즉 99.9%는 몸에서 빠져나간다는 것을 의미하기 때문입니다. 여기에서 1,024는 2의 10승 즉 2를 열 번 곱한 값입니다.

몸 안에 들어온 1Bq은 1,110일 정도 머물러 있으므로 아주 오랫동안 '장기간'에 걸쳐 우리 몸에 머물러 있으면서 내부피폭하는 것은 맞습니다. 피폭하는 시간은 분명히 매우 깁니다.

하지만, 만일 우리가 1Bq의 Cs-137에 12시간이 아니라 1,110일 동안 외부피폭했다고 하면 외부피폭선량은 얼마가 될까요? 1Bq에 1,110일 동안 내부피폭한 선량과는 비교할 수 없을 정도로 많은 외부피폭선량을 받게 될 것입니다.

우리는 여기에서 외부피폭선량의 크기를 결정하는 것은 방사능의 세기도 물론 중요하지만, 그 방사능에 얼마나 오랫동안(시간) 노출되었고 또한 얼마나 멀리(거리) 떨어져 있었느냐가 매우 중요한 변수가 된다는 것을 알 수 있습니다.

이런 이유로 "외부피폭과 내부피폭 중 '어느 경우가 더 위험하다'라고 단순히 비교 얘기할 수 없다"라는 것입니다.

다음으로, "내부피폭의 경우에는 알파선에도 노출이 되므로 더 위험하다"라는 얘기가 맞는 말인지 알아봅니다.

먼저 알파선은 전하가 +2인 입자로서 무게가 무거워서 투과력이 매우 약합니다. 그 결과 0.001293g/cc로 밀도가 매우 낮은 공기 중에서도 약 5cm밖에 못 날아갑니다. 물론 피부를 뚫고서 몸 안으로 들어올 수 없습니다.

따라서, 예를 들어 알파선을 내는 라돈(Rn-222) 또는 토론(Rn-220) 기체가 호흡을 통해 우리 몸 안에 들어오는 경우 즉 라돈에 의해 우리가 내부피폭하는 경우에 라돈에서 나오는 알파선은 자기가 지닌 에너지를 폐의 벽 세포에 모두 전달하게 됩니다.

즉 폐로 들어온 라돈에서 나오는 알파선은 폐 이외의 다른 장기에는 전혀 에너지를 전달하지 못합니다. 이것이 라돈 농도가 높은 곳에 오랫동안 거주하거나 광산같은 곳에서 일하는 작업자가 라돈 때문에 폐암에 걸리게 될 가능성은 있지만, 다른 장기에서의 암은 일으키지 않는 이유입니다.

한편, Cs-137이나 방사성요오드 I-131에서 나오는 감마선은 전하도 없고 입자가 아닌 전자기 파동이므로 투과력이 매우 강해 아주 먼 거리에까지 날아갈 수 있습니다. 그래서 Cs-137이 몸 안으로 들어온 경우 즉 세슘에 의해 내부피폭한 경우에 세슘은 물에 잘 녹아 우리 몸 전신에 골고루 퍼지게 되고, I-131은 그 화학적 특성 때문에 갑상선에 거의 대부분 모이게 됩니다.

그런데 몸 전체에 골고루 퍼져있는 세슘이나 갑상선에 모여 있는 I-131에서 나오는 감마선은 투과력이 매우 강하므로 자기가 가진 감마선 에너지의 상당 부분을 자기가 있는 위치 근처와 갑상선에 각각 전달하지만, 일부는 우리 몸을 투과해 나가면서 다른 장기들에게도 그 에너지의 일부를 전달하면서 궁극적으로 나머지 부분은 몸 밖으로 그냥 나가 버립니다.

따라서, 알파선은 내부피폭만을 할 수 있고 외부피폭은 할 수 없으나,

감마선은 내부피폭과 외부피폭을 모두 할 수 있는 것은 맞습니다. 그런데, 이 사실 하나로만 "내부피폭이 외부피폭보다 더 위험하다"라고 할 수는 없습니다.

왜냐하면, 방사선피폭의 위험성은 피폭으로 받은 총 선량의 크기에 비례하기 때문입니다. 내부피폭으로 받은 선량이 외부피폭으로 받은 선량보다 크면, 내부피폭이 더 위험합니다. 하지만, 외부피폭으로 받은 선량이 내부피폭으로 받은 선량보다 크면, 외부피폭이 더 위험합니다. "외부피폭과 내부피폭 중 '어느 경우가 더 위험하다'라고 단순히 비교 얘기할 수 없다"라는 얘기입니다.

한편, "내부피폭의 경우 방사성물질이 '생식세포'에 영향을 줄 수 있다"라는 말에 대해 살펴봅니다. 먼저 생식세포는 내부피폭에 의해서도 에너지를 받을 수 있고 또한 외부피폭에 의해서도 에너지를 받을 수 있습니다. 또한, 우리 인체에 있는 많은 장기들은 방사선피폭에 대한 민감도가 다 다릅니다. 즉 같은 선량을 받아도 어떤 장기에서는 암이 잘 생기고 어떤 장기에서는 암이 덜 생긴다는 의미입니다. 이 개념은 '조직가중계수'(tissue weighting factor)로 정의해서 반영하고 있습니다.

생식세포에 대한 조직가중계수는 0.08입니다. 그런데, 적색골수, 결장, 폐, 위, 유방 등은 조직가중계수가 0.12입니다. 우리 인체 장기들 중 적색골수, 결장, 폐, 위, 유방 등이 생식세포보다는 방사선피폭에 의한 암 사망 상대적인 중요도가 더 크다는 의미입니다.

방사선 피폭과 그 영향에 대한 이해에 도움이 되시길 바랍니다.

"꺼누의 방사선방호 이야기" 블로그를 오픈한 이유

2017. 7. 25. 20:25

2017년 5월 문재인 정부가 들어선 지 3개월이 되어 가고 있는 지금, 고리 1호기 영구정지 기념식을 기점으로 문대통령께서 소위 탈핵정책을 선언함으로써 에너지 자원 빈국인 우리나라에서 탈핵정책을 시행하는 것이 마땅한가에 대한 찬반 논란이 뜨겁다.

전기 없이는 단 하루도 살 수 없는 현대사회에서 한 나라의 에너지 정책은 국가 발전 동력의 지속적인 유지 발전 차원에서 매우 중요하다.

국민들은 안정적으로 공급되는 값싼 전기를 누구나 마음껏 보편적 복지 혜택으로 누릴 수 있어야 하고, 기업은 값싼 고품질의 전기를 이용해서 경쟁력 높은 제품을 생산하고 수출해서 외화를 벌어들여야 한다. 또한, 전기 생산 과정에서 수반되는 부작용 중의 하나인 초미세먼지나 미세먼지 그리고 온실가스와 같은 환경 오염 문제를 극복해 가야 한다.

이런 과제들을 동시에 해결하기 위해서는 전기를 생산하는 풍력, 태양광, 석탄 화력, 가스 발전 또는 원자력 등과 같이 현재 가용한 다양한 수단들을 총동원해서 에너지 믹스 계획을 수립하고 이행해서 현재와 미래의 전력 수요를 감당해 가야 한다.

경제성, 환경 친화성 및 안전성 관점에서 현실적인 최적의 선택이 필요한 것이다.

여기에 특별히 우리나라는 여전히 분단국가라는 것과 일본, 중국 및 러시아 등 강대국에 둘러 쌓인 지정학적 조건 때문에 에너지 안보라는 관점이 하나 더 추가된다.

이 중 최근 원자력의 안전성, 즉 만일의 경우에 사고가 났을 때 우리가 받게 될 방사능 피해에 대한 우려가 높다.

원자력은 각종 첨단 공학 기술이 합쳐진 최첨단 과학기술 종합 산업이다. 특히 우리나라의 현재 원자력 기술 수준은 UAE와 사우디아라비아, 영국 등에 기술 수출을 이미 하고 있고 또 앞으로 할 수 있을 정도로 우수한 것으로 국제적으로 인정받고 있다. 원자력은 천연 에너지 자원이 거의 없는 우리나라에서는 조상들이 물려준 빼어난 두뇌를 활용해서 외국에 의존하지 않고 우리 스스로의 힘으로 확보할 수 있는 유일한 에너지이다.

하지만, 우리나라 현 정부가 에너지 믹스를 결정하는 과정에서 탈핵을 선택한 배경에 방사능 피해에 대한 막연한 우려와 공포심이 주요한 한 변수가 된 것 같아 원자력과 방사선 연구에 40년 가까이 일평생을 보낸 사람으로서 매우 안타깝다.

우리 국민들이 현명하고 올바른 선택을 함에 있어 미력하나마 힘이 미치는 대로 전문가의 한 사람으로서의 역할을 다해야겠다는 생각이 블로그 "꺼누의 방사선방호 이야기"(http://blog.naver.com/radsafe)를 오픈한 이유이다.